Manual Prático
de Enfermagem
Neonatal

ENFERMAGEM

Outros livros de interesse

A Ciência e a Arte de Ler Artigos Científicos – **Braulio Luna Filho**
A Enfermagem em Pediatria e Puericultura – **Edilza Maria**
As Lembranças que não se Apagam – Wilson Luiz **Sanvito**
Assistência de Enfermagem ao Paciente Gravemente Enfermo – **Nishide**
Assistência em Estomaterapia - Cuidando do Ostomizado – **Cesaretti**
Atendimento Domiciliar - Um Enfoque Gerontológico – **Duarte e Diogo**
Atuando no Trauma – **Calil**
Bases Psicoterápicas da Enfermagem – **Inaiá**
Boas Práticas de Enfermagem vol. I - Procedimentos Básicos – **Silva Siqueira**
Boas Práticas de Enfermagem vol. 2 - Procedimentos Especializados – **Silva Siqueira**
Código de Ética dos Profissionais de Enfermagem – **Silva e Silva**
Coluna: Ponto e Vírgula 7ª ed. – **Goldenberg**
Condutas no Paciente Grave 3ª ed. (vol. I com CD e vol. II) – **Knobel**
Cuidados Paliativos – Diretrizes, Humanização e Alívio de Sintomas – **Franklin Santana**
Cuidados Paliativos - Discutindo a Vida, a Morte e o Morrer – **Franklin Santana** Santos
Cuidando de Crianças e Adolescentes sob o Olhar da Ética e da Bioética – **Constantino**
Cuidando de Quem já Cuidou – Miram **Ikeda** Ribeiro
Desinfecção e Esterilização – **Nogaroto**
Dicionário de Ciências Biológicas e Biomédicas – **Vilela Ferraz**
Dicionário Médico Ilustrado Inglês-Português – **Alves**
Discussão de Casos Clínicos e Cirúrgicos: Uma Importante Ferramenta para a Atuação do Enfermeiro – **Ana Maria Calil**
Do Mito ao Pensamento Científico 2ª ed. – **Gottschall**
Elaboração do Manual de Procedimentos em Central de Materiais e Esterilização - segunda edição – **Kavanagh**
Enfermagem e Campos de Prática em Saúde Coletiva – **Iraci dos Santos**
Enfermagem em Cardiologia – **Cardoso**
Enfermaria Cardiológica – Ana Paula Quilici, André Moreira Bento, Fátima Gil Ferreira, Luiz Francisco **Cardoso**, Renato Scotti Bagnatori, Rita Simone Lopes Moreira e Sandra Cristine da Silva
Enfermagem em Endoscopia Respiratória e Digestiva – Maria das **Graças Silva**
Enfermagem em Infectologia - Cuidados com o Paciente Internado 2ª ed. – Maria Rosa Ceccato **Colombrini**
Enfermagem em Neurociências – **Diccini**
Enfermagem Psiquiátrica e de Saúde Mental na Prática – **Inaiá**
Ensinando e Aprendendo com Novo Estilo de Cuidar – **Costardi**
Epidemiologia 2ª ed. – **Medronho**
Fundamentos da Cirurgia Videolaparoscópica – **Parra**
Guia de Aleitamento Materno 2ª ed. – **Dias Rego**
Guia de Bolso de Obstetrícia – Antônio Carlos Vieira **Cabral**
Guia de Bolso de UTI – Hélio **Penna Guimarães**
Hematologia e Hemoterapia - Fundamentos de Morfologia, Fisiologia, Patologia e

Clínica – **Therezinha Verrastro, Lorenzine e Wendel Neto**
HAOC – Hospital Alemão Oswaldo Cruz – Relationship Based Care - Enfermagem
Intervenção Precoce com Bebês de Risco – **Cibelle Kaynne**
Legislação em Enfermagem - Atos Normativos do Exercício e do Ensino – **Santos e Assis**
Leito-Dia em AIDS - Experiência Multiprofissional na Assistência dos Doentes – **Colombrini**
Manual Básico de Acessos Vasculares – **Lélia Gonçalves** Rocha Martins e Conceição Aparecida M. Segre
Manual de Medicina Transfusional – Dimas **Tadeu Covas**
Manual de Procedimentos e Assistência de Enfermagem – **Mayor**
Manual de Procedimentos em Central de Material e Esterilização – **Kavanagh**
Manual de Sepse – **Elieser Silva**
Manual de Socorro de Emergência 2ª ed. – **Canetti e Santos**
Nem só de Ciência se Faz a Cura 2ª ed. – **Protásio da Luz**
O Cotidiano da Prática de Enfermagem Pediátrica – **Peterline**
O Cuidado do Emocional em Saúde 3ª ed. – **Ana Cristina** de Sá
O Cuidar da Transformação - Orientações para a Abordagem Multidimensional em Saúde – Cilene Aparecida **Costardi** Ide
O Enfermeiro e as Situações de Emergência 2ª ed. – Ana Maria **Calil**
O Enfermeiro e o Cuidar Multidisciplinar na Saúde da Criança e do Adolescente – **Carvalho**
O Erro Humano e a Segurança do Paciente – **Peterline e Harada**
O Pós-operatório Imediato em Cirurgia Cardíaca - Guia para Intensivistas, Anestesiologistas e Enfermagem Especializada – **Fortuna**
O que Você Precisa Saber sobre o Sistema Único de Saúde – **APM-SUS**
Obstetrícia Básica – **Hermógenes**
Parada Cardiorrespiratória – **Hélio Penna Guimarães**
Politica Públicas de Saúde Interação dos Atores Sociais – **Lopes**
Por Dentro do SUS – **APM-SUS**
Protocolos Assistenciais da Clínica Obstétrica da FMUSP 2ª ed. – **Zugaib**
Protocolos em Terapia Intensiva – **Pietro**
Ressuscitação Cardiopulmonar – **Hélio Penna Guimarães**
Saúde da cidadania – uma visão histórica e comparada do SUS - 2ª edição revista e ampliada – **Rodrigues e Santos**
Semiologia e Semiotécnica de Enfermagem – **Belén**
Sepse para Enfermeiros – Renata Andrea **Pietro** Pereira Viana
Série Atualização em Enfermagem – **Iraci**
    Vol. I - Enfermagem Fundamental - Realidade, Questões, Soluções
    Vol. 2 - Enfermagem Assistencial no Ambiente Hospitalar - Realidades, Questões e Soluções
    Vol. 3 - Prática da Pesquisa em Ciências Humanas e Sociais - Abordagem Sociopoética
    Vol. 4 - Enfermagem Materno-Infantil
Tecnologia da Informação e Comunicação na Enfermagem – Claudia **Prado**, Heloísa Helena Ciqueira **Peres** e Maria Madalena Januário Leite
Técnologia e o Cuidar de Enfermagem em Terapias – **Iraci dos Santos**
Terapia Intensiva - Enfermagem – **Knobel**
Trauma - Atendimento Pré-hospitalar 2ª ed. – **Monteiro**
Um Guia para o Leitor de Artigos Científicos na Área da Saúde – **Marcopito Santos**
UTI – Muito Além da Técnica... a Humanização e a Arte do Intensivismo – **Costa Orlando**
UTIs Contemporâneas – **Costa Orlando**

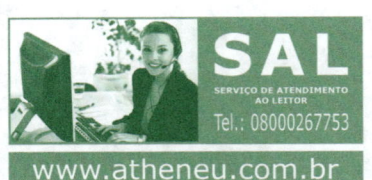

Manual Prático de Enfermagem Neonatal

AUTORA E ORGANIZADORA

Aspásia Basile Gesteira Souza

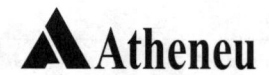

EDITORA ATHENEU

São Paulo —	Rua Jesuíno Pascoal, 30 Tels.: (11) 2858-8750 Fax: (11) 2858-8766 E-mail: atheneu@atheneu.com.br
Rio de Janeiro —	Rua Bambina, 74 Tel.: (21) 3094-1295 Fax: (21) 3094-1284 E-mail: atheneu@atheneu.com.br
Belo Horizonte — Rua Domingos Vieira, 319 — Conj. 1.104	

CAPA: Equipe Atheneu
PRODUÇÃO EDITORIAL: MWS Design

Dados Internacionais de Catalogação na Publicação (CIP)
(Câmara Brasileira do Livro, SP, Brasil)

Souza, Aspásia Basile Gesteira
    Manual prático de enfermagem neonatal / autora
e organizadora, Aspásia Basile Gesteira Souza. –
São Paulo : Atheneu Editora, 2017.

    Bibliografia
    ISBN 978-85-388-0741-4

    1. Cuidados neonatais 2. Enfermagem pediátrica
3. Recém-nascidos - Cuidados e tratamento
4. Recém-nascidos - Enfermagem - Manuais, guias,
etc I. Título. II. Série.

16-07259   CDD-610.7362

Índice para catálogo sistemático:
1. Enfermagem neonatal : Manuais : Ciências
    médicas   610.7362

SOUZA A.B.G.
Manual Prático de Enfermagem Neonatal

Autora e Organizadora

Aspásia Basile Gesteira Souza

Enfermeira Graduada pela Faculdade de Enfermagem da Universidade Federal de São Paulo – Unifesp. Aprimoramento Profissional em Enfermagem Cardiovascular, Modalidade Residência, pelo Instituto Dante Pazzanese de Cardiologia. Especialista em Enfermagem em Pediatria e Puericultura, pela Unifesp. Mestre em Enfermagem Pediátrica, pela Escola de Enfermagem da Universidade de São Paulo – EE-USP. Professora Universitária. Coordenadora de Cursos de Pós-graduação em Enfermagem em Neonatologia e Enfermagem em Emergências Pediátricas. Empresária na Área de Consultoria em Educação. Escritora de Livros Técnicos na Área da Saúde.

Colaboradores

Ana Raquel Medeiros Beck

Enfermeira. Doutora em Saúde da Criança e do Adolescente pela Universidade Estadual de Campinas (Unicamp), Mestre em Enfermagem pela Unicamp, Professora Doutora da Área de Enfermagem da Área de Saúde da Criança e do Adolescente da Faculdade de Enfermagem (FEnf) da Unicamp.

Cristiane Ferreira Mendes Sanches

Enfermeira. Especialista em Gestão em Enfermagem pela Pontifícia Universidade Católica de Campinas. Diretora do Serviço de Enfermagem em Neonatologia do Hospital da Mulher Prof. Dr. José Aristodemo Pinotti do Centro de Atenção Integral da Saúde da Mulher, da Universidade Estadual de Campinas – CAISM/Unicamp.

Daniela Cristina Sandy Turole

Enfermeira. Mestranda em Enfermagem, Tecnologia e Inovação pela Escola de Enfermagem de Ribeirão Preto da Universidade de São Paulo – EERP/USP. Especialista em Enfermagem em Terapia Intensiva Neonatal, pelo Centro Universitário Hermínio Ometto – Uniararas. Especialista em Docência e Pesquisa para o Ensino Superior na Área da Saúde, pela Faculdade de Carapicuíba – FALC (2010). Coordenadora do Curso de Graduação em Enfermagem e Docente no Curso de Graduação do Instituto de Ensino Superior de Itapira – IESI. Enfermeira na Unidade de Neonatologia do Hospital da Mulher Prof. Dr. José Aristodemo Pinotti do Centro de Atenção Integral da Saúde da Mulher, da Universidade Estadual de Campinas – CAISM/Unicamp.

ELENICE VALENTIM CARMONA

Enfermeira. Pós-Doutora em Enfermagem Neonatal pela University of Texas - Health Science Center San Antonio – UTHSCSA. Doutora em Ciências pela Universidade Federal de São Paulo – Unifesp. Mestre em Enfermagem pela Universidade Estadual de Campinas – Unicamp. Enfermeira Obstétrica pelo Centro Universitário São Camilo. Membro do Diagnosis Development Committee – NANDA International, Gestão 2014-2018. Professora Doutora da Área de Enfermagem em Saúde da Mulher e do Recém-nascido da Faculdade de Enfermagem – FEnf da Unicamp.

FLÁVIA DE SOUZA BARBOSA DIAS

Enfermeira. Mestre em Saúde da Criança e do Adolescente pela Faculdade de Ciências Médicas da Universidade Estadual de Campinas – Unicamp. Doutoranda em Enfermagem pela Faculdade de Enfermagem da Unicamp.

GISELA MAYUMI TAKEITI

Enfermeira. Especialista em Enfermagem Obstétrica pela Faculdade de Enfermagem da Universidade do Estado do Rio de Janeiro. Formação Green Belt – Metodologia Six Sigma pelo Instituto de Matemática, Estatística e Computação Científica da Universidade Estadual de Campinas – Unicamp. Especialista em Enfermagem em Terapia Intensiva Neonatal, pela Universidade de São Paulo – USP. Assistente Técnica da Divisão de Apoio ao Ensino e à Pesquisa do Hospital da Mulher Prof. Dr. Aristodemo Pinotti do Centro de Atenção Integral da Saúde da Mulher, Universidade Estadual de Campinas – CAISM/Unicamp. Coordenadora do setor de Educação Continuada da Divisão de Enfermagem do Hospital da Mulher Prof. Dr. José Aristodemo Pinotti do CAISM/Unicamp.

KÁTIA RODRIGUES MENEZES

Enfermeira. Especialista em Educação e Promoção da Saúde, pela Universidade de Brasília – UnB. Especialista no Programa Saúde da Família pela UnB. Especialista em Formação Pedagógica em Saúde – Área Enfermagem pela UnB. Preceptora do Programa de Residência de Enfermagem em Neonatologia do Hospital Materno Infantil de Brasília – HMIB (até 2016). Enfermeira da Secretaria de Estado da Saúde do Distrito Federal – DF. Docente no Curso de Graduação em Enfermagem da Escola Superior em Ciências da Saúde – ESCS.

LUDMYLLA DE OLIVEIRA BELEZA

Enfermeira. Especialista em Terapia Intensiva pela Universidade Católica de Goiás. Mestranda em Cuidado, Gestão e Tecnologias em Saúde e Enfermagem – RN de Alto Risco, Departamento de Enfermagem da Universidade de Brasília (UnB). Especialista em Educação Profissional pela Fiocruz. Enfermeira da Unidade de Terapia Intensiva Neonatal do Hospital Materno Infantil de Brasília – HMIB.

MARINA POSSATO CERVELLINI

Enfermeira. Mestre em Ciências da Saúde, pela Universidade Federal de São Paulo – Unifesp. Especialista em Enfermagem em Neonatologia, pelo Centro Universitário São Camilo – CUSC. Especialista em Obstetrícia, pelo Complexo Educacional das Faculdades Metropolitanas Unidas – UniFMU. Consultora em Aleitamento Materno. Doutoranda em Ciências da Saúde pela Unifesp.

RENILDE BARROS TAVARES

Enfermeira. Especialista em Administração Hospitalar, pela Universidade de Ribeirão Preto – UNAERP. Especialista em Neonatologia, pela Associação Brasileira de Obstetrizes e Enfermeiros Obstetras – Abenfo Nacional. Enfermeira Assistencial da Unidade de Terapia Intensiva Neonatal do Hospital Materno Infantil de Brasília (DF). Tutora da Metodologia Canguru, Ministério da Saúde.

SUELLEN CRISTINA DIAS EMÍDIO

Enfermeira. Especialista em Saúde da Criança (Modalidade Residência) pela Secretaria de Saúde do Estado do Pernambuco. Mestre em Ciências pela Universidade Federal do Vale do São Francisco – UNIVASF. Doutoranda em Enfermagem pela Faculdade de Enfermagem da Universidade Estadual de Campinas – Unicamp.

Dedicatória

Continuo a oferecer todos os meus sonhos e todas as minhas realizações a vocês, Melina e Verônica.
Ao companheiro de jornada, Antônio.

Homenagem

A Sra. Ruth Aparecida Stahl Artioli,
in memoriam, *minha saudade.*

Agradecimentos

À Editora Atheneu e a toda a equipe de Produção e Marketing.

Aos colegas colaboradores pela confiança e disponibilidade.

Prefácio

Ser convidada a escrever o prefácio desta obra é, sem dúvida, uma honra e um grande presente, visto que testemunhei a disciplina, a seriedade e o compromisso da Professora Aspásia Basile Gesteira Souza na organização deste livro e na autoria de alguns de seus capítulos. O que é reforçado pelo enorme prestígio e reconhecimento da Editora Atheneu, que promoveu tal empreendimento.

Ao longo do desenvolvimento do Manual Prático de Enfermagem Neonatal, *com dedicação e generosidade, Aspásia criou oportunidades para que enfermeiros que atuam na assistência, no ensino e na pesquisa compartilhassem paixão, experiência e conhecimento científico sobre a atenção à saúde no período neonatal. Esse compartilhar é muito valioso no intuito de aprimorar práxis e ciência em Enfermagem.*

Os capítulos proporcionam aos leitores conteúdos que abrangem aspectos essenciais do cuidado destinado à preciosa e delicada clientela, os recém-nascidos: assistência e avaliação em sala de parto; estratégias consagradas para classificação de neonatos, que são utilizadas para nortear intervenções e predizer riscos; testes de triagem neonatal; avaliação de sinais vitais, medidas antropométricas e respectivos valores de referência; anamnese e exame físico; avaliação da dor e seu tratamento não farmacológico; terapia intravenosa e outros métodos para administração de medicamentos; cateterização do sistema digestório e urinário; higiene corporal e cuidados com o coto umbilical; avaliação e manejo da amamentação; oxigenoterapia; fototerapia e coleta de material biológico.

Os autores que contribuíram para a concretização deste livro, mesmo que distantes geograficamente, estão unidos por um grande ideal: a excelência no cuidado de Enfermagem Neonatal. Assim, baseando-se em protocolos institucionais, bem como em literatura pertinente e confiável, empenharam-se para que o conteúdo fosse o mais atual possível. Todavia, dada a velocidade da produção do conhecimento em saúde, os leitores poderão identificar recomendações em outras fontes que divergirão das propostas neste livro. Logo, a leitura crítica de resultados de pesquisa, bem como do método que os gerou, e a discussão clínica com outros profissionais, considerando diretrizes institucionais, sempre se farão necessárias antes de adotar uma determinada recomendação, em detrimento a outra.

Vale ressaltar que, por conta da Neonatologia ser uma ciência jovem que surgiu a partir da Pediatria em meados do século XIX, muito ainda se tem a estudar e a desenvolver para implementar melhores práticas no dia a dia do cuidado. No cotidiano clínico, algumas incertezas advêm da adaptação, para a assistência neonatal, de procedimentos e protocolos que foram originalmente aplicados a adultos ou a crianças maiores. O que demonstra a carência de pesquisas clínicas que deem suporte para procedimentos mais seguros e avaliações acuradas em neonatos, contemplando suas especificidades, sobretudo quando prematuros. Portanto, espera-se que os leitores também se sintam motivados a desenvolver e divulgar contribuições a respeito.

Dentre os aprendizados necessários no contexto da assistência neonatal, apesar do advento da humanização e de discussões sobre a família como foco de cuidado, os profissionais de saúde ainda precisam compreender que os recém-nascidos sob seus cuidados não lhes pertencem. Alguns profissionais não se dão conta de que, algumas vezes de forma equivocada e até inconsciente, desapropriam os pacientes de suas famílias ao longo do processo de cuidar. Ou seja, falta reconhecer que pacientes e famílias têm uma história anterior à presença e às intervenções da equipe de saúde. Assim, existem necessidades, saberes, sentimentos, significados e expectativas que podem ir além do que profissionais avaliam. Isso sem mencionar que as avaliações sobre a subjetividade humana são fadadas à superficialidade, influenciadas por julgamentos pessoais, crenças e relações de poder.

Por conseguinte, assistir recém-nascidos e famílias quanto aos aspectos subjetivos de suas necessidades também se configura como um desafio para incorporação das melhores práticas à assistência neonatal. Nesse sentido, "não basta abrir as portas" da unidade para a família, quando convier ao profissional, e cumprir as rotinas de cuidado; outrossim, é imprescindível a apropriação de conhecimentos e habilidades para acolher demandas relacionadas a bem-estar, desenvolvimento físico e emocional. O cuidado aqui defendido não se trata apenas de empatia, gentileza ou solidariedade, mas de uma atuação profissional cientificamente embasada:

desempenhada a partir de resultados de pesquisa que lhe dão sustentação. Em Enfermagem Neonatal, a atuação deve ser aquela que facilita e promove o vínculo pais-filho, previne complicações, promove o restabelecimento da saúde do recém-nascido e o fortalecimento da família enquanto provedora de condições para crescimento e desenvolvimento.

Que esta obra possa inspirar profissionais que atuam junto ao recém-nascido e família a repensarem sua prática e a buscarem evidências científicas para um cuidado humanizado, resolutivo e seguro.

ELENICE VALENTIM CARMONA

Enfermeira. Pós-Doutora em Enfermagem Neonatal pela University of Texas – Health Science Center San Antonio – UTHSCSA. Doutora em Ciências pela Universidade Federal de São Paulo – Unifesp. Mestre em Enfermagem pela Universidade Estadual de Campinas – Unicamp. Enfermeira Obstétrica pelo Centro Universitário São Camilo. Membro do Diagnosis Development Committee – NANDA International, Gestão 2014-2018. Professora Doutora da Área de Enfermagem em Saúde da Mulher e do Recém-nascido da Faculdade de Enfermagem – FEnf da Unicamp.

Sumário

CAPÍTULO 1

Assistência e Avaliação do Recém-nascido na Sala de Parto

Aspásia Basile Gesteira Souza

A redução da mortalidade infantil é ainda um desafio para a sociedade moderna e faz parte do conjunto das "Metas do Desenvolvimento do Milênio", compromisso assumido pelo Brasil e por outros países integrantes da Organização das Nações Unidas (ONU, 2000), para o combate à pobreza, à fome, às doenças, ao analfabetismo, à degradação do meio ambiente e à discriminação contra a mulher, visando o alcance de patamares mais dignos de vida. A taxa de mortalidade infantil (óbitos em menores de um ano/nascidos vivos no período x 1.000) reflete, diretamente, as condições sociais e de saúde de uma população.

Um dos elementos derivados desse coeficiente é a mortalidade neonatal, que compreende os óbitos ocorridos entre o nascimento e os 28 dias incompletos, sendo dividida em dois períodos: precoce, até o 6.º dia, e tardia, do 7.º ao 28.º.

A taxa de mortalidade no período neonatal precoce é o maior e mais importante componente de mortalidade, em todo o mundo, especialmente nas primeiras 24 horas de vida, quando a maioria das mortes ocorrem devido a problemas como: asfixia perinatal, baixo peso, prematuridade e infecções graves. No Brasil, essa taxa foi de 53,6%, em 2015, a despeito de 98% dos partos serem realizados em ambiente hospitalar.

Ao nascimento, diversos procedimentos são realizados pela equipe, a fim de favorecer e manter a adaptação do recém-nascido (RN) ao meio extrauterino diminuindo, assim, o risco de morte. Estatisticamente, 10% dos bebês de termo (nascidos entre 37 e 41 semanas de gestação), e 20% dos prematuros tardios (entre 34-36 semanas de gestação) necessitam de suporte ventilatório nos primeiros minutos de vida.

A assistência ao RN pode ser dividida como imediata e mediata.

Assistência imediata é aquela prestada logo após o nascimento, na sala de parto e de observação, durante as primeiras 12 horas, aproximadamente. Pode ser considerada como procedimentos de recepção e admissão do recém-nascido.

Toda a equipe envolvida se prepara para o nascimento com a higienização das mãos segundo as recomendações da Agência Nacional de Vigilância Sanitária (Anvisa) e uso dos equipamentos de proteção individual, como apresentado adiante, além de observar os preceitos dispostos na Norma Regulamentadora N.º 32: vacinação contra tétano, difteria e hepatite B; proibir o reencape e desconexão de agulhas; proibir o contato do colaborador que apresente lesões em membros superiores com o paciente, até avaliação médica; uso de calçados totalmente fechados, fornecidos pelo empregador; retirada total de adornos, incluindo crachá pendurado.

O preparo da sala de parto e de reanimação (Figura 1.1), com os respectivos equipamentos é fundamental para um cuidado adequado, e são preconizados pelo Ministério da Saúde (MS) brasileiro e pela Sociedade Brasileira de Pediatria.

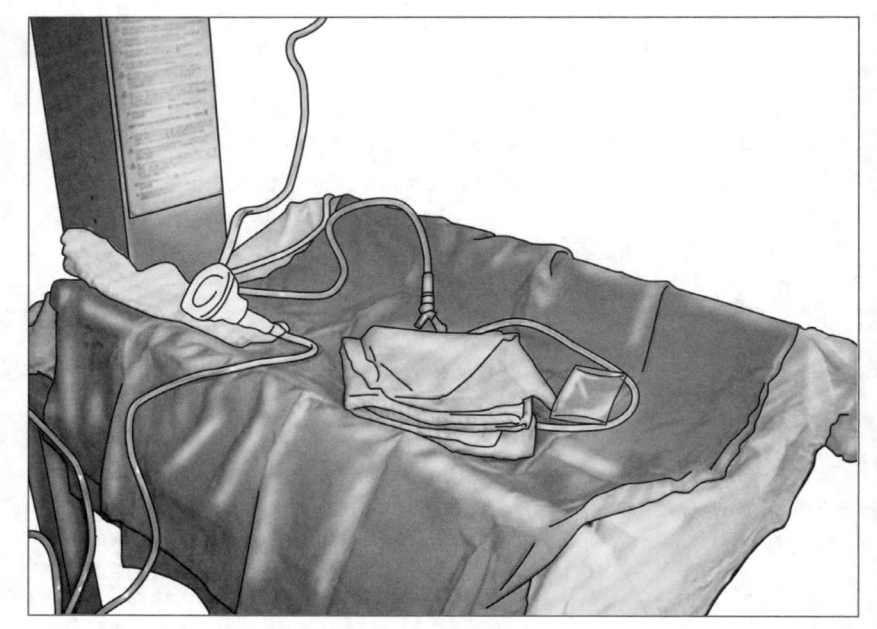

Figura 1.1 – *Unidade preparada para admissão do recém-nascido na sala de parto, com berço de calor radiante.*

Deve-se manter a sala aquecida a 23-26 °C (ou desligar o ar condicionado), com relógio fixado na parede (com ponteiro de segundos), em local visível, e termômetro digital para mensuração da temperatura ambiente.

Recursos materiais

> *Atenção: testar os equipamentos antes de cada parto*

- ✓ Balança digital de mesa;
- ✓ Termômetro clínico digital;
- ✓ Berço de calor radiante ligado, com acesso por três lados; campos e compressas cirúrgicas estéreis em aquecimento;
- ✓ Fonte de vácuo com manômetro e fonte de oxigênio (O_2), com termoumidificador e fluxômetro;
- ✓ Laringoscópio infantil com pilhas sobressalentes e lâminas retas (tipo Miller) números 00, 0 e 1, com micro-lâmpadas sobressalentes;
- ✓ Cânulas intratraqueais, sem balonete, números 2.5, 3.0, 3.5, 4.0 e 4.5 (duas de cada); máscara laríngea número 1;
- ✓ Bandagem adesiva elástica e fita hipoalergênica para fixação de cânula, sensor de pulso e eletrodos;
- ✓ Reanimador pulmonar manual (bolsa autoinflável, tipo AMBU®, CFR − *Continuous Flow Reviver*) neonatal (200 mL a 750 mL), com válvula unidirecional (limite de 40 cmH_2O e/ou manômetro) reservatório de O_2;
- ✓ Medicamentos para uso em reanimação (carrinho de emergência); preparar adrenalina 1:10.000 (1 mL de adrenalina padrão 1:1.000 + 9 mL de solução fisiológica − SF 0,9%);
- ✓ Máscara facial redonda, almofadada, números 00, 0 e 1;
- ✓ Sondas de aspiração números 6,8,10, e sondas gástricas curtas números 4,6,8;
- ✓ Oxímetro e sensor neonatal monitor cardíaco com três eletrodos neonatais;
- ✓ Estetoscópio neonatal; esfigmomanômetro com braçadeira neonatal (manguito com 2-6 cm de largura);
- ✓ Material para cateterismo umbilical: caixa de instrumental cirúrgico, (pinças, cabo de bisturi, porta agulhas), cateter (3,5 F (ou Fr), 5 F, 8 F), gazes, antisséptico, lâmina de bisturi, luvas estéreis, campo fenestrado estéril, cadarço de algodão estéril, dânulas de três vias, fio agulhado para sutura tipo mononáilon 4-0 e 5-0, máscara e gorro descartáveis, óculos, avental cirúrgico, soro fisiológico 0,9% e bureta, foco de luz;

✓ Filme transparente ou saco de polietileno poroso de 30x50 cm para envolver RN prematuro; colchão térmico 25x40 cm (RN com < 1.000 g);

✓ Touca de algodão, lã ou malha, para proteção térmica;

✓ Adaptador transparente, para aspiração de mecônio;

✓ Presilha (*clamp* prendedor) de plástico, para pinçamento definitivo do coto umbilical;

✓ Tesoura de ponta romba, lâminas de bisturi números 11 e 22;

✓ Material para drenagem torácica e cateterismo vesical;

✓ Agulhas e seringas de diversos tamanhos; flaconetes de SF 0,9% e de água para injeção;

✓ Solução de nitrato de prata a 1%, de preparo diário, em frasco âmbar, ou colírio com antimicrobiano, conforme rotina;

✓ Tubos para coleta de exames, tamanho neonatal;

✓ Pulseiras de identificação preenchidas;

✓ Gazes estéreis, luvas estéreis e de procedimento;

✓ Soluções antissépticas;

✓ Incubadora para transporte (manter conectada à rede elétrica, para carregamento da bateria); torpedo de O_2, e de ar comprimido; ventilador manual neonatal em "T", com circuitos; capnógrafo.

> *Observar irritação cutânea causada pelas pulseiras de plástico*

Recursos físicos

Área de 0,8 m² dentro de cada sala de parto ou sala cirúrgica obstétrica, ou uma sala com, no mínimo, 6 m² exclusiva para realizar a reanimação neonatal com pontos de oxigênio e de vácuo.

Recursos humanos

Os recursos humanos devem ser treinados em reanimação neonatal e preparados para o atendimento de RN saudável ou não.

Nos primeiros minutos de vida, o bebê recebe ações que visam auxiliá-lo na transição da vida fetal, dependente, para a vida neonatal, independente. São realizadas ainda na sala de parto, pelo médico obstetra, enfermeira obstetra (especialista) ou obstetriz, antes de entregá-lo aos cuidados da equipe neonatal.

A Portaria N.º 930, de 10 de maio de 2012, define as diretrizes e os objetivos para a organização da atenção integral e humanizada ao recém-nascido grave ou potencialmente grave, e os critérios de classificação e habilitação de leitos de Unidade Neonatal no âmbito do Sistema Único de Saúde (SUS).

A Anvisa recomenda que o Serviço de Atenção Obstétrica e Neonatal deve ter equipe dimensionada, quantitativa e qualitativamente, atendendo as normatizações vigentes, e de acordo com a proposta assistencial e perfil de demanda.

Na sala de parto preconiza-se a presença de um médico pediatra, preferencialmente com especialização em neonatologia e um técnico de Enfermagem para cada recém-nascido de baixo risco e de dois técnicos, nos de médio e alto risco. A presença do enfermeiro é desejável, sendo obrigatório que esteja no setor.

Na unidade de alojamento conjunto (AC): um pediatra diarista, especialista e exclusivo para vinte recém-nascidos; um obstetra para vinte mães; um enfermeiro para trinta binômios e um auxiliar ou técnico de enfermagem para oito binômios.

A equipe multiprofissional treinada em aleitamento materno deve atuar de maneira integrada. A alta hospitalar é recomendada após 48-72 horas de vida.

Cuidados de enfermagem ao nascimento

O profissional que assiste o parto avalia a probabilidade de risco por meio de três perguntas clássicas, segundo as novas

> *Atenção: checar os exames pré-natais*

diretrizes da AHA-*American Heart Association* 2015: a gestação é a termo (entre 37 e 41 semanas)? Há bom tônus muscular (sem flacidez)? O RN está respirando ou chorando? A resposta positiva às três questões prediz um nascimento com baixo risco e as condutas de rotina são implementadas.

Logo após o desprendimento do polo cefálico, o médico ou enfermeiro realiza a limpeza de vias aéreas superiores, de boca e narinas, com compressa estéril ou bulbo aspirador tipo "pera" manual (em parto cesariano), seguido pela secagem corporal e do segmento cefálico, com compressa estéril e aquecida.

A saída completa do feto do útero materno, espontaneamente ou por extração, determina o nascimento, registrado pela enfermagem. A presença de sinais de vitalidade (respiração, pulsação do cordão, suspiro, choro, batimento cardíaco, movimento corporal, espirro) define-o como nativivo (nascido vivo), estando ou não cortado o cordão umbilical.

O RN ativo, corado e reativo deve ser mantido sobre o abdômen ou tórax da mãe, em decúbito ventral e contato pele-a-pele, protegido do frio por campos aquecidos e touca, prevenindo, assim, uma mudança significativa na volemia e a hipotermia.

Se possível, manter mãe e filho nesta posição por mais de trinta minutos, favorecendo a manutenção da temperatura, estimulação da respiração e da amamentação, pois o contato do bebê próximo às mamas estimula o seu reflexo de busca e de sucção, enquanto se realizam os procedimentos de rotina, como a avaliação da vitalidade, pinçamento e secção do cordão etc., apresentados abaixo.

A recomendação da Organização Mundial da Saúde (OMS), publicada em final de 2012, indica o pinçamento tardio do cordão, entre 1-3 minutos após o nascimento, se idade gestacional (IG) ≥34 semanas, e de 30-60 segundos, se IG ≤ 34 semanas, mesmo em presença de doenças infecciosas de transmissão vertical (gestante-feto), como o vírus da imunodeficiência humana (HIV) adquirida e hepatites. Na síndrome HIV complicada, o pinçamento tardio é controverso.

Nos casos de asfixia grave com a necessidade de ventilação com pressão positiva, o pinçamento imediato deve ser realizado.

O pinçamento tardio evita quadros de anemia ferropriva no lactente, reduz as taxas de hemorragia cerebral e de enterocolite necrosante nos prematuros.

Quando realizado antes de 1 minuto leva a quadros de anemia nos primeiros meses de vida; após 5 minutos, pode causar desconforto respiratório, por aumento da volemia. Com relação ao nível sérico de bilirrubina, o tempo transcorrido até o pinçamento do cordão tem pouca influência.

A manutenção do neonato abaixo do nível da placenta (cerca de 40 cm) ou a realização de ordenha de cordão, massageando o sangue da placenta em direção ao RN (no máximo três expressões), podem ser indicadas nos casos de descolamento prematuro da placenta, placenta de inserção baixa com sangramento intenso, prolapso do cordão e RN anêmico por hemorragia aguda (por ruptura de vísceras, por exemplo).

A coleta de sangue placentário é realizada após a saída da placenta para tipagem sanguínea, teste de Coombs (ou prova da antiglobulina humana), sorologias etc., através da aspiração direta com agulha dos vasos fetais, no cordão ou na face fetal da placenta.

O teste de Coombs foi desenvolvido pelos médicos Robert Coombs e Arthur Mourant, em 1945, e é classificado em Coombs direto e indireto. Diagnostica a doença hemolítica do recém-nascido (hemólise maciça no feto, também conhecida por eritroblastose fetal), identificando anticorpos produzidos pelo sistema imunológico da mãe que for Rh negativa (por isoimunização), ligados à superfície das hemácias do bebê, que pertence ao fator Rh positivo (incompatibilidade Rh), herdado do pai. O teste indireto é usado em exames pré-natais e na placenta para detectar esses anticorpos contra hemácias que estão livres no plasma.

Evitar a coleta de sangue diretamente para o tubo, antes da dequitação, devido ao risco de contaminação da amostra, caso não haja fluxo adequado. A placenta deve ser examinada macroscopicamente e, se houver suspeita de infecção, submetida a exame anatomopatológico.

A placentofagia (consumo da placenta), hábito comum entre alguns mamíferos é outro tema com que a equipe pode se deparar, durante a assistência ao parto. A legislação brasileira não proíbe o fornecimento da placenta aos pais, mas a equipe deve orientá-los quanto aos riscos em manter um material biológico perecível em domicílio ou ingerir substância que possa transmitir doenças, embora a opção da família deva ser respeitada. O ato de ingeri-la *in natura*, cozida ou desidratada (pó encapsulado), tem crescido em alguns grupos.

A coleta de células-tronco para congelamento em cordão umbilical e placenta é realizada por laboratório especializado, previamente contatado pela família.

Cuidados imediatos de enfermagem na sala de parto

Após o contato inicial com a mãe, que pode ser prorrogado de acordo com o protocolo do Ministério da Saúde, como descrito anteriormente, o RN é entregue à equipe. Os neonatos com IG fora do termo, a saber: prematuros (RNPT, antes de 37 semanas) e pós-termos (RNPoT, após 41 semanas), assim como aqueles com sinais de má adaptação devem ser encaminhados para atendimento, antes do contato com a mãe (vide Apêndice C: *Reanimação Neonatal – Diretrizes 2015*).

A sequência dos procedimentos subsequentes pode sofrer variações, de acordo com a instituição, e muitos deles podem ser ministrados sem separar o RN de sua mãe.

O enfermeiro e equipe realizam uma série de intervenções para garantir a homeostase e o bem-estar do neonato; enquanto o médico examina o bebê, procede à estimulação respiratória e faz manobras de ressuscitação, se forem necessárias. É imprescindível a inclusão do acompanhante, sempre que possível.

Recepção do RN

Realizada com campos estéreis ou limpos (em ambiente extra-hospitalar), e previamente aquecidos. Utilizar luvas e outros equipamentos de proteção individual, como máscara, óculos, avental, e impermeável, pois o RN está envolto em secreções como líquido amniótico, vérnix caseoso e sangue; essa atividade pode ser realizada pelo médico. A paramentação com material estéril é indicada para receber o RN com menos de 34 semanas.

Aquecimento

Do ponto de vista fisiológico, é mais fácil manter o RN aquecido e evitar seu resfriamento do que aquecê-lo, se estiver hipotérmico. Manter

> Orientar e apoiar o pai

o ambiente em torno de 26 °C, trocar os campos úmidos e envolver o bebê em campos secos e aquecidos. Essas medidas fazem parte do conceito "cadeia de calor". A secagem é realizada delicadamente, colocando-o em berço de calor radiante (em redor de 30-32 °C), em decúbito dorsal ou lateral para facilitar a drenagem de secreções de vias aéreas superiores. O RN prematuro é mantido em decúbito dorsal, com a cabeça voltada para o profissional e após, em leve extensão (posicionar um coxim). Concomitantemente, o médico aspira a boca e o nariz (nessa sequência), utilizando cateter número seis ou oito e vácuo (com pressão de até 10 cmH$_2$O), se for necessário desobstruir as vias aéreas.

A temperatura axilar é mantida entre 36,5 °C e 37,5 °C, no RN sem asfixia grave, por meio de estratégias como: touca, gases umedecidos e aquecidos, aumento da temperatura ambiente ou, ainda, contato pele a pele.

No prematuro com IG < 34 semanas manter o corpo dentro de saco plástico (exceto a cabeça), sem secagem prévia; proteger o couro cabeludo e as fontanelas com filme transparente e touca e usar colchão térmico se peso < 1.000 g.

Evitar a hipertermia devido ao risco de lesão cerebral.

Avaliação da vitalidade

Aplicar o Boletim de APGAR (*Appearance-skin color, Pulse, Grimace--reflex irritability, Activity-muscle tone, Respiration*). O método estabelecido desde 1953, pela anestesiologista norte-americana Virginia Apgar tornou-se útil para avaliar o RN no 1.° e no 5.° minuto de vida e, se necessário, no 10.°, 15.° e 20.° minutos. Realizado pelo médico ou enfermeiro. O Boletim revela, por meio de um valor numérico, a condição de nascimento e a recuperação do RN, quando reanimado. É composto por cinco critérios (Tabela 1.1), com valor de zero a dois pontos cada, totalizando entre zero e dez pontos. O resultado consta da Declaração de Nascido.

De acordo com o resultado o RN é classificado em: sem asfixia (APGAR 8 a 10); asfixia leve (APGAR 5 a 7); asfixia moderada (APGAR 3 a 4); asfixia grave (APGAR 0 a 2).

Tabela 1.1 Escore de APGAR			
Sinal	**Nota 0**	**Nota 1**	**Nota 2**
Cor	Cianose ou palidez	Somente extremidades cianóticas (acrocianose)	Completamente róseo
Frequência cardíaca	Ausente	Abaixo de 100 batimentos/minuto	Acima de 100 batimentos/minuto
Irritabilidade reflexa (estimulação nasal ou plantar)	Ausente	Mímica facial, algum movimento	Tosse, espirro, choro
Tônus muscular	Ausente/flacidez	Membros semifletidos	Membros fletidos, ativo
Esforço respiratório	Ausente	Respiração irregular, choro fraco	Regular, choro forte

Fonte: Adaptado de: Apgar V. A proposal for a new method of evaluation of the newborn infant. Current Researches in Anesthesia and Analgesia. 1953;32:260–267.

Ligadura definitiva do cordão umbilical

Realizada após a estabilização, utilizando-se *clamp* de plástico resistente (braçadeira ou grampo para ligadura de cordão), colocado a cerca de 3 cm do abdômen (Figura 1.2); cortar o excesso e envolver o coto em gaze umedecida com álcool a 70% ou clorexidina alcoólica a 0,5%. Em RN com peso abaixo de 1.000 g, ou de alto risco, a gaze é umedecida com soro fisiológico para preservação do tecido e posterior cateterização. Examinar a quantidade de vasos do cordão: uma veia centralizada e duas artérias.

Coleta de sangue

Realizada no cordão umbilical, durante a colocação da presilha plástica para Coombs direto e tipagem do RN.

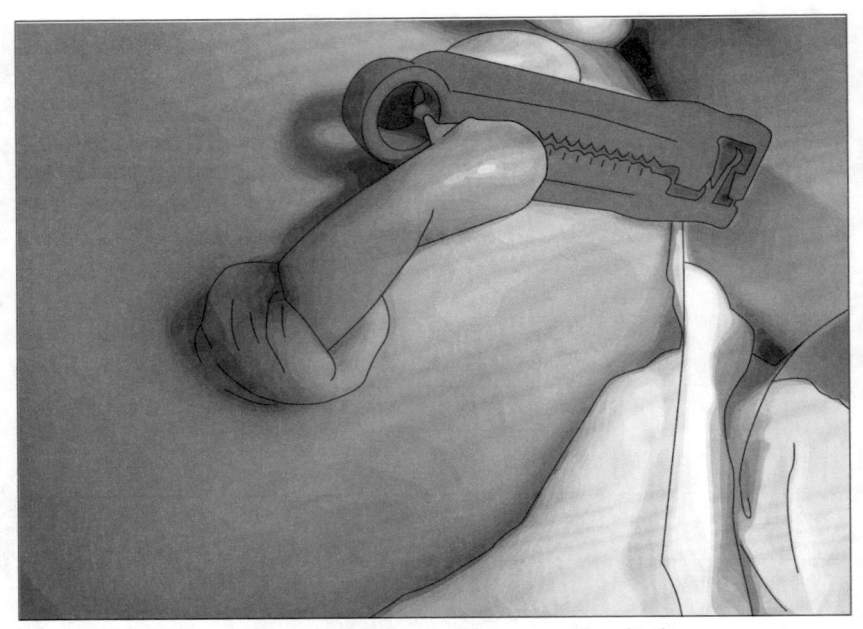

Figura 1.2 – *Clampeamento definitivo do cordão com presilha plástica.*

Profilaxia ocular

Introduzida em 1881, por Carl Credè, para a prevenção da oftalmia (ou conjuntivite) neonatal gonocócica, causada pela bactéria *Neisseria gonorrhoeae*, adquirida no canal de parto e manifesta nas quatro primeiras semanas de vida.

Em 1977, o Decreto N.º 9.713, alterado pelo Decreto N.º 19.941, de 1982, regulamentado pela Portaria N.º 1.067, de 4 de julho de 2005, na "Ementa que institui a Política Nacional de Atenção Obstétrica e Neonatal, e dá outras providências", tornou a credeização obrigatória no País, na primeira hora de vida. Recomenda-se seu uso em todo neonato, independentemente da via utilizada para o parto.

Outros micro-organismos, como a *Chlamydia trachomatis*, embora causem oftalmias menos graves do que as por gonococos, tornaram-se agentes infectantes mais frequentes.

O RN acometido pela oftalmia apresenta secreção mucopurulenta, a partir do terceiro dia de vida.

Além das bactérias, o herpes-vírus também representa importância epidemiológica. Nos casos suspeitos, mesmo sem isolamento do micro-organismo, o RN será tratado para oftalmia por gonococos e clamídia.

As soluções e pomadas tópicas recomendadas para a profilaxia são: nitrato de prata ($AgNO_3$) a 1%; iodopovidona 2,5% (menos tóxico); eritromicina a 0,5%; cloridrato de tetraciclina a 1%.

Os antimicrobianos têm efeito direto, enquanto o nitrato de prata causa uma conjuntivite química (primeiros dois dias de vida), levando a uma resposta inflamatória com efeito bactericida secundário.

Todos são efetivos contra gonococos sensíveis. Nenhum agente é particularmente efetivo contra a *Chlamydia*, nem mesmo o nitrato. O vitelinato de prata não se mostrou eficaz.

Os olhos são limpos com gaze estéril e seca ou com água destilada, para a retirada do vérnix (do canto interno para o externo – Figura 1.3); afastar as pálpebras e aplicar o produto no saco conjuntival inferior, em seguida, fechar a pálpebra; massagear para espalhamento (Figura 1.4) e remover o excesso com gaze estéril. Os olhos não devem ser lavados.

A profilaxia pode falhar em algumas situações, como: procedimento realizado após a primeira hora de nascimento; irrigação dos olhos depois da instilação do nitrato; soluções fora do prazo de validade; trabalho de parto prolongado (exposição à secreção gonocócica materna).

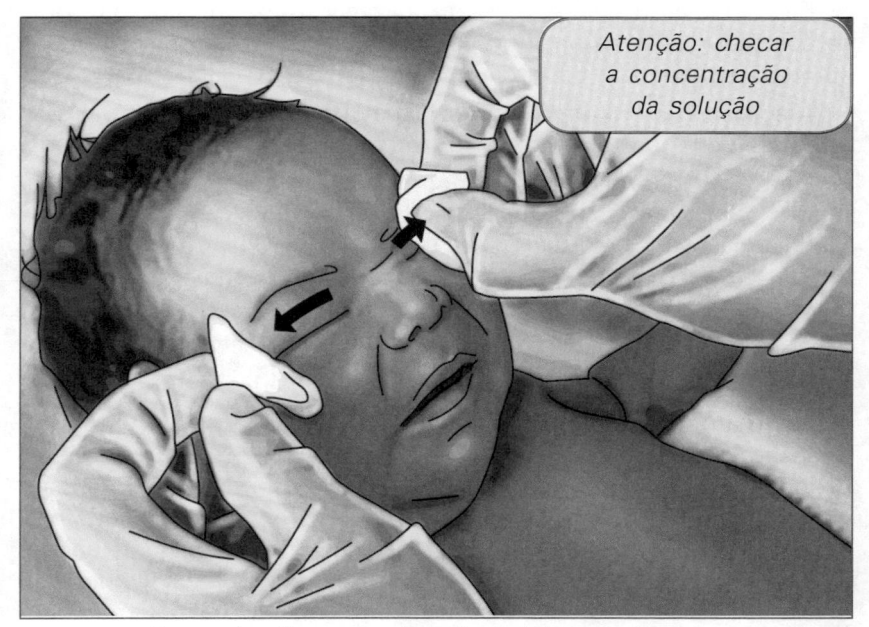

Atenção: checar a concentração da solução

Figura 1.3 – *Limpeza dos olhos para retirada do vérnix (do canto interno para o externo).*

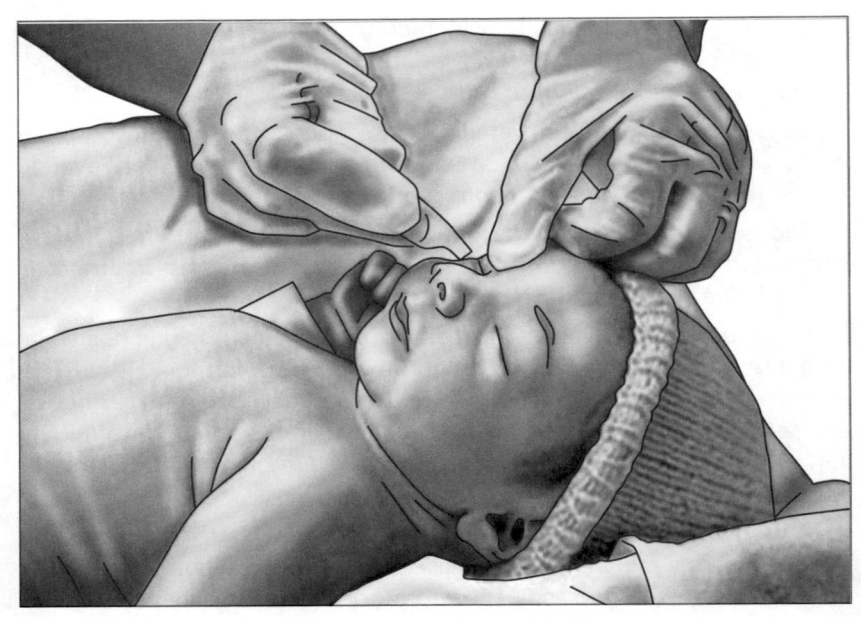

Figura 1.4 – *Aplicação de solução ocular no recém-nascido. Massagear suavemente.*

Em meninas, recomenda-se a utilização de uma ou duas gotas da solução, instiladas próximo ao canal vaginal. Em meninos, alguns autores recomendam a utilização de uma gota na glande.

A aplicação do nitrato de prata diminui a abertura ocular e o contato mãe-bebê, por isso, pode ser retardado até a primeira mamada.

Para o RN com infecção gonocócica ativa, introduz-se antibioticoterapia parenteral, com penicilina ou cefotaxima. A 56.ª Assembleia Mundial da Saúde, realizada em 2003, lançou o Plano "VISÃO 2020: o direito à visão" tentando reduzir os casos de cegueira evitável, em que a oftalmia é uma das causas importantes.

Identificação e segurança

Regulamentadas pelo Estatuto da Criança e do Adolescente (ECA, 1990), o

> *Apresentar as pulseiras ao acompanhante*

RN deve ser identificado por meio de pulseiras com lacre, contendo o nome da mãe, o registro hospitalar, a data e a hora de nascimento, e o sexo da criança, podendo ser confeccionados com código de barras, geralmente colocadas em punho e tornozelo, pelo menos (Figura 1.5). A mãe usa pulseira com as mesmas informações (o pai pode também ser identificado).

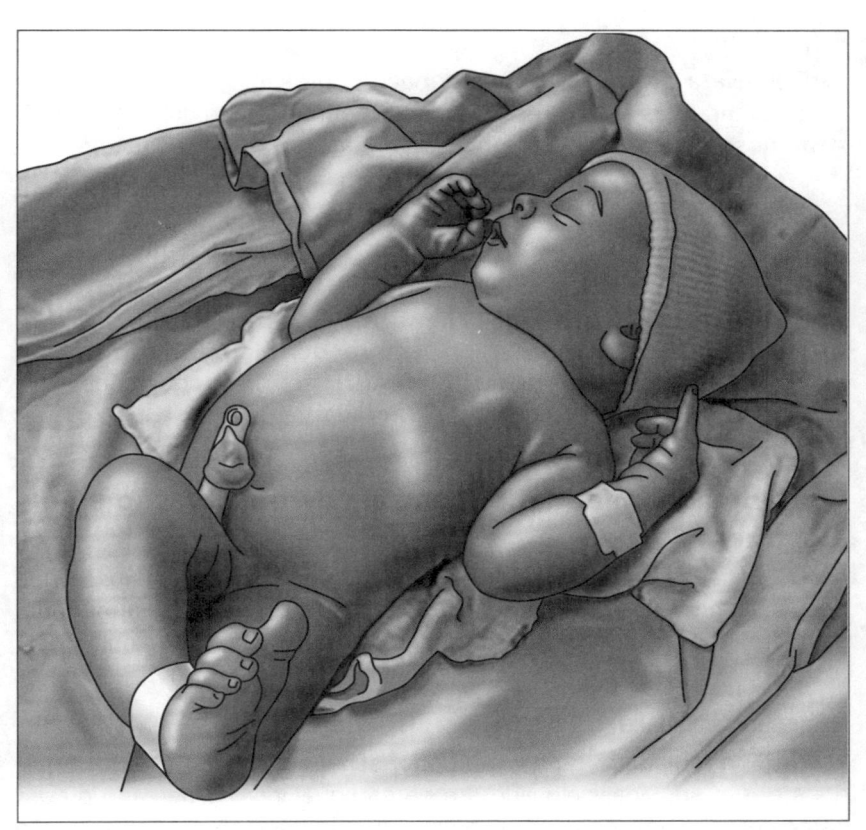

Figura 1.5 – *Recém-nascido em campo seco, com clampeador em coto umbilical e pulseiras de identificação.*

Toda vez que o RN retornar de algum procedimento com um profissional da saúde, ele será entregue aos pais, conferindo-se as informações contidas nas pulseiras. Observar reações alérgicas locais, devido ao material plástico utilizado.

A impressão plantar e do polegar do RN e a impressão do polegar direito da mãe são colhidas na folha de registro de parto e em impresso próprio, para arquivamento. Uma foto digital e a biometria palmar também são recomendadas.

A restrição da circulação de pessoas nas unidades neonatais e no alojamento, e a identificação dos profissionais com uso de uniforme e crachá colocado em local de fácil visualização também são medidas de segurança.

> Autorizar
> o registro de
> imagens do RN

Exame físico

Objetiva a detecção de malformações grosseiras, tocotraumatismos e alterações cardiorrespiratórias e neurológicas (vide Capítulo 4: *Anamnese e Exame Físico em Neonatologia*).

O RN é pesado; outras medidas antropométricas também podem ser realizadas nesse momento. O peso deve ser aferido ainda na sala de parto ou até a quinta hora de vida, antes do início da perda líquida fisiológica – de 10% a 15%, nos primeiros dias.

Muitas instituições encaminham o neonato para a sala de observação/berçário de baixo risco por um período de 3-6 horas, mas o Ministério da Saúde recomenda que o RN, em boas condições, seja conduzido ao alojamento conjunto com sua mãe.

Cuidados de enfermagem na sala de observação e no alojamento

Os cuidados mediatos referem-se aos procedimentos nas primeiras duas a 12 horas de vida, podendo ser realizados antes desse período, conforme rotina. O neonato é transferido pela equipe do centro obstétrico.

Admissão na unidade

O RN é registrado em livro próprio, sua identificação e sexo conferidos e, em seguida, colocado em berço aquecido, no berçário ou em berço comum, ao lado da mãe, no alojamento. Os bebês com transição prolongada podem apresentar alterações como taquipneia persistente e dificuldade em manter a temperatura.

Neonatos com menos de 35 semanas de IG, peso abaixo de 2.000 g, portadores de malformações, os que necessitaram de oxigenoterapia, manobras de ressuscitação e outras condições de risco são encaminhados para a Unidade de Terapia Intensiva Neonatal (UTIN) ou de Cuidados Intermediários.

A transição ou adaptação à vida extrauterina ocorre durante as 24 horas iniciais e é considerada completa quando os sinais vitais estabilizam-se, a alimentação, a função renal e a gastrintestinal são adequadas. A maioria dos bebês apresenta micção nas primeiras 16 horas de vida e mecônio (conteúdo intestinal), nas primeiras 24 horas. Pode haver retardo das eliminações no RN prematuro.

Manter especial vigilância nos casos de: RN prematuro tardio (IG entre 34 e 36 semanas); tocotraumatismo; RN com risco para hipoglicemia (RN macrossômico, filho de mãe diabética ou em uso de drogas hipoglicemiantes, betabloqueadores etc.); RN de mãe infectada, com bolsa rota há mais de 24 horas ou com suspeita de infecção viral durante a gestação; RN de mãe dependente química, que pode apresentar sinais de abstinência.

Observar a frequência cardíaca

A frequência cardíaca aumenta rapidamente, para 160 a 180 batimentos/min, por aproximadamente 10-15 minutos, com queda gradual, em 30 minutos, para até 100 a 120 bpm. O ritmo é fisiologicamente irregular.

Observar a frequência respiratória

Em geral, a respiração é irregular nos primeiros 15 minutos de vida, variando entre 30 e 50 movimentos, podendo-se notar estertores à ausculta, gemência, batimento de aleta nasal e retrações, com breves períodos de apneia (menos de 20 segundos), sem cianose ou queda da saturação. Toda frequência acima de 60 respirações deve ser criteriosamente avaliada.

Podem aparecer movimentos como sucção, tremores, choro e lateralização da cabeça, acompanhados por queda na temperatura corpórea e aumento da atividade motora.

Monitorar a saturação periférica de O_2

Observar que a saturação mantém-se abaixo de 90% nos primeiros cinco minutos de vida, com elevação gradual até atingir 95% ou mais. No RN prematuro ou com asfixia, o monitoramento da oximetria é realizado na sala de parto.

Administrar vitamina K1

O RN apresenta deficiência de vitamina K, importante para a prevenção de hemorragia. Esse déficit ocorre pela falta de flora bacteriana intestinal, necessária à sua síntese, e o leite e colostro materno não serem fontes para o seu suprimento. Assim, antes de completar a primeira hora de vida, o RN a termo deve receber um miligrama (0,1 mL de vitamina K1), por via intramuscular (IM), em vasto lateral da coxa esquerda (Figura 1.6), na face anterolateral do músculo quadríceps ou por via subcutânea.

> *Atenção: avaliar a massa muscular, especialmente em RN com peso < 1.000 g*

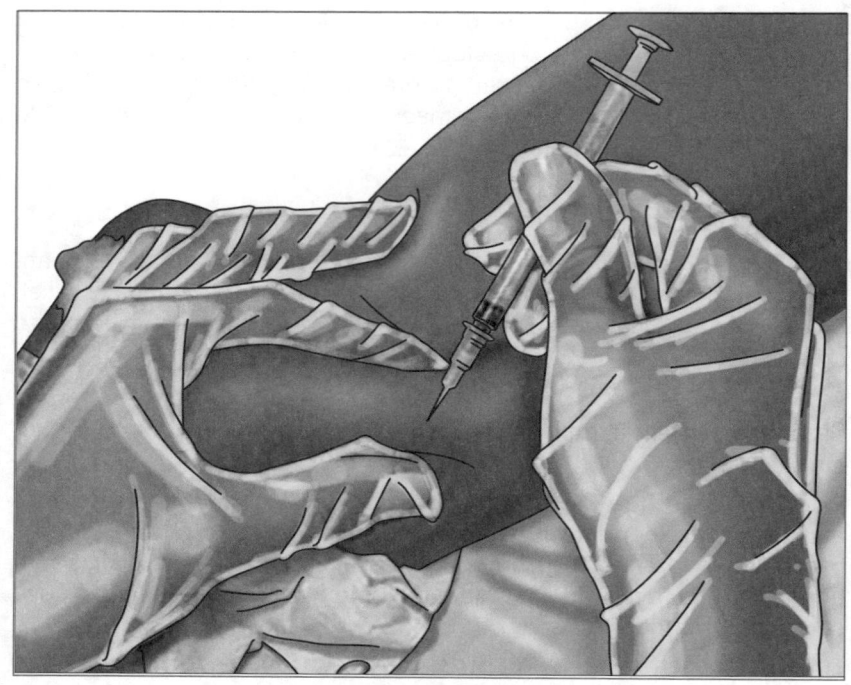

Figura 1.6 – *Administração de vitamina K intramuscular em coxa esquerda.*

Em recém-nascido pré-termo pode-se considerar o uso de doses menores, entre 0,5 mg e 1 mg e aplicação no músculo reto femoral, na face mais anterior da coxa. Entretanto, por suas vantagens e menor risco, considera-se a região ventroglútea como a de primeira escolha (vide Capítulo 9: *Administração de Medicamentos no Recém-nascido*).

É necessário repetir a dose no prematuro que esteja em nutrição parenteral ou em uso de antibioticoterapia, uma vez por semana, por via intramuscular.

A via oral não se mostra eficaz, devido ao baixo nível de absorção, não sendo, portanto, recomendada de rotina.

Na ocorrência de quadro hemorrágico, a medicação é realizada por via intravenosa, a fim de evitar a formação de hematomas por injeção intramuscular.

Administrar vacinas

A vacina contra a hepatite B reduz o risco de infecção crônica pelo vírus (HBV). A primeira dose é administrada na maternidade, até 24 horas de vida, preferencialmente nas primeiras 12 horas, por via intramuscular, 0,5 mL em vasto lateral da coxa direita ou região ventroglútea. Em recém-nascidos de mães portadoras da hepatite B, administrar a vacina e a imunoglobulina humana anti-hepatite B, até 12 horas de vida, sempre que possível, podendo a imunoglobulina ser administrada, no máximo, até os sete dias.

A vacina contra as formas graves da tuberculose, pela bactéria Bacillus Calmette-Guérin (BCG), é realizada na maternidade, em dose única, por via intradérmica (ID) na região do deltóide direito, e por profissional treinado, preferencialmente nas primeiras 12 horas após o nascimento, em todo RN com peso ≥ 2.000 g. Uma segunda dose da vacina está recomendada quando, após 6 meses da primeira dose, não se observa cicatriz no local da aplicação.

Banho

O banho e a retirada do vérnix caseoso no primeiro dia de vida são desnecessários, embora ainda se configure como uma rotina, nas maternidades.

Após atingir a estabilidade térmica (temperatura maior que 36 °C), aproximadamente de quatro a seis horas do nascimento, o RN com transição normal pode ser higienizado em água morna e sabão neutro, sob uma fonte de calor radiante, de forma rápida e superficial (vide Capítulo 7: *Higiene Corporal e Cuidados com o Coto Umbilical*), de preferência no alojamento conjunto, junto à família. Em situações especiais, o banho é realizado após a recepção do RN na sala de parto.

Realizar curativo no coto umbilical

Aplicar álcool a 70%, com o auxílio de uma haste flexível ou gaze estéril, ao redor e sobre o coto umbilical, no sentido da base para cima, após o banho e a cada troca de fralda, mantendo-o exposto para facilitar sua secagem e mumificação. O clampeador plástico pode ser removido após 24 a 48 horas.

O coto se desprende entre 7 e 15 dias e a antissepsia deve ser continuada por uma semana. Observar sinais inflamatórios, presença de exsudato purulento ou granuloma.

Alimentação

Estimular e acompanhar o aleitamento materno. Avaliar o reflexo de busca e sucção, bem como a "pega" da aréola. Iniciar a amamentação, desde que a mãe apresente resultado negativo do teste rápido para o HIV ou do Elisa (no primeiro e último trimestre gestacional, registrado em carteira de acompanhamento pré-natal), e se os mamilos não apresentarem lesões herpéticas, pústulas, etc.

Nos bebês estáveis, a amamentação é iniciada na sala de parto, prevenindo o aparecimento de hipoglicemia. A partir da terceira hora de vida, se o RN ainda estiver na sala de observação ou berçário, alguns serviços oferecem soro glicosado a 5%, embora essa prática seja desaconselhada, dada a importância do aleitamento materno exclusivo. Alguns autores recomendam que seja oferecida somente água estéril para testar a sucção e deglutição, pois se houver aspiração do líquido oferecido, não haverá risco de pneumonite química, o que pode ocorrer quando se administra água com glicose ou fórmula láctea.

As mamadas serão oferecidas em livre demanda. É de extrema importância a avaliação do enfermeiro sobre as condições clínicas da mãe e do RN, assim como o acompanhamento nas primeiras mamadas, a fim de detectar dificuldades na pega e sucção, descartar sinais de atresia esofágica (salivação, retorno do conteúdo deglutido, engasgamento) etc.

A separação mãe-RN-família deve ser reduzida ao máximo, como preconizam o protocolo para o parto humanizado (Ministério da Saúde), a Iniciativa Hospital Amigo da Criança (IHAC) e a Resolução N.º 41, sobre os Direitos da Criança e do Adolescente Hospitalizados (Anexo A), do Conselho Nacional dos Direitos da Criança e do Adolescente (Conanda).

Testes de triagem neonatal

Os testes (vide Capítulo 8: *Testes de Triagem no Recém-nascido*) fazem parte dos programas de proteção à saúde da criança e devem ser realizados nos primeiros dias de vida:

✓ Triagem por amostra biológica – teste do pezinho;

✓ Triagem do reflexo do olho vermelho (ROV) – teste do olhinho;

✓ Triagem auditiva – teste da orelhinha;

✓ Triagem para cardiopatias – teste do coraçãozinho;

✓ Triagem do frênulo da língua – teste da linguinha.

Embora componha o grupo de testes recomendados pelo Ministério da Saúde, a avaliação do frênulo é considerada uma rotina do exame físico, pela Sociedade Brasileira de Pediatria, e não propriamente um teste de triagem.

> Confirmar se os testes foram realizados, antes da alta

A assistência direta do enfermeiro neonatologista na sala de parto, de observação e no AC não é uma realidade. Em muitos serviços de saúde, os cuidados são realizados pelo técnico de enfermagem. Ainda que a qualificação e o treinamento possam possibilitar um atendimento competente, é importante lembrar que a responsabilidade técnica sobre as ações da equipe é do profissional enfermeiro.

Referências

1. Apgar V. A proposal for a new method of evaluation of the newborn infant. Current Researches in Anesthesia and Analgesia. 1953;32:260-67.

2. Almeida MFB, Guinsburg R. Reanimação do recém-nascido ≥34 semanas em sala de parto. Diretrizes 2016 da Sociedade Brasileira de Pediatria. Jan/2016. [acesso em 10 fev 2016]. Disponível em: http://www.sbp.com.br/reanimacao/wp-content/uploads/2016/01/DiretrizesSBPReanimacaoRNMaior34semanas26jan2016.pdf

3. American Heart Association - AHA. Guidelines CPR & ECG. 2015 [acesso em 10 dez 2015]. Disponível em: https://eccguidelines.heart.org/wp-content/uploads/2015/10/2015-AHA-Guidelines-Highlights-English.pdf

4. Bresolin AMB, et al. Alimentação da criança. In: Marcondes E, Okay Y, Costa Vaz FA, Ramos JLA (coord). Pediatria básica: pediatria geral e neonatal. 9ª. ed. São Paulo: Sarvier; 2005. p.61-96.

5. Cardoso MVLML, et al. Respostas fisiológicas e comportamentais do recém-nascido de risco durante o cuidado da enfermeira. Rev. Gaúcha Enferm. 2007;28(1):98-105.

6. Cochran WD, Lee KG. Avaliação do recém-nascido: anamnese e exame físico do recém-nascido. In: Cloherty JP, Stark AR, Eichenwald EC. Manual de neonatologia. 6ª ed. Rio de Janeiro: Guanabara Koogan; 2010. p.27-31.

7. Gomella TL. Neonatologia: manejo, procedimentos, problemas no plantão, doenças e farmacologia neonatal. 5ª. ed. Porto Alegre: Artmed; 2006.

8. Mendes ENW, Bonilha ALL. Procedimento de Enfermagem: uma dimensão da comunicação a recém-nascido. Rev. Gaúcha Enferm. 2003;24(1):109-18.

9. Ministério da Saúde (Brasil). Indicadores de mortalidade. Taxa de mortalidade neonatal precoce. Painel de Monitoramento da Mortalidade Infantil e Fetal. 2015 [acesso em 10 abr 2016]. Disponível em: http://svs.aids.gov.br/dashboard/mortalidade/infantil.show.mtw

10. Ministério da Saúde (Brasil). Secretaria de Vigilância Sanitária. Programa Nacional de Imunização. Calendário Nacional de Vacinação da Criança 2016. [acesso em 10 set 2016]. Disponível em: http://saude.es.gov.br/Media/sesa/Imuniza%C3%A7%C3%A3o/Calend%C3%A1rio%20Nacional%20de%20Vacina%C3%A7%C3%A3o%20da%20Crian%C3%A7a%20-%20PNI%20-%202016.pdf

11. Ministério da Saúde (Brasil). Secretaria de Atenção à Saúde, Departamento de Ações Programáticas e Estratégicas. Atenção à saúde do recém-nascido: guia para os profissionais de saúde. Departamento de Ações Programáticas e Estratégicas. Brasília: Ministério da Saúde; 2011. v1.

12. Ministério da Saúde (Brasil). Portaria Nº 930, de 10 de maio de 2012. Define as diretrizes e objetivos para a organização da atenção integral e humanizada ao recém-

-nascido grave ou potencialmente grave e os critérios de classificação e habilitação de leitos de Unidade Neonatal no âmbito do Sistema Único de Saúde (SUS).

13. Ministério da Saúde (Brasil). Portaria N° 3.389, de 30 de dezembro de 2013. Altera, acresce e revoga dispositivos da Portaria n° 930/GM/MS, de 10 maio de 2012, que define as diretrizes e objetivos para a organização da atenção integral e humanizada ao recém-nascido grave ou potencialmente grave e os critérios de classificação e habilitação de leitos de Unidade Neonatal no âmbito do Sistema Único de Saúde (SUS).

14. Ministério da Saúde (Brasil). Secretaria de Atenção à Saúde. Departamento de Ações Programáticas e Estratégicas. Além da sobrevivência: práticas integradas de atenção ao parto, benéficas para a nutrição e a saúde de mães e crianças – Ministério da Saúde, Secretaria de Atenção à Saúde, Área Técnica de Saúde da Criança e Aleitamento Materno. Brasília-DF, 2011. 50p.

15. Ministério da Saúde (Brasil). Lei 13002/14 | Lei n° 13.002, de 20 junho de 2014. Obriga a realização do Protocolo de Avaliação do Frênulo da Língua em Bebês.

16. Netto AA, Goedert ME. Avaliação da aplicabilidade e do custo da profilaxia da oftalmia neonatal em maternidades da grande Florianópolis. Rev. Bras. Oftalmol. 2009;68(5).

17. Passos AF, Agostini FS. Conjuntivite neonatal com ênfase na sua prevenção. Rev. Bras. Oftalmol. 2011;70(1):57-67.

18. Ramos JLA. O recém-nascido: conceitos e cuidados básicos. O recém-nascido normal. In: Marcondes E, Okay Y, Costa Vaz FA, Ramos JLA (coord). Pediatria básica: pediatria geral e neonatal. 9ª. ed. São Paulo: Sarvier; 2005. p.315.

19. Rolim KMC, Pagliuca LMF, Cardoso MVLML. Análise da teoria humanística e a relação interpessoal do enfermeiro no cuidado ao recém-nascido. Rev. Latino--am Enfermagem. 2005;13(3):432-40.

20. Sielski LA, Mckee-Garrett TM. Assistência ao recém-nascido sadio no berçário. In: Cloherty JP, Stark AR, Eichenwald EC. Manual de Neonatologia. 6ª. ed. Rio de Janeiro: Guanabara Koogan; 2010. p.58-62.

21. Sociedade Brasileira de Pediatria. Departamento de Neonatologia. Nota de esclarecimento: "Protocolo de Avaliação do Frênulo da Língua em Bebês". 8 de agosto de 2014. Disponível em: http://www.sbp.com.br/src/uploads/2015/02/nota_esclarecimento-dc_neo.pdf

22. Souza ABG, Mata EL da. Recepção na sala de parto, cuidados e avaliação do recém-nascido. In: Souza ABG. Unidade de Terapia Intensiva Neonatal. São Paulo: Atheneu, 2015. p. 67-80.

23. Vaz FA, et al. Cuidados iniciais e diagnósticos das condições do recém-nascido. In: Marcondes E, Okay Y, Costa Vaz FA, Ramos JLA (coord). Pediatria básica: pediatria geral e neonatal. 9ª ed. São Paulo: Sarvier; 2005. p.316-20.

24. World Health Organization. WHO. O clampeamento tardio do cordão umbilical reduz a anemia infantil. 2102. [acesso em 15 abr 2015]. Disponível em: http://apps.who.int/iris/ bitstream/10665/120074/2/WHO_RHR_14.19_por.pdf?ua=1.

25. World Health Organization. WHO. Recommendations for the prevention and treatment of postpartum haemorrhage. 2012. WHO: Geneva. [acesso em 10 set 2015]. Disponível em: http://apps.who.int/iris/bitstream/10665/75411/1/9789241548502_eng.pdf?ua=1.

CAPÍTULO 2

Avaliação da Idade Gestacional e Classificação do Recém-nascido

Aspásia Basile Gesteira Souza

A partir do primeiro dia da última menstruação (DUM), inicia-se a contagem da idade gestacional (IG) que, na maioria das gestações tem a duração ideal em torno de 40 semanas. A forma mais precisa para se calcular o tempo de uma gravidez seria a partir do dia da concepção. Entretanto, é praticamente impossível defini-lo, pois o espermatozóide pode permanecer viável por até sete dias.

O cálculo da IG é realizado por diferentes metodologias, tanto no período pré-natal quanto pós-natal, considerado o mais fidedigno.

Antes do nascimento os principais métodos são:

✓ Data da última menstruação: considerada seu primeiro dia, pode-se calcular a data provável do parto (DPP), o que possibilita acompanhar a IG. Aplica-se a regra de Wahl: DUM+10-3 meses; a regra de Naegele: DUM+7-3 meses; a regra de Pinard: ao último dia da última menstruação somam-se 10 dias e diminuem-se 3 meses. A regra de Naegele é a mais utilizada, e recomendada pela Organização Mundial da Saúde (OMS), por sua facilidade e baixo custo. Entretanto, pode ser falível, se a mulher não fornecer dados precisos sobre o seu ciclo menstrual e se os intervalos forem regulares;

✓ Quantidade do hormônio gonadotrofina coriônica humana (beta-HCG);

✓ Mensuração da altura uterina: a partir da região superior da sínfise púbica, uma vez que a altura uterina aumenta, à medida que a gravidez progride, e o útero pode ser palpado após 12.ª semana. Entre 18 e 20 semanas, alcança a metade da distância entre o púbis e a cicatriz umbilical; com 30 semanas, entre a cicatriz umbilical e o processo xifóide e, ao completar 37 semanas, o fundo do útero alcança o processo xifóide, o que causa um maior desconforto à gestante. Um valor acima do esperado indica gestação gemelar, polidrâmnio, mola hidatiforme, malformação ou feto gigante. Um valor abaixo do esperado indica restrição do crescimento intrauterino (RCIU), ou morte fetal;

✓ Ultrassonografia precoce para antropometria fetal: até a 20.ª semana de gestação, especialmente entre a 10.ª e 13.ª, a variação do crescimento entre todos os fetos é mínima. Por isso, medidas biométricas simples, realizadas por ultrassonografia transvaginal, tais como o comprimento do fêmur, perímetro cefálico (PC), distância biparietal, comprimento cefalopodálico, estimativa de peso e a circunferência da cintura, ajudam a estabelecer a IG. O ultrassom possui maior acurácia se realizado no primeiro trimestre, quando a margem de erro é inferior a cinco dias.

Após o nascimento, a IG é estimada por meio de roteiros e gráficos que avaliam as características físicas e comportamentais do recém-nascido (RN), verificadas no exame clínico-neurológico, mesmo nos nascidos com extrema prematuridade. Entre os mais utilizados destacam-se:

✓ Método de Capurro, originado a partir do método de avaliação da IG de Lilly Dubowitz, 1970;

✓ Mensuração do PC;

✓ Mensuração do comprimento hálux-calcâneo (CHC);

✓ Mensuração da longitude da espinha dorsal (LED).

Em nascidos extremamente prematuros (< 28 semanas, ou peso < 1.500 g), adotam-se duas medidas para confirmação da idade gestacional, além de roteiros como o *New Ballard Score*.

Atentar para a definição de nascido vivo como sendo o produto da concepção que, após expulsão ou extração completa do corpo da mãe apresente qualquer sinal de vida, estando ou não cortado o cordão umbilical.

O Método de Capurro é o mais utilizado para determinar a IG de neonatos com mais de 28 semanas. Foi idealizado por Haroldo Capurro e equipe, e amplamente divulgado entre 1978 e 1980. É composto por uma parte "somática" e outra "somática e neurológica" (Figura 2.1).

O método somático é realizado nas primeiras horas do nascimento (fase de adaptação) e consiste na avaliação de cinco parâmetros: formação do mamilo; forma da orelha; tamanho da glândula mamária; textura da pele; pregas plantares. Pode ser realizado na sala de parto.

Para os bebês saudáveis e após 6 a 12 horas de vida aplica-se o exame somático (excluir a formação do mamilo) e o neurológico.

A aplicação do boletim em neonatos com alteração neurológica, sedadas ou gravemente doentes fica limitada às cinco variáveis somáticas. Apresenta uma boa correlação com a DUM, mas pode apresentar variação de, aproximadamente, uma semana, sendo menos assertivo

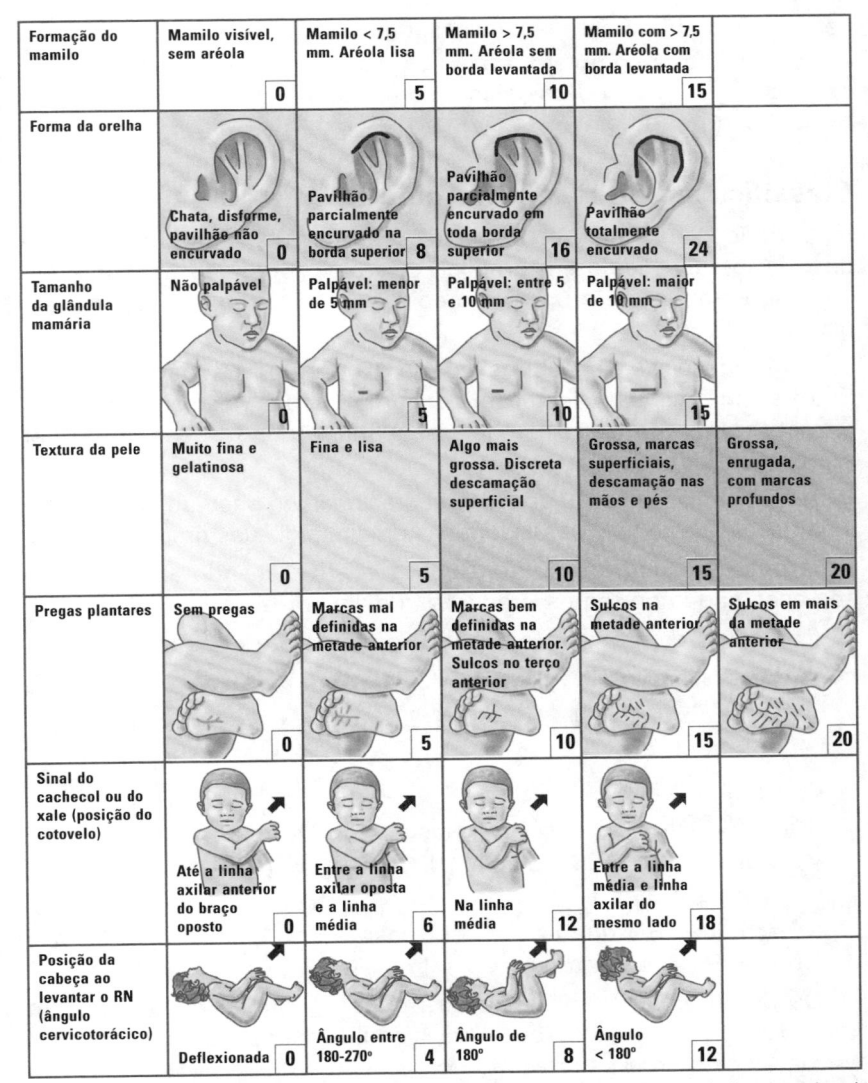

Figura 2.1 – *Método de Capurro somático e neurológico, para avaliar a idade gestacional.*

em RN pequeno (magro) para a idade (PIG), a partir da 35.ª semana, com subestimação da idade. É de fácil utilização, e realizado com o exame de características específicas, com atribuição de uma pontuação correspondente aos achados, que no RN prematuro é menor (primeira e segunda colunas).

No exame somático, avaliar os cinco parâmetros, somar ao resultado obtido a constante "204" e dividir por sete, identificando quantas semanas completas (e dias) corresponde à IG.

Para o exame completo, avaliar os quatro parâmetros somáticos e os dois parâmetros neurológicos, somar a constante "200" e dividir o resultado por sete.

Classificação do recém-nascido

O período neonatal, compreendido entre o nascimento e 27.º dia de vida, é subdividido em precoce e tardio. O período neonatal precoce se estende até o 6.º dia completo de vida, e o neonatal tardio, do 7.º ao 27.º dia.

A grande parte dos óbitos ocorre no período neonatal precoce. Entre as suas causas, destacam-se: complicações relacionadas a malformações, à falta de assistência perinatal, ao baixo peso ao nascer e à prematuridade.

Assim, a classificação da idade gestacional, do peso de nascimento e da relação entre IG e peso identifica uma parcela dos grupos de risco.

O peso, quando abaixo de 2.000 g e a IG, quando abaixo de 34 semanas são importantes preditores desfavoráveis à sobrevida.

De acordo com o peso ao nascer, o neonato é classificado como:

✓ Macrossômico (RN M): peso ≥ 4.000 g;

✓ Peso normal (RN PN): entre 2.500 g e 4.000 g;

Verificar se a família deseja batizar o bebê doente e o prematuro

✓ Baixo peso (RN BP): peso < 2.500 g;

✓ Muito baixo peso (RN MBP): entre 1.499 g e 1.000 g;

✓ Muito, muito baixo peso (RN MMBP) ou extremamente baixo peso: ≤ a 999 g.

Notar que o RN que nasce com peso entre 1.500 g e 2.499 g é denominado apenas "baixo peso".

Os bebês com peso acima da média, igualmente se mostram vulneráveis, pois estão expostos à hipoglicemia, partos distócicos e asfixia. O feto com peso acima do percentil 90 (ou Escore Z > +2), em relação à sua idade gestacional, é considerado macrossômico.

Em 2014, segundo dados do Sistema de Informações sobre Nascidos Vivos (Sinasc), do Ministério da Saúde, a incidência de casos de RNM registrados no Brasil foi de 5% do total de nascimentos, predominantemente nas regiões Nordeste e Sudeste.

Os nascidos entre 2.500 g e 2.999 g são considerados com peso insuficiente, pois a perda fisiológica, em torno de 10%, nos primeiros dias diminui seu nível aos limites inferiores. Assim como o RNBP, também apresentam maior risco e devem ser monitorados.

A idade gestacional, em semanas, determina a maturidade fisiológica do RN e, consequentemente, seu prognóstico.

De acordo com a IG, é classificado em:

✓ RN a Termo (RN T): nascido vivo com 37 semanas até 41 semanas e 6 dias (de 259 a 293 dias);

✓ RN Pré-termo (RN PT): nascido vivo com menos de 37 semanas de gestação, segundo a definição da Organização Mundial as Saúde - OMS (< 259 dias). Divididos quatro subtipos:

– RN Pré-termo tardio (RN PTT) ou limítrofe: nascido vivo entre 34 e 36 semanas e 6 dias de gestação. Responde por 70% dos nascimentos prematuros;

– RN Pré-termo moderado: nascido vivo entre 32 e 34 semanas de gestação (incompletas);

– RN Pré-termo muito prematuro: nascido vivo entre 28 e 32 semanas de gestação (incompletas);

– RN com imaturidade extrema, ou prematuro extremo (microprematuro): nascido vivo com menos de 28 semanas (< 196 dias).

✓ RN Pós-termo (RN POT): nascido vivo com 42 semanas ou mais (294 dias em diante).

A prematuridade tardia é categorizada em três grupos: a- espontânea, devido a trabalho de parto prematuro; b- indicada, na qual a antecipação do parto se dá por risco materno ou fetal; c- eletiva ou iatrogênica, por casos evitáveis, como erros no cálculo da IG e cesarianas programadas. Apesar de nascidos próximos ao termo, esses bebês podem apresentar intercorrências que aumentam suas taxas de morbimortalidade; assim, a equipe deve manter vigilância sobre eles e adotar condutas como liberação para o alojamento após criteriosa avaliação e evitar a alta precoce, antes de 48 horas de vida.

Outra proposição para classificar os neonatos prematuros define como pré-termo moderado as crianças nascidas entre 33-36 semanas;

muito pré-termo, nascidas entre 28-32 semanas e pré-termo extremo entre 24-27 semanas.

O limite de viabilidade foi definido para os neonatos com IG menor do que 23 semanas, onde as taxas de sobrevida são próximas a zero.

As características gerais do RN PT, com menos de 34 semanas são: magreza, cabeça grande em relação ao corpo, edema em mãos e pés, lanugem, pele fina e brilhante, cartilagem da orelha flexível, olhos fechados, sulcos superficiais em palma das mãos e planta dos pés, bolsa escrotal quase lisa, testículos geralmente fora da bolsa escrotal, clitóris proeminente, sucção fraca, dificuldade para manter a temperatura corporal, períodos de apneia.

O RN POT apresenta como características: pele descamativa, cartilagem da orelha endurecida, olhos abertos, sulcos profundos em palma das mãos e planta dos pés, bolsa escrotal enrugada, grandes lábios recobrem o clitóris.

A idade gestacional, que corresponde ao tempo transcorrido da DUM até o nascimento, difere da idade gestacional pós-concepcional (IGPC), que diz respeito a todo o período desde a concepção, acrescidos às semanas de vida pós-natal. Exemplificando: um RN nascido com 34 semanas e 2 dias (34 e 2/7), classificado como RN PTT, quando completar 7 dias de vida terá uma IGPC de 35 semanas e 2/7 dias.

Diferente da idade cronológica e da IGPC é a idade gestacional corrigida (IGC), que corresponde à idade atual do RN se ele tivesse nascido com 40 semanas, média das gestações humanas, que é usada para calcular a data provável de parto. Exemplificando: um RN no 52.º dia de vida, que tenha nascido com uma IG de 34 semanas e 3/7 dias (241 dias), teria 52 dias + 241 dias = 293 dias que, divididos por 7 (uma semana), resulta em 42 semanas e 1 dia, ou seja, sua IGC é de 2 semanas e 1 dia (tempo acima das 40 semanas).

De acordo com o crescimento intrauterino, a classificação do estado nutricional do bebê é feita em três categorias, associando-se a IG ao peso de nascimento (PN). O cruzamento desses dados é realizado por meio de curvas gráficas, como as apresentadas por Lula O. Lubchenco e Frederick C. Battaglia (1967), baseadas no peso, IG, sexo e raça de 5.635 nascidos vivos na cidade de Denver (Estados Unidos), e de Robert Usher e Frances McLean (1969). Essas curvas classificam o RN dentro de percentis:

✓ Grande para a idade gestacional (GIG): peso acima do percentil 90;

✓ Adequado para a idade gestacional (AIG): peso entre percentil 10 e 90 (escore "Z" entre +2 e -2);

✓ Pequeno para a idade gestacional (PIG): peso abaixo do percentil 10 (escore "Z" abaixo de -2), revelando que o crescimento intrauterino sofreu restrição.

Em 1995, Paulo R. Margotto elabora curvas de crescimento a partir de uma população de 4.413 nascidos entre 29 e 44 semanas (Figura 2.2), na cidade de Brasília – Distrito Federal, considerando diferenças socioeconômicas, étnicas e geográficas, para melhor caracterizar o padrão de crescimento intrauterino, incluindo: peso, comprimento, perímetro cefálico ao nascer e etc. O uso da curva de Battaglia e Lubchenco, apesar da sua importância histórica pode induzir avaliações imprecisas (muitos RN PIG deixam de ser identificados).

Mais recentemente, outras curvas de crescimento foram adotadas internacionalmente, além da proposta pela organização Mundial da Saúde (OMS), como as de Greg R. Alexander e colaboradores (1996), baseadas nos nascimentos de americanos, durante o ano de 1991 (n = 3.134.879; IG entre 20-44 semanas), e as curvas elaboradas por Tanis R. Fenton e Jae H. Kim (2013), mais ampla e com maior sensibilidade para detectar recém-nascidos PIG.

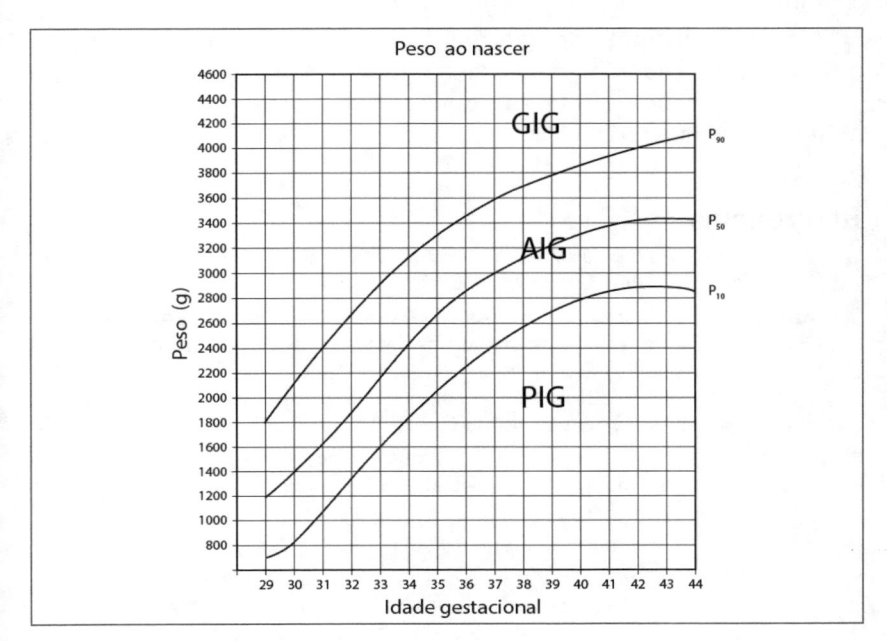

Figura 2.2 – *Gráfico relacionando idade gestacional e peso.*
Fonte: Adaptado de: Margotto PR, 1995; Margotto PR, Moreira ACG, 2013.

O neonato PIG pode ser classificado em: tipo I, simétrico, proporcional ou hipoplásico; e tipo II, assimétrico ou desproporcional, conforme a convergência ou divergência entre os percentis de seu peso, comprimento e perímetro cefálico, nos gráficos de acompanhamento. No RN PIG simétrico, essas medidas são coincidentes, próximas do mesmo percentil; ocorrem por desnutrição crônica ou outra complicação, desde o primeiro trimestre de gestação.

No RN PIG assimétrico, essas medidas encontram-se em percentis diferentes, especialmente o peso, que se mostra inferior, e apontam para insultos no último trimestre.

Os fatores de risco associados à restrição intraútero são: tabagismo e alcoolismo materno, hipertensão arterial crônica, doença hipertensiva específica da gestação (DHEG), causa mais comum, gestação múltipla, antecedentes de CIUR em outras gestações, infecções perinatais crônicas (rubéola, citomegalovírus, toxoplasmose, doença de Chagas), anomalias congênitas, insuficiente ganho ponderal e desnutrição maternos, e sangramento persistente no segundo trimestre de gestação.

O ganho de peso do feto varia entre 10 g e 15 g por semana, no 1.º trimestre gestacional, e 200 g por semana no último trimestre.

Atentar para o fato de que muitos neonatos PIG, e, em especial, o RNT, não apresentam, necessariamente, a RCIU, mas característica própria relacionada a fatores como a multiparidade, baixa estatura materna e genética familiar.

Referências

1. Alexander GR, Himes JH, Kaufman RB. A United States national reference for fetal growth. Obstet. Gynecol. 1996;87:163-8.

2. Azenha VM, Mattar MA, Cardoso VC, Barbieri MA, Ciampo LAD, Bettiol H. Peso insuficiente ao nascer: estudo de fatores associados em duas coortes de recém-nascidos em Ribeirão Preto, São Paulo. Rev. Paul. Pediatr. 2008 [acesso em 10 abr 2015]; 26(1). Disponível em: http://www.scielo.br/scielo.php?script=sci_arttext& pid=S0103-05822008000100005.

3. Ballard JN, Novak KK, Driver M. A simplified score for assessment of fetal maturation of newborn infant. J Pediatr. 1979;95:769-74.

4. Ballard JL, Khoury JC, Wedig K, et al. New Ballard Score expandido para incluir criança extremamente prematura. J Pediatr. 1991;119:417-23.

5. Barker DJP. Fetal and infant origins of adult disease. Monatsschr Kinderheilkd. 2001 (Suppl1), 2001 [acesso em 10 abr 2015]; 149:S2-S6. Disponível em: http://link.springer.com/search?facet-author=%22D.+J.+P.+Barker%22#page-1.

6. Battaglia FC, Lubchenco LO. A practical classification of newborn infants by weight and gestational age. J Pediatr. 1967;71(2):159-63.

7. Brock RS, Falcão MC. Avaliação nutricional do recém-nascido: limitações dos métodos atuais e novas perspectivas. Rev. Paul Pediatr. 2008;26(1):70-6.

8. Cardoso LEB, Falcão MC. Importância da avaliação nutricional de recém-nascidos pré-termo por meio de relações antropométricas. Rev Paul Pediatr. 2007;25(2):135-41.

9. Capurro H, Konichezky S, Fonseca D. A simplied method for diagnosis of gestational age in the newborn infant. J Pediatr 1978; 93(1):120-22.

10. Constantine NA, Kraemer HC, Kendall-Tackett KA, Bennet FC, Tyson JE, Gross RT. Use of physical and neurologic observations in assessment of gestational age in low birth weight infants. J Pediatr. 1987;110:921-8.

11. Demartini AAC, Antonio Carlos Bagatin AC, Silva RPGVC da, Boguszewsk MCS. Crescimento de crianças nascidas prematuras. Arq. Bras. Endocrinol Metab. 2011;55(8):534-40.

12. Donovan ET, Tysan JE. Inacouracy of Ballard score before 28 week's gestation. J Pediatr. 1999;135:147-52.

13. Dubowitz L, Dubowitz V, Goldberg C. Clinical assessment of gestational age in the newborn infant. J Pediatr 1970; 77:1-10.

14. Engle WA. A recommendation for the definition of "Late preterm" (Near term) and the birth weight – gestational age classification system. Semin. Perinatol. 2006;30(1):2-7.

15. Fenton TR, Kim JH. A systematic review and meta-analysis to revise the Fenton growth chart for preterm infants. BMC Pediatr. 2013 [acesso em 10 ago 2016]; 13:59. Disponível em: http://bmcpediatr.biomedcentral.com/articles/10.1186/1471-2431-13-59.

16. Fescina RH, Lastra LGL, Martinez MHZ, Bertone AG, Schwarcz RC. Evaluación de deferentes metodos para estimar la edad gestacional. Obstet. Ginecol. Latinoam. 1984;237.

17. Ishiguro A, Namai Y, Ito YM. Managing "healthy" late preterm infants. Pediatr Int. 2009; 51:720-5.

18. Lubchenco LO, Hansman C, Dressler M, Boyd E. Intrauterine growth as estimated from liveborn birth-weight data at 24 to 42 weeks of gestation. Pediatrics. 1963; 32:793–800.

19. Margotto PR. Crescimento intrauterino: Percentis de peso, estatura e perímetro cefálico ao nascer de RN únicos de gestação normais e seus correspondentes pesos placentários em diferentes períodos gestacionais [tese]. Montevidéu, Uruguai: Centro Latinoamericano de Perinatología e Desarollo humano (CLAP/OMS); 1992.

20. Margotto PR. Curvas de crescimento intrauterino: estudo de 4.413 recém--nascidos únicos de gestações normais. J Pediatr. 1995;75:11-21.

21. Margotto PR. Curvas de crescimento intrauterino: uso de curvas locais [editorial]. J Pediatr (Rio J.). 2001;77(3):153-5.

22. Margotto PR, Moreira ACG. Avaliação da idade gestacional. In: Margotto PR. Assistência ao Recém-Nascido de Risco. 3ª. ed. Brasília: ESCS; 2013. p. 72-86.

23. Martell M, Fescina RH, Martenez E, Bolívar N. Estimation of gestational age by the length of the dorsal spine. J Perinat Med. 1997;25:168.

24. Ministério da Saúde (Brasil). Atenção humanizada ao recém-nascido de baixo peso - Método Canguru. Manual técnico. 2ª. ed. Brasília (DF); 2011. 204 p.:

il. [acesso em 10 mai 2015]. Disponível em: http://bvsms.saude.gov.br/bvs/publicacoes/metodo_ canguru_manual_tecnico_2ed.pdf.

25. Ministério da Saúde (Brasil), Secretaria de Atenção à Saúde, Departamento de Ações Programáticas e Estratégicas. Manual AIDPI neonatal/Ministério da Saúde. Secretaria de Atenção à Saúde. Departamento de Ações Programáticas e Estratégicas, Organização Pan-Americana de Saúde. 3ª ed. Brasília: Ministério da Saúde; 2012. 228 p.: il. (Série A. Normas e manuais técnicos).

26. Ministério da Saúde (Brasil). Informações de Saúde. Sistema de Informações sobre Nascidos Vivos - Sinasc. Datasus. Notas técnicas. 2014. [acesso em 10 set 2016]. Disponível em: http://tabnet.datasus.gov.br/cgi/tabcgi.exe?sinasc/cnv/nvuf.def.

27. Moraes CL, Reichenheim ME. Validade do exame clínico do recém-nascido para a estimação da idade gestacional: uma comparação do escore New Ballard com a data da última menstruação e ultrassonografia. Cad. Saúde Pública. 2000;16(1):83-94.

28. Onis M, Garza C, Victora CG, Bhan MK, Norum KR, editors. The WHO Multicenter Growth Reference Study (MGRS): Rationale, planning, and implementation. Food Nutr. Bull. 2004;25 Suppl:1-89.

29. Pereira APE, Leal MC, Gama SGN et al. Determinação da idade gestacional com base em informações do estudo Nascer no Brasil. Cad. Saúde Pública. 2014; 30 Sup:S59-S70.

30. Rodrigues FP, Martinelli S, Bittar RE, Francisco RPV, Zugaib M. Comparação entre duas curvas de crescimento para o diagnóstico de recém-nascidos pequenos para a idade gestacional. Rev. Bras. Ginecol. Obstet. 2015 [acesso em 10 set 2016]; 37(2). Disponível em: http://www.scielo.br/scielo.php?script=sci_arttext&pid=S0100-72032015000200059#B24

31. Rugolo LMSS. Manejo do Recém-nascido Pré-termo Tardio: Peculiaridades e cuidados especiais. Sociedade Brasileira de Pediatria; 2011 [acesso em 10 abr 2015]. Disponível em: http://www.sbp.com.br/pdfs/Pre-termo-tardio-052011.pdf.

32. Sasidharan K, Dutta S, Narang A. Validity of New Ballard Score until 7th day of postnatal life in moderately preterm neonates. Arch Dis Child Fetal Neonatal. 2009;94(1):39-44.

33. Souza ABG, Margotto PR. Exame físico e classificação do recém-nascido. In: Souza ABG. UTI Neonatal: Cuidado ao recém-nascido de médio e alto risco. São Paulo: Atheneu. 2015, p.23-66.

34. Usher R, McLean F. Intrauterine growth of live-born Caucasian infants at sea level: standards obtained from measurements in 7 dimensions of infants born between 25 and 44 weeks of gestation. J Pediatr. 1969;74(6):901-10.

35. World Health Organization (WHO). Estudo Multicêntrico de Referência Crescimento OMS. A curva de crescimento para o século XXI. 2004 [acesso em 10 abr 2015]. Disponível em: http://www.who.int/childgrowth/mgrs/en/.

36. Word Health Organization (WHO). Preterm birth. Nota Normativa n. 363. Novembro de 2014 [acesso em 10 abr 2015]. Disponível em: http://www.who.int/mediacentre/ factsheets/fs363/en/.

37. World Health Organization (WHO). International Statistical Classification of Diseases and Related Health Problems. 10th Revision (ICD-10)-Version 2015. Disorders related to length of gestation and fetal growth. [acesso em 10 abr 2015]. Disponível em: http://apps.who.int/classifications/icd10/browse/2015/en#P05.1.

CAPÍTULO 3

Sinais Vitais e Medidas Antropométricas em Neonatologia

Aspásia Basile Gesteira Souza

A mensuração e a avaliação dos sinais vitais e das medidas antropométricas no recém-nascido (RN) devem ser realizadas na sala de parto ou no alojamento conjunto, repetidas na primeira consulta de acompanhamento, antes de completar uma semana de vida e mensalmente, se possível, ou de acordo com o agendamento mínimo sugerido pelo Ministério da Saúde, ao completar 1, 2, 4, 6, 9, 12, 18 e 24 meses de vida. As consultas para acompanhar o crescimento e o desenvolvimento da criança são denominadas de "puericultura".

Tanto os sinais vitais quanto os dados antropométricos fazem parte do exame físico, mas serão apresentados separadamente (vide Capítulo 4: *Anamnese e Exame Físico em Neonatologia*). Ao nascer, a antropometria tem uma relação direta com o crescimento fetal.

A manipulação da criança deve ser delicada e os sinais verificados na sequência: Frequência respiratória (FR); Frequência cardíaca (FC); Temperatura (T); Pressão arterial (PA), evitando alterações como a taquipneia e a taquicardia, causadas por choro ou estresse. A dor, considerado o 5.º sinal vital (abordada no Capítulo 5: *Avaliação e Manejo não Farmacológico da Dor no Período Neonatal*), pode ser avaliada no início. Sempre que possível, obter a saturação periférica de oxigênio (SpO_2).

Antes de aferir os sinais vitais e os dados antropométricos, orientar os pais, higienizar as mãos e reunir o material necessário.

Sinais vitais

Para sua aferição é necessário escolher o material de tamanho apropriado, de acordo com a idade e o peso do RN.

Desvios fisiológicos dos parâmetros nos sinais vitais ocorrem de acordo com a idade, o peso e a atividade, como choro e sono e devem ser considerados na avaliação.

Material

> *Enfermeiro: prescrever o intervalo para aferir os sinais vitais de acordo com a evolução clínica*

✓ Bandeja limpa; luvas descartáveis;

✓ Relógio com ponteiro de segundos ou cronômetro;

✓ Estetoscópio neonatal com diafragma e campânula, desinfetado com álcool 70%;

✓ Esfigmomanômetro aneroide ou digital, com braçadeiras neonatais com manguitos medindo de 2 cm a 6 cm de largura, e de 7 cm a 13 cm de comprimento;

✓ Termômetro digital, infravermelho ou similar, desinfetado;

✓ Oxímetro de pulso com sensor de silicone tamanho neonatal e bandagem elástica ou adesivo para fixação.

Frequência respiratória

É verificada observando-se as incursões ventilatórias presentes em um minuto. Evitar a aferição em tempo menor, que pode incorrer em erros. A mensuração pode ser efetuada observando-se os movimentos torácicos ou abdominais ou palpando-se o tórax.

A frequência respiratória esperada em neonatos prematuros varia entre 50 e 60 respirações por minuto (rpm), considerando um ciclo completo (inspiração e expiração) e nos neonatos a termo, entre 40 e 50 rpm e se apresenta de forma irregular, alternando pausas e taquipneia compensatória. Apneias breves e esporádicas, de até 20 segundos são esperadas e normais, desde que não acompanhadas por cianose, hipotonia ou queda na saturação periférica de O_2. A FR é um dado isolado na avaliação do sistema respiratório; assim, outros parâmetros devem ser pesquisados para identificar possíveis alterações como: expansibilidade; distensibilidade; coloração de mucosa labial e das extremidades; dispneia; retrações; batimentos de aletas nasais. Uma FR > 60 rpm deve ser investigada.

Frequência respiratória acima do valor de referência é denominada taquipneia e abaixo do valor de referência, bradipneia.

Frequência cardíaca

É verificada por meio da palpação ou ausculta também no período de um minuto, computando-se um batimento para cada ciclo completo de sístole e diástole (1.ª e 2.ª bulhas). Tanto a palpação, quanto a ausculta deve ser, preferencialmente, no pulso apical, localizado na altura do *ictus cordis*, que, no RN, está localizado no 4.º espaço intercostal esquerdo, na linha hemiclavicular.

Atentar para o fato de que a FC aumenta na presença de estresse, desconforto, febre etc. A monitorização contínua com o uso de eletrodos é utilizada em Unidade de Terapia Intensiva Neonatal (UTIN).

A frequência esperada varia de acordo com os dias de vida do RN (Tabela 3.1) podendo permanecer entre 140 e 160 batimentos por minuto (bpm) no prematuro (< 37 semanas de idade gestacional – IG) e entre 120 e 130 bpm no RN de termo (entre 37-41 semanas de IG). Na literatura, valores entre 70 e 170 bpm são apresentados como normais, se o RN apresenta-se ativo às manipulações, acianótico, eupneico. Esses extremos raramente são encontrados.

Assim como na frequência respiratória, o dado obtido na contagem cardíaca não deve ser avaliado isoladamente. Observar concomitantemente a coloração das mucosas, tonicidade muscular, padrão respiratório, presença de urina, pressão arterial.

Tabela 3.1
Variação da frequência cardíaca, de acordo com o tempo de vida do recém-nascido

Tempo de vida	FC mínima (bpm)	FC média (bpm)	FC máxima (bpm)
Menos de um dia	93	123	154
Entre um e dois dias	91	123	159
Entre três e seis dias	91	129	166
Entre uma e três semanas	107	148	182

O ritmo cardíaco no neonato e nas crianças é irregular e denominado "arritmia sinusal respiratória (ASR)", descrita por Stephen Hales, em 1733, e definida como a modulação da frequência cardíaca pelo ciclo ventilatório, mediada pelo sistema nervoso autônomo. Durante a inspiração, a pressão intratorácica diminui, o que favorece o retorno venoso dos membros inferiores para a veia cava inferior e desta para o átrio direito, provocando o seu estiramento e, consequentemente, de seus receptores, que transmitem sinais aferentes para o bulbo, através do nervo vago, e sinais eferentes, tanto vagais quanto simpáticos, produzindo o aumento da FC, como demonstrado por Abraham Guz e colaboradores (1987).

> *O aumento da FC concomitante à inspiração é fisiológico*

Temperatura

É o sinal vital mais verificado na infância. A temperatura corporal sofre uma oscilação natural conforme a hora do dia, circunstâncias externas, idade, tipos diferentes de termômetros e locais de aferição. A temperatura axilar é a mais utilizada, e seus parâmetros mantem--se entre 35,8 °C e 37,2 °C, na maioria dos indivíduos.

O controle da T é realizado pelo hipotálamo, mas os seus mecanismos reguladores não estão desenvolvidos no RN, especialmente no prematuro.

O termômetro axilar eletrônico possui melhor concordância nas aferições da temperatura com o termômetro eletrônico retal, pouco utilizado em nosso meio. Os termômetros eletrônicos instantâneos (auricular e cutâneo frontal) possuem boa concordância com o axilar, mas não mostram boa concordância com o termômetro retal.

Os termômetros aprovados para uso são: os eletrônicos dos tipos axilar, auricular (timpânico) ou os de contato portáteis ou conectados a monitores com sensores colocados na região frontal ou outra, que capta o calor do fluxo em artérias superficiais.

O termômetro eletrônico instantâneo auricular possui um sensor que capta a quantidade de energia infravermelha emitida pela membrana timpânica; possui capas protetoras descartáveis (Figura 3.1). É alimentado por bateria que permite mais de 5.000 aferições. O aparelho é posicionado na entrada do meato auditivo, tracionando a orelha para baixo, nas crianças pequenas. A leitura é instantânea.

É um método não invasivo, de fácil utilização. Sua proximidade com o hipotálamo possibilita a aferição fidedigna da temperatura, mesmo em presença de otite média e de hipotermia. A técnica inadequada pode afetar o resultado. O método é contraindicado se houver fratura maxilofacial, na base de crânio ou otorragia; cerúmen em grande quantidade pode originar uma falsa medida.

No modelo axilar digital, coloca-se o bulbo do aparelho na região do "oco" axilar que deve estar limpa e seca.

Embora haja uma valorização dos dados obtidos pelo termômetro, a tendência atual é de utilizar os parâmetros fisiológicos para definir os episódios febris que necessitem de tratamento. O dano neurológico é possível, mas apenas após os 42 °C. Os antipiréticos devem ser usados em regime de monoterapia, sem intercalar drogas diferentes.

A febre acima de 39 °C é particularmente perigosa em menores de três meses que apresentem letargia e dificuldade para sugar.

Temperaturas elevadas causam taquipneia, taquicardia (cada 0,4 °C aumenta a FC em 10 batimentos), hipoatividade e diminuição do apetite, mas a intensidade da sintomatologia varia de criança para criança.

Em casos específicos, como nas infecções, a temperatura é aferida a intervalos menores, para acompanhamento da curva térmica que pode indicar os tipos de febre: a- contínua (manutenção da temperatura sempre acima do normal); b- intermitente (ciclos de pirexia e apirexia); c- recorrente ou ondulante (períodos prolongados de apirexia); d- remitente (variação da temperatura acima de 1 °C, sem apirexia); e- irregular ou séptica (picos imprevisíveis de febre e apirexia).

> *Checar se*
> *o bulbo está*
> *posicionado na axila*

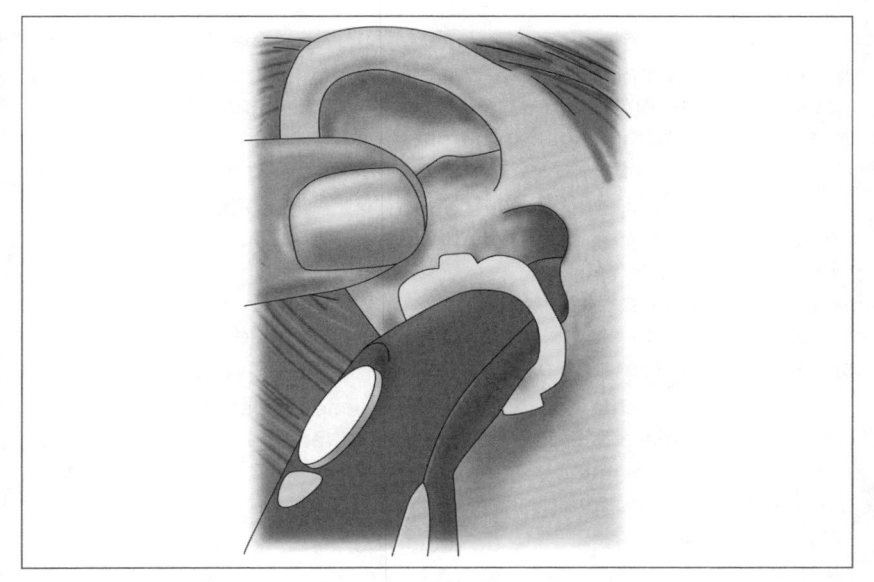

Figura 3.1 – *Uso do termômetro tipo auricular.*

Pressão arterial

A PA é o sinal vital menos aferido no RN, apesar de sua importância no acompanhamento da evolução clínica quando internados em UTIN, nos prematuros ou de rotina em presença de antecedentes mórbidos, como no caso de doenças renais.

Inúmeros fatores dificultam sua aferição e interpretação: tamanho variável da circunferência do braço; falta de um equipamento adequado para uso neonatal; desconhecimento dos valores de referência, de acordo com o peso; sons de Korotkoff pouco audíveis, devido à baixa frequência e amplitude do pulso.

Por ser um procedimento desconfortável, recomenda-se realizar as outras manobras do exame físico, primeiramente.

A mensuração pode ser realizada de forma contínua ou intermitente; invasiva (direta) através da cateterização de um vaso como a artéria umbilical; não invasiva – PANI (indireta), com o uso de esfigmomanômetro, ultrassonografia Doppler, oscilometria automática, método do *flush*, e técnica da oximetria de pulso. O método auscultatório com estetoscópio e esfigmomanômetro é o mais comum. A PANI pode ser confiável, se a técnica e o material forem padronizados.

No método do *flush*, a mão do RN é comprimida até empalidecer e o manguito insuflado até 90 mmHg a 120 mmHg; após alcançar o valor de referência máximo, obtido quando o pulso desaparece, soltar a mão e liberar o manguito em uma velocidade de 2 mmHg/segundo. Observar visualmente o retorno da circulação sanguínea da extremidade, registrando-se a PA sistólica quando a mão se mostrar corada. O método sofre interferências em presença de anemia, hipotermia, hipotensão, edema.

A pressão sistólica pode ser determinada pela técnica da oximetria de pulso que consiste em insuflar o manguito, posicionado no mesmo membro do oxímetro, em uma velocidade de 2 mmHg a 5 mmHg/segundo até o desaparecimento do traçado na tela do monitor de O_2 (insuflar 20 mmHg além); o manguito é desinsuflado lentamente, até se verificar o retorno da onda.

Qualquer que seja o método de aferição, a escolha do aparelho apropriado é uma dificuldade a ser considerada. O gestor e os enfermeiros devem providenciar diferentes tamanhos de braçadeiras para uso na unidade neonatal.

As braçadeiras podem ser de tecido ou de outro material, preferencialmente livre de látex. A bolsa de compressão inflável – o manguito, que se encontra dentro da braçadeira, necessita ser adequado ao membro do RN, para que a aferição seja fidedigna.

O comprimento corresponde a 80% ou mais da circunferência do braço, que é medida em sua porção média, entre o acrômio e o olécrano do úmero, à altura do músculo deltoide (Figura 3.2). A largura corresponde a 40% da mesma circunferência. Exemplificando: circunferência braquial de 12 cm corresponde a um manguito com 9,5 cm de comprimento (12 × 80%) e 5 cm de largura (12 × 40%), aproximadamente. Um manguito grande para o braço pode ser adequado para a coxa, cuja circunferência deve ser mensurada à altura de seu terço médio.

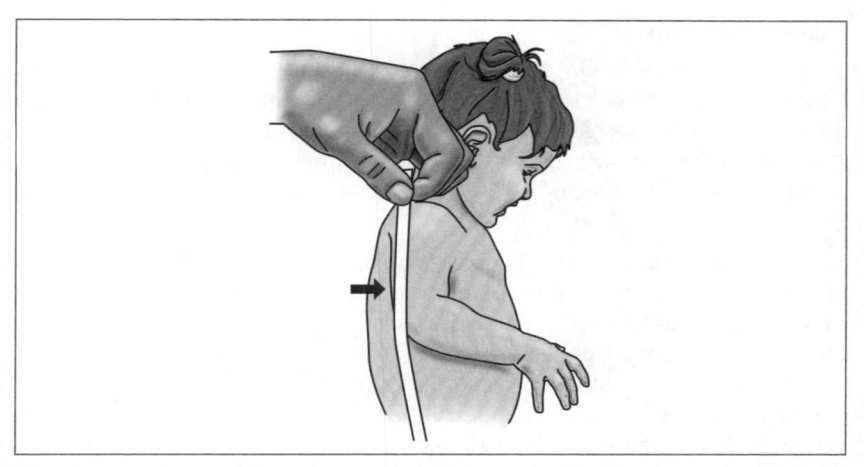

Figura 3.2 – *Ponto médio entre o acrômio e o olécrano para aferir a circunferência braquial.*

Para aferir a PA devem-se seguir os procedimentos protocolados por entidades internacionais e validados por diretrizes nacionais. Assim, além de escolher o manguito adequado e treinar a equipe, atentar para outros cuidados importantes:

✓ RN em repouso e calmo;

✓ Braço ou coxa direita com boa perfusão e sem cateter;

✓ Aferição longe das mamadas e após o esvaziamento vesicointestinal;

Verificar a PA no final do atendimento

✓ Envolver o membro, sem comprimir;

✓ Registrar os valores obtidos, com exatidão, lembrando que o manômetro é graduado de 2 em 2 mmHg.

Os valores médios de referência (Tabela 3.2) da PA sistólica (PAS) e da PA diastólica (PAD) no RN são:

Tabela 3.2		
Valores de referência da pressão arterial no recém-nascido		
Tempo de vida	*PAS*	*PAD*
Prematuro antes de um dia de vida	39-59 mmHg	16-36 mmHg
A termo antes de um dia de vida	65-78 mmHg	41-52 mmHg
RN após o terceiro dia de vida	60-90 mmHg	20-60 mmHg

A pressão arterial média pode ser obtida pela equação: PAD + (PAS - PAD/3) ou PAS + (PAD × 2)/3.

Oximetria de pulso

A avaliação da SpO_2, deve ser realizada de rotina, na sala de parto (RN < 34 semanas ou com sinais de asfixia), na admissão em sala de observação, berçário de baixo risco e no alojamento conjunto. Atentar para o fato de que a SO_2, nos primeiros 5 minutos de vida, permanece em torno de 70%-80%, aumentando paulatinamente até atingir níveis superiores a 94%.

De grande valor diagnóstico é realizada, também, entre 24-48 horas de vida, em neonatos com IG maior do que 34 semanas, objetivando identificar a presença de cardiopatias cianóticas e cardiopatias críticas que ainda não se manifestaram nesse período, especialmente as vinculadas ao fechamento do ducto (ou canal) arterial, como a atresia pulmonar e a transposição das grandes

> *Rodiziar o posicionamento do sensor a cada 2 h, no mínimo*

artérias. Popularmente, é conhecida por "teste do coraçãozinho" (vide Capítulo 8: *Testes de Triagem no Recém-nascido*).

Na UTIN, a oximetria é mantida continuamente.

O sensor deve ser colocado, preferencialmente, em palma ou pulso radial da mão direita (nos primeiros dias de vida), ou ainda em dorso do pé (Figura 3.3), polegar ou hálux, de maneira a se ajustar perfeitamente, evitando interferência luminosa externa e enfaixando-o, se necessário.

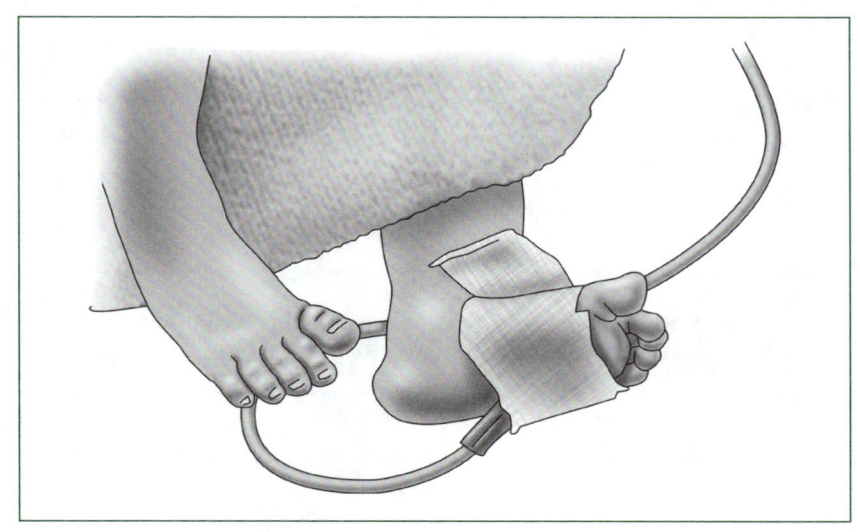

Figura 3.3 – *Colocação de oxímetro de pulso em dorso do pé.*

A escolha do membro superior direito se deve ao fato de que a SpO_2 pré-ductal (canal arterial) ser superior à pós-ductal, o que reflete a oxigenação cerebral.

Ligar o oxímetro conectado ao cabo; retirar o sensor e posicioná-lo na palma da mão ou pulso radial direito, de maneira que a face emissora de luz fique na posição oposta à receptora de luz; envolver com uma tira ou bandagem elástica (de preferência); conectar o sensor ao cabo.

Medidas antropométricas

Além dos sinais vitais, a mensuração de peso (P), comprimento (C) e dos perímetros cefálico, torácico e abdominal é essencial para avaliar o crescimento intrauterino e a presença de alterações.

O acompanhamento desses dados, especialmente o peso, constitui-se em uma verdadeira atitude de vigilância em saúde. Assim, os procedimentos devem ser executados com precisão, por membros das equipes médica e de enfermagem treinados, e seus resultados avaliados pelo enfermeiro, nutricionista e médico que acompanham o RN.

Por meio de um gráfico, o peso de nascimento é relacionado à IG, o que possibilita avaliar a evolução do crescimento fetal e classificar o RN como pequeno, adequado ou grande (vide Capítulo 2: *Avaliação da Idade Gestacional e Classificação do Recém-nascido*). É importante destacar que o peso abaixo do esperado pode ocorrer, exclusivamente, pela idade gestacional prematura ou refletir problemas de crescimento que atingiram o feto, negativamente, durante a gestação. Para marcar essa diferenciação surgiu o termo "restrição de crescimento intrauterino" (RCIU), ou restrição do crescimento fetal, como um diagnóstico obstétrico, ou fetal, e o termo "pequeno para a idade gestacional" (PIG), como um diagnóstico neonatal.

Os parâmetros antropométricos mensurados na sala de parto ou alojamento são: peso, comprimento, perímetro cefálico (PC), perímetro torácico (PT), perímetro abdominal (PAd), perímetro braquial (PB). Nos recém-nascidos prematuros as relações antropométricas como a razão entre os perímetros braquial e cefálico (PB/PC), e o cálculo do índice de Quetelet – índice de massa corpórea (IMC = peso/comprimento^2) são importantes instrumentos para interpretar o seu crescimento.

Vale a pena ressaltar que os gráficos mais utilizados para acompanhar o crescimento do nascimento à adolescência, foram elaborados pelo MGRS (*Multicentre Growth Reference Study*), entre 1997-2003, com 8.500 crianças das mais diferentes origens étnicas, englobando: Brasil, Gana, Índia, Noruega, Omã e Estados Unidos. No Brasil, a cidade de Pelotas (RS) foi escolhida para participar do estudo.

Material

✓ Fita métrica inelástica e maleável, tipo trena antropométrica retrátil, ou outra, em bom estado;

✓ Balança digital eletrônica de mesa, com cesto;

✓ Régua antropométrica (toesa móvel) pediátrica de até 1 metro, com aproximação de 1 mm;

✓ Papel toalha;

✓ Álcool a 70% para desinfecção de material.

> *Atenção: todo o corpo deve estar no cesto da balança*

Peso

É a medida antropométrica mais utilizada na avaliação nutricional de recém-nascidos e crianças de todas as idades. Lembrar que o neonato apresenta modificações fisiológicas em sua composição corpórea, com redução do líquido contido no espaço extracelular, podendo levar a perdas de até 20%, especialmente no recém-nascido prematuro extremo (menos de 30 semanas de gestação). Atentar para a presença de edemas.

O peso não deve ser utilizado de forma isolada na avaliação nutricional nos recém-nascidos doentes ou imaturos.

Esse dado é importante para avaliar a hidratação e classificar o RN, como abordado no capítulo anterior. A maioria das crianças nasce com peso entre 2.500 g e 3.500 g e ganham, em média, 800 g no primeiro mês de vida.

A Organização Mundial da Saúde (OMS) e o Ministério da Saúde brasileiro recomendam que a aferição seja realizada em balança eletrônica (por leitura digital), com aproximação de 100 g (escala de 2 g a 5 g).

Para o procedimento:

✓ Aquecer o ambiente;

✓ Instalar a balança em local sem correntes de ar, sobre uma superfície firme, sem vibrações e segura.

✓ Desinfetar o cesto com álcool 70%, ligar e acionar o botão e aguardar atingir a marca "zero" (método para "tarar" ou "zerar" a balança);

✓ Higienizar as mãos, cobrir o cesto (ou prato da balança) com papel descartável;

✓ Despir o RN, retirando fraldas, adornos, meias, gorro e, quando possível, todos os dispositivos superficiais (talas, fios, seringas);

✓ Posicionar o RN ao centro do prato da balança (concha anatômica) e manter observação contínua (Figura 3.4);

✓ Anotar o valor registrado no visor no prontuário e na caderneta de saúde.

Em alguns casos, a mensuração do peso pode ser feita com o cuidador e o bebê sobre ela e, em seguida, pesando o cuidador e subtraindo seu peso do total obtido com a criança.

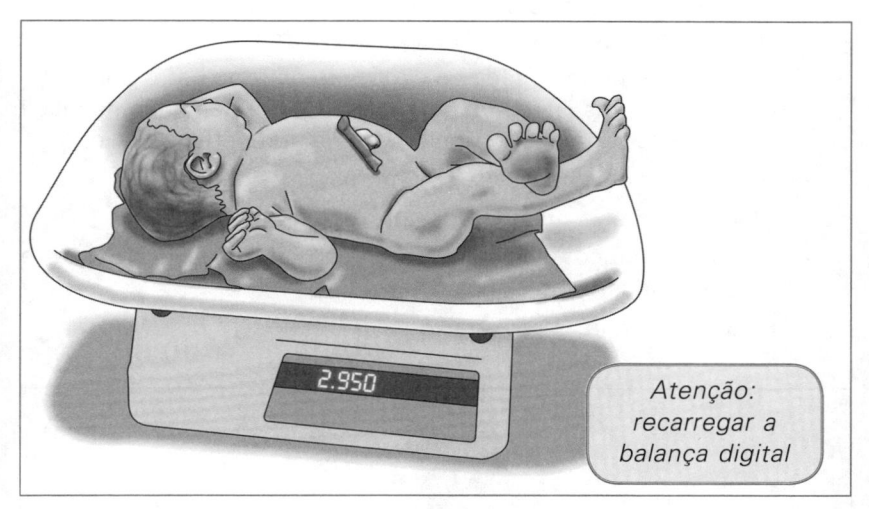

Atenção: recarregar a balança digital

Figura 3.4 – *Pesagem de recém-nascido em balança digital.*

Comprimento

A mensuração do tamanho corporal, na posição deitada, denomina--se "comprimento". Altura e estatura referem-se à medida realizada na posição vertical.

Ao contrário do peso, o comprimento não é um bom indicador geral de saúde, pois o aumento longitudinal do esqueleto pode se dar mesmo em presença de carências nutricionais. O comprimento é determinado pelo potencial genético do indivíduo, de acordo com características da família biológica e de outros fatores intrínsecos, como os hormonais, estando menos exposto a influências do meio intrauterino por ser poupado em casos de desnutrição leve e moderada.

De acordo com os gráficos da OMS, o RN de termo mede de 45 cm a 53 cm (escore "Z" +2 a -2); meninas apresentam comprimento médio inferior de 1 centímetro. O comprimento aumenta cerca de 3 cm por mês, no 1.º trimestre de vida pós-natal e deve ser monitorado nos neonatos internado por longos períodos e em acompanhamento ambulatorial, após a alta. Curiosamente, a criança apresenta, aos dois anos, a metade de sua estatura adulta.

Para o procedimento:

- ✓ Retirar calçados e adereços presos à cabeça (meias, touca, fitas);
- ✓ Manter o ambiente aquecido e higienizar as mãos. Realizar o procedimento com o auxílio de outra pessoa, sempre que possível, para posicionar o RN adequadamente;
- ✓ Posicionar o bebê deitado ao centro do antropômetro horizontal (infantômetro de Harpenden ou toesa móvel), tamanho neonatal ou pequeno (60 cm-100 cm), sobre uma superfície firme;
- ✓ Alinhar e fixar a cabeça e os ombros;
- ✓ Manter o queixo afastado do tórax;
- ✓ Manter os braços e joelhos estendidos (fazer leve pressão) e os pés unidos e em ângulo reto (Figura 3.5);
- ✓ Realizar a leitura e registrar o valor obtido.

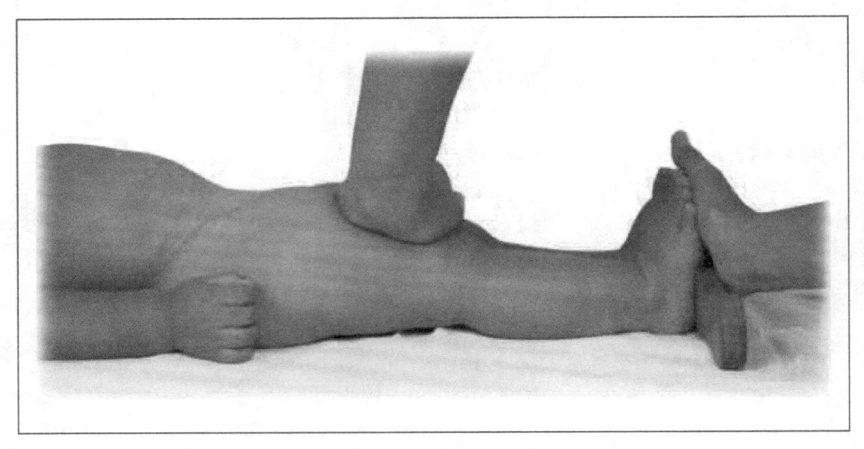

Figura 3.5 – *Posicionamento de membros inferiores para mensurar o comprimento.*
Fonte: Ministério da Saúde, Sistema de vigilância alimentar e nutricional – Sisvan.

Perímetro cefálico

O perímetro cefálico apresenta relação direta com o tamanho do encéfalo. Assim como o comprimento, é um indicador pouco sensível à desnutrição.

O crânio do RN possui 45 elementos ósseos, separados por suturas e fontanelas (cartilagem e tecido conjuntivo). A ossificação do crânio ocorre ao longo dos primeiros meses de vida, de forma individualizada, levando as crianças a apresentarem cabeças com tamanhos e formas diversas, sem que isso signifique alteração.

As curvas do gráfico elaborado por Gerhard Nelhaus (1968) demonstraram que o PC normal, entre os percentis 10 e 90, varia entre 32,14 cm e 37,08 cm. A média do PC de meninos é de 34,61 cm (±1,043 cm) e de meninas é de 34,55 cm (±1,042 cm). Entretanto, esse instrumento foi elaborado fora do contexto internacional, o que poderia não se adequar às populações com grande miscigenação étnica. Já os gráficos da Organização Mundial da Saúde registram valores médios entre 31,5 cm e 36,5 cm (Escore "Z" +2 a -2), considerando as populações de todos os continentes.

De maneira geral, o PC corresponde ao comprimento/2 + 10. Exemplificando: comprimento ao nascer de 49 cm/2= 24,5+10= 34,5 cm (dentro da média esperada).

A mensuração do PC necessita de confirmação, após 24 horas ou até a primeira semana de vida, devido à acomodação dos ossos do crânio.

O PC é cerca de 2-5 cm maior do que o perímetro torácico, o que se mantém até por volta dos 6 meses, quando os perímetros se igualam, até os dois anos. O crescimento demasiado do PC no RN revela a macrocefalia e pode se constituir no primeiro sinal de hidrocefalia, hemorragia intracraniana ou tumor. Já um PC menor ou igual do que o PT indica a microcefalia e pode corresponder a malformações cromossômicas, infecções intrauterinas, atraso no crescimento cerebral, soldadura precoce das suturas do crânio ou um atraso do desenvolvimento do cérebro.

Após 36 semanas de idade gestacional, o PC é menor do que o PAb em cerca de 2 cm. O lactente aumenta o PC entre 1,7 cm e 2 cm a cada mês, no primeiro semestre.

À partir de outubro de 2015, com o súbito aumento dos casos de microcefalia em fetos acometidos por infecção materna pelo vírus Zika, a mensuração do PC ganhou importância para o encaminhamento precoce dos casos suspeitos.

O Ministério da Saúde, seguindo as novas recomendações da OMS (novembro/2016), adotou como parâmetros normais os perímetros: > 30,5 cm, para meninos, e > 30,2 cm, para meninas, nascidos de termo (IG ≥ 37 semanas) e outros critérios para os prematuros, de acordo as tabelas elaboradas pelo projeto InterGrowth-21 (*The International Fetal and Newborn Growth Consortium for the 21st Century*; acesse: https://intergrowth21.tghn.org/).

A técnica para mensurar o PC (Figura 3.6) consiste em:

✓ Higienizar as mãos;

✓ Enrolar o bebê, ou mantê-lo vestido;

✓ Retirar a touca e adornos;

✓ Se não houver contraindicação, sentar o RN no colo do cuidador ou no berço, apoiando sua face, pescoço e coluna com as mãos, mantendo o topo da cabeça livre e alinhada;

✓ Colocar uma fita métrica, não elástica, ao redor da cabeça, considerando como marcadores a região acima do arco das sobrancelhas, e a protuberância occipital;

✓ Ajustar a fita perfeitamente ao crânio, estabilizando-a com os dedos, e registrar o valor obtido.

Perímetro torácico

É a medida da circunferência do tórax. No RN e na criança até os dois anos tem valor como índice do estado nutritivo; não é essencial para a avaliação do crescimento intrauterino. Seu resultado é utilizado para compará-lo ao PC, como descrito. Mensurar a circunferência torácica, com o neonato e lactente em decúbito dorsal, tomando os mamilos como ponto de referência. Atentar para o ajuste da fita métrica.

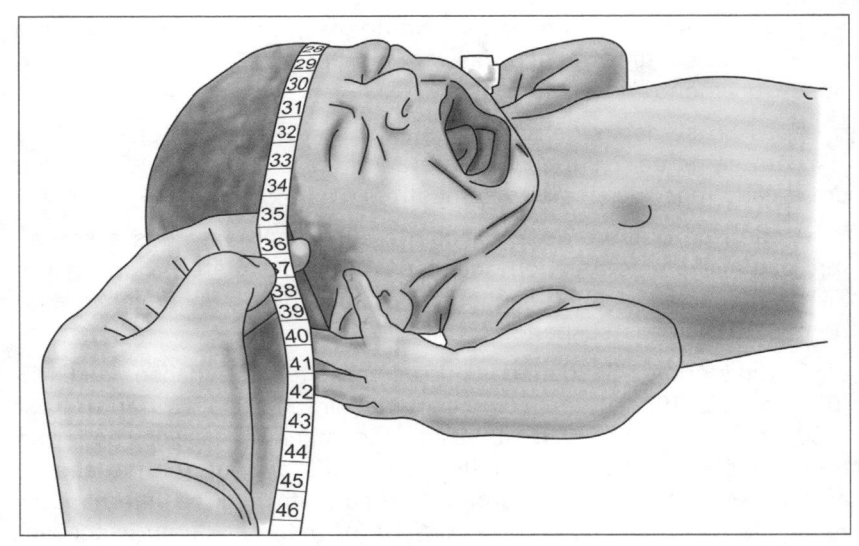

Figura 3.6 – *Técnica para mensurar o perímetro cefálico.*

Perímetro abdominal

Tem valor relativo, pois pode variar bastante ao longo do dia, após a alimentação, por acúmulo de gases etc. É útil para a suspeita de malformações como hérnia diafragmática, monitorizar a evolução de ascite e de visceromegalias.

A circunferência abdominal é medida à altura do coto ou cicatriz umbilical, em decúbito dorsal. O PAb é igual ou menor do que o PC.

Perímetro braquial

Apresenta boa correlação com o peso, para avaliação do estado nutricional em recém-nascidos a termo e pode ser utilizado em locais com recursos escassos, pois é um método de baixíssimo custo e de fácil manuseio.

Para a medida, tomar como referência o ponto médio entre o acrômio da escápula e o olécrano do úmero, mantendo-se o antebraço em flexão de 90° com o braço. Após essa marcação, ajustar a fita métrica a essa altura e registrar o resultado. Em RN pré-termo é uma medida mais acurada do que o peso e o comprimento, quando em avaliações seriadas.

No RN a termo, o perímetro braquial médio varia entre 7 cm e 12 cm; já no RN extremamente prematuro, de 4 cm a 8 cm.

O exame dos diferentes sistemas e segmentos corporais, abordados no próximo capítulo, completa a análise do estado de saúde do RN e da sua transição da vida intrauterina para a extrauterina.

Referências

1. Aragão JA, Borges COC, Silva PRC, Aragão MECS, Silva IN, Reis FP. Perímetro braquial como medida alternativa do estado nutricional de recém-nascidos a termo. Scientia Plena, 2013; 9(9):1-6.

2. Cardoso LEB, Falcão MC. Importância da avaliação nutricional de recém--nascidos pré-termo por meio de relações antropométricas. Rev. Paul Pediatr. 2007;25(2):135-41.

3. Escola Paulista de Medicina. Universidade Federal de São Paulo (Unifesp). Departamento de Pediatria. Semiologia Pediátrica [acesso em 10 mai 2015]. Disponível em: http://www.virtual.epm.br/material/tis/curr-med/med3/2003/pediatria/ apoio. htm

4. Margotto PR. Crescimento intrauterino: Percentis de peso, estatura e perímetro cefálico ao nascer de RN únicos de gestação normais e seus correspondentes pesos placentários em diferentes períodos gestacionais [tese de doutorado]. Montevidéu, Uruguai: Centro Latinoamericano de Perinatología e Desarollo humano (CLAP/OMS); 1992.

5. Ministério da Saúde (Brasil), Secretaria de Atenção à Saúde, Departamento de Atenção Básica, Coordenação-Geral da Política de Alimentação e Nutrição. Antropometria: como medir e pesar. Brasília (DF); 2004. 66 p.

6. Ministério da Saúde (Brasil). Secretaria de Atenção à Saúde. Departamento de Atenção Básica. Saúde da criança: crescimento e desenvolvimento. Brasília: Ministério da Saúde, 2012. 272 p.: il. – (Cadernos de Atenção Básica, n° 33).

7. Nellhaus G. Head circunference from birth to eighteen years. Pediatrics. 1968; 41(1):106-14.

8. Onis M, Garza C, Victora CG, Bhan MK, Norum KR, editors. The WHO Multicentre Growth Reference Study (MGRS): Rationale, planning, and implementation. Food Nutr Bull. 2004;25 Suppl:1-89.

9. Pontes FM, Veiga SH. Exame físico no neonato e avaliação neurológica. In: Souza ABG. Enfermagem Neonatal: Cuidado Integral ao Recém-nascido. São Paulo: Martinari; 2011. p.77-96.

10. Pontes FM, Veiga SH. Exame físico neonatal / Exame Neurológico. In: Margotto PR. Assistência ao Recém-Nascido de Risco. 3ª. ed. Brasília: ESCS; 2013. p. 65-71.

11. Ribeiro MAS, Fiori HH, Luz JH, Piva JP, Ribeiro NM, Fiori RM. Comparação de técnicas não invasivas para medir a pressão arterial em recém-nascidos. J Pediatr. 2011; 87(1):57-62.

12. Ribeiro MAS, Garcia PCR, Fiori RM. Determinação da PA em recém-nascidos. Scientia Medica. 2007 [acesso 10 mai 2015]. 17(3):156-67. Disponível em: http://revistaseletronicas. pucrs.br/ojs/index.php/scientiamedica/article/viewFile/1665/ 2148.

13. Sasanow SR et al. Mid-arm circumference and mid-arm circumference/head ratios; standard curves for anthropometric assessment of neonatal nutritional status. J Pediatr. 1986, 109:311-5.

14. Souza ABG, Margotto PR. Exame físico no neonato. In: Souza ABG. Enfermagem Neonatal: Cuidado Integral ao Recém-nascido. São Paulo: Martinari; 2011. p.49-77.

15. Villar J, Giuliani F, Fenton TR, Ohuma EO, Cheikh Ismail L, Kennedy SH, for the INTERGROWTH-21st Consortium. INTERGROWTH-21st very preterm size at birth reference charts. Lancet. 2016; 387(10021):844-5.

16. World Health Organization (WHO). Patrones de crecimiento infantil. [acesso em 10 ago 2015]. Disponível em: http://www.who.int/childgrowth/standards/es/

17. World Health Organization (WHO). Estudo Multicêntrico de Referência Crescimento OMS. A curva de crescimento para o século XXI. 2004 [acesso em 10 mai 2015]. Disponível em: http://www.who.int/childgrowth/mgrs/en

CAPÍTULO 4

Anamnese e Exame Físico em Neonatologia

Aspásia Basile Gesteira Souza

A sistematização da assistência de enfermagem (SAE) é o método utilizado pelo enfermeiro para organizar e efetivar o cuidado ao cliente. Segundo a Resolução do Conselho Federal de Enfermagem (Cofen) N.º 358/2009 a SAE é implementada por meio do Processo de Enfermagem, organizado em cinco etapas: histórico ou coleta de dados de enfermagem, que compreende a anamnese (entrevista) e o exame físico; diagnóstico; planejamento e implementação de intervenções (prescrição); avaliação dos resultados.

No período neonatal, a sistematização contempla o recém-nascido (RN), e o período gestacional, uma vez que os antecedentes maternos e as intercorrências da gravidez e do parto podem incorrer em riscos para complicações fetais e neonatais.

Inúmeros questionários estruturados ou semiestruturados (perguntas abertas e fechadas) podem ser elaborados para nortear o levantamento, mas informações sobre infecções maternas, idade gestacional (IG), parto, vitalidade do RN ao nascer, medidas antropométricas e exame físico devem ser incluídas, assim como questões relacionadas à segurança (Quadro 4.1).

O preenchimento do histórico faz parte da consulta de Enfermagem, e é um ato privativo do enfermeiro, conforme a Lei do Exercício Profissional N.º 7.498/86, no seu art.11.º. A entrevista, primeiro momento do levantamento de dados, deve ser realizada em ambiente privativo e acolhedor, utilizando termos de fácil compreensão, e considerando fatores como: disponibilidade de tempo; escuta atenta; paciência; empatia; não fazer julgamento de valor; chamar o entrevistado pelo nome; dar sinais de entendimento (acenar a cabeça, olhar atentamente); incentivar a falar; fazer uma pergunta por vez, usando a técnica de entrevista direta ou na 3.ª pessoa (estamos, ela, precisamos saber).

Quadro 4.1
Modelo de histórico de Enfermagem em neonatologia

Histórico de Enfermagem

SALA DE PARTO

RN de (nome da mãe) _____ Idade: _____ anos e de_____(nome do pai)
Registro hospitalar: _____ Data de nascimento: _____ Hora: __h__min
Tipagem sanguínea da mãe: _____ do RN: _____ Sorologias: _____
Peso ao nascer: _____ g APGAR: 1º min ____ 5º min: ____ 10º min: ____
Sexo: ( ) F   ( ) M   ( ) a esclarecer
Tipo de parto: _____ Tipo de anestesia: _____
IG: Método _____ semanas e ____/7 dias USG: ____semanas e ____/7 dias
Entrega 2ª via DNV para: _____ Registro civil nome: _____

Cor do RN (referida pela mãe): ( ) branca   ( ) preta   ( ) parda   ( ) amarela   ( ) vermelha/indígena
1ª Amamentação na sala de parto: ( ) sim horário: _____ ( ) não Justificativa: _____
Pulseiras de identificação: ( ) punho   ( ) tornozelo   Foto digital: ( ) sim ( ) não
Intercorrências no CO: _____
Malformações identificadas: _____

Prevenção de oftalmia: ( ) nitrato 1%   ( ) colírio antimicrobiano Realizada por: _____
Vitamina K: ( ) via oral ( ) IM   ) Sbc ( ) IV Local: ( ) coxa D ( ) coxa E Realizada por_____
1º Banho: ( ) sabonete neutro   ( ) água   ( ) clorexidine Realizado por: _____
Curativo em coto: ( ) álcool   ( ) clorexidine
Vacina anti-Hep B: ( ) coxa D   ( ) coxa E hora: _____ Realizada por: _____

Encaminhamento: ( ) Alojamento   ( ) Observação   ( ) UTI Neonatal Outros: _____

ADMISSÃO NO ALOJAMENTO CONJUNTO

Pulseiras de identificação conferidas por: _____Acompanhante: _____
Comprimento: _____cm PC: ____cm PT: ____cm PAb: _____ cm PBr:____cm IMC: _____
Alimentação: ( ) AM exclusiva   ( ) AM mista   ( ) Fórmula justificativa: _____
Sucção: ( ) eficaz   ( ) ineficaz   ( ) boa pega   ( ) dificuldade na pega   ( ) vômito
( ) engasgamento   ( ) deglutição prejudicada   Outros: _____
Vacina BCG: Data: _____ hora: _____ Realizada por: _____

TESTES DE TRIAGEM

( ) Amostra sanguínea ("Pezinho") data: _____ hora: _____
( ) Reflexo vermelho ("Olhinho") data: _____
( ) Acuidade auditiva ("Orelhinha") data: _____
( ) Sat O_2 ("Coraçãozinho") data: _____ hora: _____ MSD = ____% MI___ = _____%
( ) Avaliação do frênulo lingual ("linguinha") data: _____

Continua...

Quadro 4.1
Modelo de histórico de Enfermagem em neonatologia – continuação

EXAME FÍSICO
Pulso apical= _____ bpm FR= ____ mpm T=_____ º C PA= _____ Sat O_2= ____%
Choro: ( ) característico   ( ) rouco   ( ) gemência   ( ) Outros: _____
Escala facial de dor: ( ) ausência de dor   ( ) presença de dor

Neurológico
Atividade: ( ) reativo frente à estímulo   ( ) hipoativo
Reflexos: ( ) busca   ( ) sucção   ( ) preensão palmar   ( ) preensão plantar   ( ) cutâneo plantar
( ) de Moro   ( ) marcha reflexa Observações: _____
Postura: ( ) fletida   ( ) semifletida   ( ) hipotônica

Pele
( ) vérnix caseoso claro ( ) vérnix meconial ( ) pele descamativa ( ) icterícia Zona Kramer____
( ) pletória ( ) eritema tóxico ( ) bossa serossanguinolenta ( ) céfalo-hematoma local: _____
( ) hemangioma local: _____ ( ) millium Outros: _____

Cabeça
Crânio: ( ) simétrico   ( ) assimétrico   ( ) suturas móveis   ( ) suturas fixas
Fontanela anterior: ( ) plana   ( ) deprimida   ( ) abaulada   ( ) normotensa   ( ) flácida   ( ) tensa
tamanho: __x__cm
Olhos: ( ) mucosa corada   ( ) mucosa hipocorada   ( ) secreção purulenta   ( ) hiperemia   ( ) edema
( ) pupilas isocóricas ( ) pupilas anisocóricas   ( ) RFM+   ( ) RFM- Observações: _____
Inserção da orelha: ( ) mesmo nível dos olhos   ( ) acima dos olhos   ( ) abaixo dos olhos
( ) lóbulo sem alterações   ( ) lóbulo malformado
Boca: ( ) mucosa corada   ( ) mucosa hipocorada   ( ) palato duro íntegro   ( ) fenda palatina____
( ) lábios íntegros   ( ) fissura labial _____ ( ) dentes neonatais   ( ) micrognatia
Nariz: ( ) sem secreção   ( ) com secreção   ( ) íntegro   ( ) fissura _____
Pescoço: ( ) móvel   ( ) torcicolo congênito   ( ) bócio

Sistema Respiratório
Coanas: ( ) pérvias   ( ) obstruída _____ ( ) batimento de aletas nasais
Padrão respiratório: ( ) eupneia   ( ) dispneia   ( ) cansaço   ( ) apneia _____seg
( ) MV +   ( ) MV diminuído em ____ ( ) sem RA   ( ) roncos   ( ) sibilos   ( ) estertores
( ) retração diafragmática   ( ) retração intercostal   ( ) retração furcular
Observações: _____

Sistema Cardiovascular
Extremidades: ( ) aquecidas   ( ) frias   ( ) acianose   ( ) cianose periférica ____ TEC em ___seg
Pulsos: ( ) radial ou braquial D   ( ) radial ou braquial E   ( ) femoral D   ( ) femoral E
( ) tibial ou pedioso D   ( ) tibial ou pedioso E   Pulsos ausentes:_____
Bulhas: ( ) 1ª ( ) 2ª ( ) desdobramento ( ) ritmo regular ( ) ritmo irregular ( ) arritmia fisiológica
( ) cianose labial   ( ) sopro cardíaco Observações: _____

Continua...

Quadro 4.1
Modelo de histórico de Enfermagem em neonatologia – continuação

Abdome
Coto umbilical: ( ) bom aspecto ( ) hiperemiado ( ) sangramento ( ) exsudato Outro: _____
( ) plano ( ) globoso ( ) distendido ( ) abaulamento ( ) depressão
( ) RHA+ ( ) RHA diminuídos ( ) RHA ausentes ( ) flácido ( ) tenso
Hepatomegalia: ( ) não ( ) sim ____ cm   Esplenomegalia: ( ) não ( ) sim ____ cm
Mecônio: ( ) presente em 24h ( ) entre 24-48h ( ) ausente
Observações: _____

Sistema Musculoesquelético:
Coluna: ( ) íntegra ( ) tufos_____ ( ) cistos_____ ( ) disrafismo_____
Manobra de Ortolani: ( ) negativa ( ) positiva
( ) pé torto ____ ( ) geno varo ( ) geno valgo ( ) sindactilia em ____ ( ) polidactilia em ____

Sistema Geniturinário e Mamas
Mamas: ( ) sem alterações ( ) secreções ( ) mamilo extranumerário
Genitais – Meninas: ( ) sem alterações ( ) secreções cor: _____ ( ) edema _____
hímen: ( ) perfurado ( ) imperfurado
Genitais – Meninos: ( ) sem alterações ( ) secreções ( ) edema de glande ( ) edema escrotal
( ) fimose fisiológica ( ) fimose extrema ( ) testículos locados ( ) criptorquidia
Genitália ambígua (características externas): _____
Períneo: ( ) íntegro ( ) hiperemia
Urina: ( ) presente nas primeiras 24 h ( ) presente entre 24-48h ( ) ausente
Cor: ( ) amarela claro ( ) alaranjada ( ) escura odor: ( ) característico ( ) fétido

Outros achados: _____
Observações: _____
Entrevistado: _____
Data: _____ Enfermeiro e carimbo: _____

Exame físico

Os sinais vitais e os dados antropométricos compõem o exame físico, mas foram abordados separadamente (ver Capítulo 3: *Sinais Vitais e Medidas Antropométricas em Neonatologia*).

O exame físico tem como objetivos: avaliar a adaptação do RN à vida extrauterina, determinar seu estado de saúde, avaliar os riscos potenciais e detectar a presença de anormalidades anatômicas ou funcionais. Se o RN apresentar instabilidade ou necessitar de manobras para reanimação será encaminhado para a Unidade de Terapia Intensiva Neonatal (UTIN).

Antes de iniciar o exame, observar alguns cuidados gerais:

✓ Manter a temperatura e o conforto do recém-nato: berço de calor radiante ou incubadora, fechar portas e janelas;

Enfermeiro: sempre que possível, examinar o RN quando acordado

✓ Iluminação adequada;

✓ Orientar acompanhantes;

✓ Higienizar as mãos. Podem-se usar luvas descartáveis, sem látex;

✓ Separar o material necessário: bandeja limpa, régua antropométrica (toesa móvel), fita métrica não elástica, estetoscópio neonatal, esfigmomanômetro adequado ao tamanho do membro, termômetro digital, lanterna, otoscópio, oftalmoscópio, impressos com Boletim de Capurro ou *New Ballard Score*;

✓ Aquecer o diafragma do estetoscópio e as mãos;

✓ Evitar movimentos bruscos;

✓ Despir o RN por segmentos.

Iniciar pela ectoscopia, que consiste em inspeção geral cuidadosa, avaliando aparência geral, fácies, atitude espontânea, reatividade, malformações grosseiras, choro e o padrão respiratório: ritmo, profundidade, utilização de músculos acessórios (retrações ou tiragens), batimento de asa de nariz (BAN) e sons emitidos (gemência).

> *Usar experiência e percepção intuitiva ao examinar o RN*

Aferir os sinais vitais, incluindo a oximetria, realizar as medidas antropométricas e o cálculo da idade gestacional utilizando o método padronizado pela instituição, classificando o RN (vide Capítulo 2: *Avaliação da Idade Gestacional e Classificação do Recém-nascido*).

O exame físico somático utiliza os quatro métodos propedêuticos, de acordo com o segmento a ser avaliado:

✓ Inspeção: é a avaliação realizada sem tocar o paciente, podendo-se utilizar lanternas e lupas para melhorar sua acurácia. O olfato e a percepção fazem parte do método. Possibilita levantar uma variedade de informações como: estado emocional, fácies e expressão, postura, higiene corporal, movimentos oculares atípicos, cor da pele, edemas e indícios de dor.

✓ Palpação: é a percepção das diferentes estruturas por meio do toque superficial, toque profundo, pressão manual, digitopressão e preensão. Frequentemente, acompanha a inspeção.

✓ Percussão: consiste em golpear uma região utilizando a ponta dos dedos, com toques curtos e firmes para avaliar as estruturas adjacentes.

✓ Ausculta: consiste em ouvir os sons produzidos pelo corpo; pode ser direta, (próprio ouvido do examinador) ou indireta (estetoscópios, sensor de *Doppler*).

Pele

A transição do meio líquido para o seco é uma das principais adaptações da vida intrauterina para a extrauterina. A pele do RN possui numerosas peculiaridades anatômicas e funcionais, que tendem a desaparecer até os dois anos de vida. Entretanto, é necessário distinguir as manifestações transitórias, fisiológicas, raciais e benignas daquelas que indicam complicações e risco.

> *Preferir luz natural ao examinar a pele*

Logo ao nascimento é possível observar a presença do vérnix caseoso, uma substância esbranquiçada, pastosa, inodora, composta por gordura (ésteres de cera e colesterol, ceramidas, escaleno, triglicérides e fosfolipídios), células mortas, pelugem e secreções sebáceas. Atua como uma barreira mecânica contra a colonização bacteriana e perda de temperatura; assim, não necessita ser retirada, de imediato. O surfactante pulmonar, que possibilita a expansão dos pulmões, também produz a emulsificação e o desprendimento do vérnix com o avançar da gestação; assim, parece haver um mecanismo fetal de interação entre o amadurecimento pulmonar e o cutâneo.

A pele é estéril e seu pH é neutro. Ao final da primeira semana, a pele tornou-se colonizada por micro-organismos e seu pH atingiu valores em torno de 5 (ácido).

Na inspeção e palpação, observa-se a elasticidade, textura (lisa, macia), coloração (rósea, opaca), hidratação, lesões, presença de cianose, icterícia, palidez e pletora (pele avermelhada).

A palidez, especialmente das palmas das mãos sugere baixa de hemoglobina. Conforme a necessidade, um hemograma pode ser solicitado.

As erupções que podem ser identificadas durante o período neonatal e nos primeiros meses de vida podem ser agrupadas em: não infecciosas e benignas (acropustulose infantil, foliculite pustulosa eosinofílica, eritema tóxico, miliária, melanose pustulosa transitória neonatal); não infecciosas e potencialmente graves (acrodermatite enteropática, epidermólise bolhosa, hiperqueratose epidermolítica, incontinência pigmentar, histiocitose das células de *Langerhans*, urticária pigmentosa, herpes gestacional-neonatal, pênfigo vulgar-neonatal); infecciosas e geralmente leves (candidíase neonatal, impetigo neonatal, escabiose); e infecciosas e graves: infecções bacterianas (sífilis), virais (herpes, varicela, citomegalovírus) ou fúngicas (candidíase congênita).

Além do vérnix, são achados fisiológicos:

✓ Lanugem: são pelos fino, macios e imaturos sobre o dorso, ombros e face; abundante em RN prematuro. Surgem por volta da 19-20.ª semana e têm máxima aparição entre a 27.ª e a 28.ª semanas de vida intrauterina, desaparecendo no primeiro mês, quando é substituído por pelo definitivo;

✓ Descamação fisiológica: frequente entre a primeira e a terceira semana de vida; as escamas são finas e pequenas (5 mm), mas podem ser maiores. Aparentemente, surgem após a remoção do vérnix, causando ressecamento na pele. Quando presente desde o nascimento é considerada anormal, podendo indicar pós-maturidade (IG ≥ 42 semanas), anoxia intrauterina e escamas endurecidas, na ictiose congênita;

✓ *Millium* sebáceo: pequenas pápulas (1 mm a 2 mm), claras e agrupadas especialmente no nariz, devido à hiperplasia de glândulas sebáceas. Desaparecem espontaneamente e não devem ser espremidas.

São lesões também fisiológicas, mas decorrentes de tocotraumatismo:

✓ Bossa serossanguinolenta ou *Caput succedaneum*: acúmulo de líquido serossanguinolento e subcutâneo, acima do periósteo, sem limitação definida, por pressão sobre o couro cabeludo durante o trabalho de parto;

✓ Céfalo-hematoma: tumefação craniana bem delimitada, causada por hemorragia subperiosteal, habitualmente no osso parietal. Não ultrapassa a sutura e se instala lentamente durante o primeiro dia. Pode ser uni ou bilateral. É reabsorvido após várias semanas e raramente se calcifica. Hematomas extensos podem originar icterícia ou anemia.

✓ Petéquias e púrpuras: não desaparecem com a digitopressão. São de etiologia mecânica (tocotraumatismo), mas podem se originar devido a fragilidade capilar presente nos casos de infecção e plaquetopenia. Quando localizadas no pescoço e cabeça, não causam maiores repercussões; em tronco e membros, deve-se investigar a causa.

Ao exame da pele podem-se identificar outras alterações atribuídas a fenômenos vasculares e circulatórios, como:

✓ Acrocianose: cianose em extremidades, que melhora com o aquecimento; ocorre devido à hipertonia das arteríolas periféricas e a consequente congestão venosa;

✓ Arlequim: episódios intermitentes e fugazes de eritema em um hemicorpo e palidez em outro, exceto face e genitais. Ocorre pela dificuldade na regulação central do tônus vascular periférico. Desaparece com o aquecimento corporal ou a mudança de decúbito;

✓ Cianose: coloração arroxeada de lábios e língua (cianose central), ou extremidades por queda na saturação de oxigênio, aumento da hemoglobina, ou frio. Em geral, reflete doença cardíaca ou pulmonar;

✓ Cútis marmórea (pele rendilhada, reticulado eritematovioláceo): ocorre por dilatação capilar quando o RN é exposto ao frio; regride com o aquecimento;

✓ Hemangiomas: manchas vermelhas violáceas mais comumente observadas na nuca, cabeça, região frontal e pálpebras superiores; são tumores benignos de capilares e vasos sanguíneos (enovelamento); podem ser extensos e levar a sangramentos, distúrbios da coagulação e compressão de órgãos vizinhos. Quando a lesão é submetida à compressão por uma lâmina de vidro adquire uma coloração pálida, devido ao esvaziamento vascular. Podem regredir depois de anos. Avaliar a visibilidade dos vasos e sulcos;

✓ Manchas salmão (angioma de Unna, nevus telangiectásicos): resultam de ectasias capilares na derme e estão presentes em 70% dos recém-nascidos (descendentes de pele clara);

✓ Manchas "vinho do Porto": tipo de malformação vascular; permanentes e não desaparecem com a digitopressão;

✓ Pletora: rubor generalizado, resultante do excesso de hemoglobina em bebês com policitemia; típica em descendentes europeus.

Outro grupo de alterações fisiológicas na pele do RN ligadas à pigmentação:

✓ Mancha mongólica (ou *nevus pigmentosus*): assemelha-se a pequena equimose. Comum em RN afrodescendentes e surge por agregação de melanócitos na derme, que se manifestam como máculas ou manchas azuis acinzentadas em região sacra e nádegas. Desaparece ou diminui na segunda infância;

✓ Hiperpigmentação epidérmica transitória: acomete os órgãos genitais, o abdômen inferior (linha *nigra*), axilas, aréolas e face dorsal da terceira falange, resultante da ação hormonal estimuladora dos melanócitos, durante a vida fetal. É importante fazer o diagnóstico diferencial dessa alteração benigna com a hiperpigmentação resultante da hiperplasia adrenal congênita, doença genética grave que diminui a síntese de cortisol.

São achados transitórios:

✓ Eritema tóxico: *rash* cutâneo, com máculas eritematosas, com ou sem pápulas ou pústulas, de tamanhos variados, que surgem na primeira semana e regridem espontaneamente em dias. É uma dermatose idiopática, mais frequente no RN de termo. O exame anatomopatológico mostra infiltrado com eosinófilos;

✓ Melanose pustolosa neonatal transitória: de causa desconhecida, surge ao nascimento com pústulas flácidas e superficiais, que se rompem, formando crostas e escamas que deixam máculas acastanhadas. Desaparecem em alguns meses;

✓ Miliária: dermatose por obstrução dos condutos das glândulas sudoríparas, em forma de pequenas vesículas; surgem na segunda semana de vida ou após fototerapia. Involui gradualmente, com descamação residual.

Entre as alterações patológicas, destacam-se:

✓ Candidíase congênita: forma mais rara de contaminação fúngica, durante a gestação; candidíase neonatal adquirida: deglutição de secreções maternas infectadas, através do canal de parto. Manifesta-se por estomatite (afta) e dermatite perianal e caracteriza-se por glossite (placas esbranquiçadas na cavidade oral) e queilite (inflamação na comissura labial). Pode ser tratada com pomadas a base de nistatina ou antifúngicos sistêmicos como o fluconazol ou anfotericina;

✓ Dermatite seborreica: erupção eritematosa e não pruriginosa recoberta por escamas oleosas por aumento da secreção sebácea e, provavelmente, por deficiência de biotina. Acomete a cabeça (crosta láctea do couro cabeludo) e pregas cutâneas;

✓ Edema;

✓ Escleredema: edema endurecido, frequentemente observado em infecções neonatais graves e cardiopatias com débito cardíaco diminuído; não depressível;

✓ Epidermólise bolhosa: doença genética que determina a formação de bolhas disseminadas, que se originam a partir de qualquer lesão por pressão;

✓ Impetigo neonatal: infecção causada geralmente por Estafilococos, em olhos, coto umbilical, períneo, dobras do pescoço, axilas, e que repercute sobre a pele, provocando desprendimento da epiderme. Pode ser do tipo crostoso (mais comum em crianças maiores) ou bolhoso. É contagiosa e disseminada após onfalite e conjuntivite. Apresenta-se sob a forma de pústulas ou bolhas, sendo necessário uso de antibiótico tópico ou sistêmico;

✓ Intertrigo: inflamação em dobras da pele, induzidas ou agravadas pelo calor, umidade, maceração e fricção;

✓ Sulcos em superfície plantar: avaliam-se as rugas que se dirigem dos dedos para o calcanhar. Quando há oligoidrânmio, apresentam-se acentuadas.

Crânio

O formato da cabeça é ovoide e, em geral, não é simétrico ao nascer, principalmente devido à compressão do canal de parto; seu peso corresponde a 1/3 do peso corporal.

O crânio (Figura 4.1) é formado por dois ossos frontais, dois parietais e um occipital, separados entre si por linhas de suturas móveis, a saber: metópica, sagital, coronal, lambdoide e duas escamosas ou escamoide, que podem se acavalar durante o trabalho de parto.

Entre os ossos e as suturas, encontram-se as fontanelas, popularmente conhecidas por "moleiras", que são espaços ocupados por uma membrana flexível, macia e depressível. São em número de seis: uma fontanela anterior; uma posterior; duas esfenoidais; duas mastoides.

> *Orientar a mudança frequente da posição da cabeça*

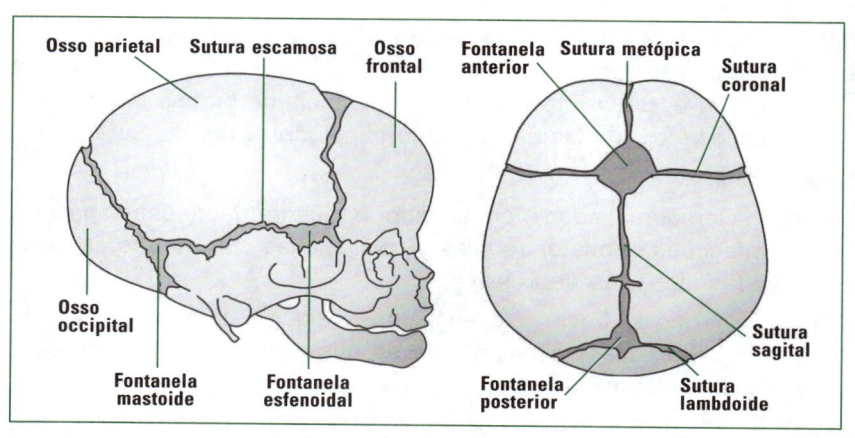

Figura 4.1 – *O crânio do recém-nascido.*

As fontanelas podem se distender, assumindo a forma abaulada (formato da tampa do baú), de acordo com alterações como: meningite, hidrocefalia, hemorragia intracraniana, hiper-hidratação, edema cerebral e insuficiência cardíaca. Podem também se deprimir, assumindo o formato afundado, típico dos casos de desidratação. Duas dessas são facilmente palpáveis:

✓ Fontanela anterior ou bregmática: situada na porção central e alta do crânio, de formato losangular, medindo cerca de 2-3 cm (com variação entre 1 cm e 5 cm); fecha-se completamente em torno dos 9-18 meses de vida. Até os 6 meses é um excelente indicador da hidratação infantil. Normalmente, é normotensa, depressível e plana (mesmo nível da tábua óssea), e apresenta-se flácida quando a criança é colocada na posição sentada. Avaliar a tensão, tamanho e maciez;

✓ Fontanela posterior ou lambdoide, que se situa na linha média posterior, tem formato triangular e mede de 0,5-1 cm; fecha-se aos 2 meses.

O perímetro cefálico varia entre 32 cm e 38 cm nos bebês a termo (valor médio entre 31,5-36,5 cm); valores acima do percentil 90 do gráfico (escore "Z" acima de + 2) sugerem macrocefalia cuja causa mais frequente é a hidrocefalia; valores abaixo do percentil 10 do gráfico (escore "Z" abaixo de - 2) indicam microcefalia, que pode estar presente em malformações cromossômicas, defeitos de migração neuronal e anencefalia (ausência de massa cefálica), diagnosticada intraútero por via ultrassonográfica.

Além da bossa serossanguinolenta e do céfalo-hematoma descritos anteriormente, outras possíveis alterações observadas no exame físico do crânio são:

✓ Craniossinostose ou cranioestenose: é o fechamento precoce das linhas de sutura. Pode ocorrer de forma isolada ou combinada, levando o crânio a deformidades e assimetrias de leves a severas, que podem ser corrigidas cirurgicamente, com a separação das suturas e com órteses ortopédicas, tipo capacetes, para remodelamento natural. De acordo com a sutura alterada, a craniossinostose recebe diferentes denominações: escafocefalia, a mais frequente, quando a fusão precoce se dá na sutura sagital; turrincefalia, quando afeta a sutura frontoparietal e parietoccipital; braquicefalia, no fechamento precoce da sutura coronal, e plagiocefalia se afeta um lado da sutura coronal ou da sutura lambdoide. Essa última pode ocorrer por mau posicionamento da cabeça no leito.

✓ Craniotabes: diminuição da consistência dos ossos do crânio. À palpação, assemelha-se a uma bola de pingue-pongue;

✓ Sopros intracranianos audíveis com o estetoscópio: são raros no RN, geralmente associados a sinais de insuficiência cardíaca. Se presentes, sugerem fístulas arteriovenosas ou aneurisma da veia de Galeno;

✓ Encefalocele: tumoração sob a pele pela exteriorização de tecido nervoso devido a defeitos nas linhas de sutura dos ossos do crânio, que se apresentam com dimensões variáveis. Mais comuns na região occipital, frontal e fossa nasal. São potencialmente fatais.

Na face, avaliar aspectos gerais dos olhos, nariz, boca e orelhas, observando a simetria, posição das comissuras labiais, indícios de síndromes cromossômicas, implantação das orelhas, distância entre os olhos e tamanho do mento (queixo), entre outros.

Olhos

A higienização rigorosa das mãos deve ser refeita, ou ser necessária a troca de luvas, se houve contaminação nas etapas anteriores.

Checar se a profilaxia para oftalmia neonatal foi realizada na sala de parto.

Avaliar as sobrancelhas, cílios e sujidade (vérnix); abrir as pálpebras percebendo sua resistência; observar a presença de pregas epicânticas, característica nas etnias orientais e em portadores da síndrome de Down. Hemorragia conjuntival é um achado frequente e normal, sendo absorvida espontaneamente. O estrabismo é um desalinhamento dos olhos, podendo ser convergente (para dentro) ou divergente (para fora). É fisiológico no RN e lactente pequeno, devido à incoordenação dos músculos que movimentam o globo ocular. A partir do terceiro mês, o estrabismo regride paulatinamente, pois a criança inicia a fixação e o controle do olhar.

O neonato não possui a visão desenvolvida e enxerga apenas vultos desfocados. A cor da íris é definida geneticamente, mas somente se estabelece após os 2 anos. Em geral, a íris é acinzentada ao nascimento.

Entre os programas instituídos pelo Ministério da Saúde, voltados para a saúde da criança, a triagem de acuidade visual, conhecido como "teste do olhinho", é realizada em todos os neonatos, na primeira semana de vida.

O teste utiliza a luz do oftalmoscópio a uma distância capaz de iluminar os dois olhos, em ambiente escuro e busca verificar a presença do reflexo do olho vermelho (ROV), coloração dada pelos vasos retinianos, quando o cristalino é translúcido. O teste do reflexo vermelho (TRV) negativo, com a presença do reflexo, descarta doenças como o retinoblastoma, a fibroplasia retrolental e a catarata congênita (Figura 4.2), que pode levar o lactente à cegueira, por ausência de estímulo luminoso. Assim, uma pupila esbranquiçada deve ser investigada. A opacificação da córnea também é avaliada, pois sugere glaucoma congênito, rubéola congênita e ruptura da membrana de Descement. Os prematuros com IG ≤ 32 semanas ou os menores de 1.500 g devem ser avaliados com dilatação de pupila, por oftalmologista, na 6.ª semana de vida e acompanhados de acordo com o quadro clínico. Observar, também, se o neonato pisca os olhos em presença de estímulo luminoso.

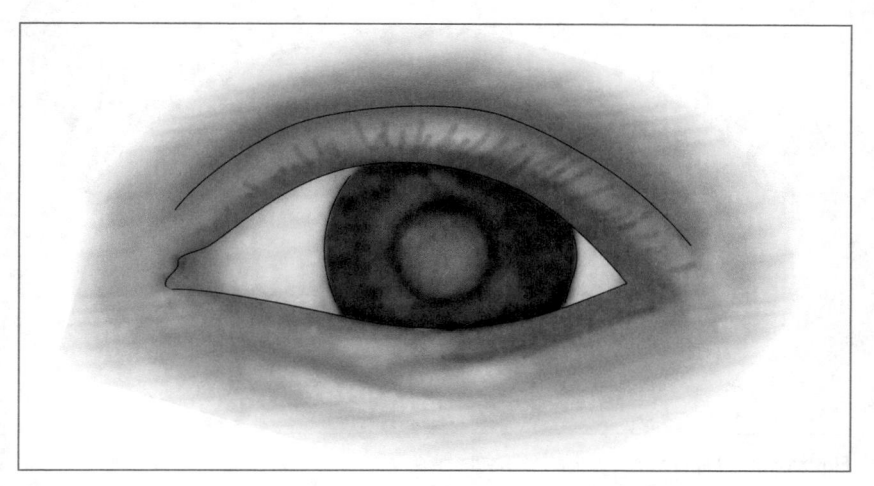

Figura 4.2 – *Catarata congênita (imagem esbranquiçada em pupila).*

Devido à credeização com nitrato de prata a 1%, os olhos podem apresentar discreta secreção e hiperemia, nas primeiras 48 horas (conjuntivite química, autolimitada). Se presentes após os primeiros dias sugerem infecção (oftalmia ou conjuntivite neonatal), que se manifesta pela presença de secreção purulenta e hiperemia ocular.

Avaliar a coloração de escleras: amareladas indicam hiperbilirrubinemia (icterícia); hiperemiadas, conjuntivite; azul-escuras, a osteogênese imperfecta (doença dos ossos de vidro).

Outras alterações encontradas na inspeção são:

✓ Hipertelorismo: aumento da distância entre os olhos e o achatamento da base nasal; presente em malformações cromossômicas, ósseas e craniossinostose;

✓ Hipotelorismo: diminuição da distância entre os olhos;

✓ Enoftalmia: depressão dos olhos (encovados);

✓ Exoftalmia: olhos salientes.

Orelhas

Inspecionar a forma, o tamanho e a implantação do pavilhão auricular, que deve estar na mesma linha dos olhos; a implantação baixa (Figura 4.3) pode indicar malformações cromossômicas. A mobilidade e o tamanho do pavilhão estão relacionados à idade gestacional.

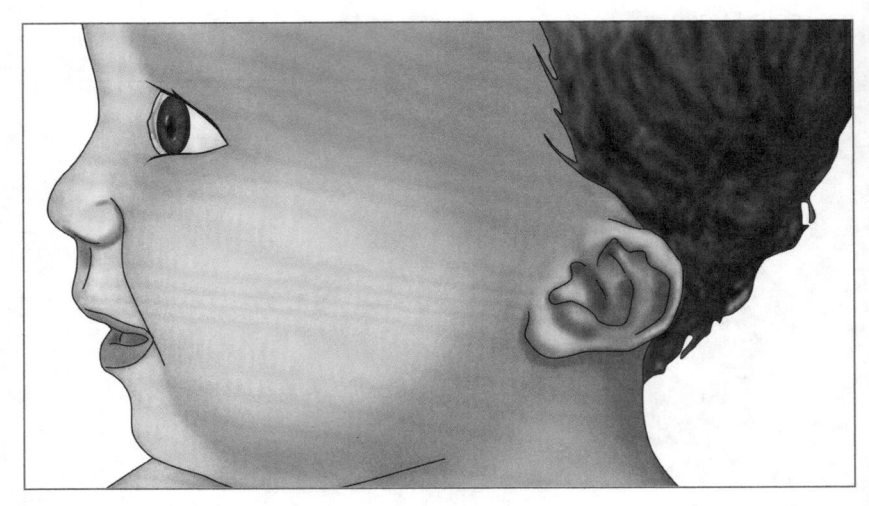

Figura 4.3 – *Implantação baixa da orelha.*

Testar a acuidade auditiva, observando a presença do reflexo cócleo--palpebral (piscar de olhos), ou reflexo de estremecimento, em resposta à emissão de ruído próximo ao ouvido (palmas, estalos); solicitar a realização do teste de triagem para surdez neonatal – "teste da orelhinha", garantido ao neonato na primeira semana de vida, pela Lei N.° 2794/01.

Observar a presença de apêndices auriculares. Alterações na forma e na implantação da orelha relacionam-se, também, a alterações renais.

Nariz

Avaliar a forma, presença de desvio de septo, tamanho e eversão de narinas (voltadas para fora). A presença de malformações está relacionada, por exemplo, à trissomia dos cromossomos 18 e 21.

Testar a permeabilidade das coanas, obstruindo uma narina de cada vez e observando se ocorre inspiração e expiração pela outra, ou introduzindo um cateter fino. A presença de secreção nasal seros-sanguinolenta sugere sífilis congênita precoce.

Boca

Examinar a coloração dos lábios. Observar a presença de fissura labial e pesquisar a fenda palatina, com visualização e palpação do palato duro, que deve se apresentar íntegro. A forma do palato em ogiva (alto, em abóboda) será registrada e reportada ao fonoaudiólogo e, posteriormente, ao dentista, pois influenciará na sucção, mastigação e fala.

Ocasionalmente, dentes congênitos podem ser visualizados e retirados para evitar aspiração.

Examinar a coloração e o tamanho da língua; a macroglossia caracteriza alterações cromossômicas, como a síndrome de Down.

A salivação excessiva deve ser investigada, já que sinaliza atresia de esôfago (interrupção da ligação entre esôfago e estômago).

Avaliar posição e tamanho do frênulo lingual. Quando este se encontra anteriorizado e curto, dificulta a sucção. O exame foi incluído recentemente no Programa Nacional de Triagem Neonatal e o encaminhamento para a cirurgia corretiva (frenulectomia) é raramente recomendada.

A presença de rânula (cistos no assoalho da boca, sem indicação de exérese imediata) e das "pérolas" de Epstein (tumores benignos com pontos brancos no palato e gengiva), são achados menos comuns.

Com o auxílio do abaixador de língua, examinar a orofaringe e a presença de placas esbranquiçadas, típicas de infecção fúngica. Observar, também, se a úvula é bífida (bifurcada), que pode ser uma alteração isolada, sem repercussão clínica ou associada à fenda submucosa e síndromes cromossômicas raras.

A posição retraída da mandíbula (retrognatia) e o arqueamento do palato (ogival) têm origem na ausência de atividade motora, na vida intrauterina, da língua contra o palato e o relaxamento da mandíbula. A micrognatia (diminuição do mento) é um sinal de malformação cromossômica ou óssea e pode dificultar a sucção.

Pescoço

O pescoço, nos primeiros meses, não é capaz de sustentar a cabeça, devendo ser protegido contra traumas e movimentações bruscas. Utilizando a inspeção e a palpação, pesquisar massas, fístulas, mobilidade e excesso de pele. O pescoço do tipo alado caracteriza as síndromes de Turner e de Down. Palpar a porção anterior, avaliando a glândula tireoide. Observar hematomas. A avaliação pode ainda detectar:

✓ Torcicolo congênito: a cabeça permanece inclinada, o pescoço apresenta assimetria em dobras, nódulos e fibrose do músculo esternocleidomastoideo com consequente contratura e encurtamento. Ocorre, em geral, devido a um tocotraumatismo. Pode se tornar aparente na segunda semana de vida. É de resolução espontânea, na maioria dos casos, com auxílio fisioterápico incluindo sessões de alongamento, uso de capacete e prescrição de atividades para incentivar a manutenção da cabeça na linha média, mas pode evoluir para cirurgia, após os primeiros anos de vida, quando ocorrer exagerada assimetria facial e posição viciosa da cabeça;

✓ Teratoma cervical: grande tumoração na porção mediana do pescoço. Possibilidade de malignização. Pode causar obstrução respiratória;

✓ Higroma cístico: tumoração cística de tamanho variado, com rápido crescimento, invadindo o assoalho da boca, o mediastino e as axilas; também pode obstruir a respiração;

✓ Bócio congênito: de causa idiopática ou ocasionado por ingesta materna de iodo na gestação. O aumento da área mostra-se com a consistência elástica, pouco móvel e em forma de colar cervical.

Tórax e mamas

O perímetro torácico é mensurado nas primeiras horas de vida, fora da sala de parto. No RN a termo, é, em média, de 2-5 cm menor que o PC, como descrito anteriormente.

O diâmetro torácico anteroposterior é maior do que o laterolateral (tórax circular). Observar se os hemitóraces são simétricos e arredondados, e se há presença de proeminência ou afundamento esternal.

A respiração do RN e lactente é predominantemente abdominal, com 40 a 60 incursões por minuto. Discretas retrações sub e intercostais são comuns em neonatos sadios nas primeiras horas de vida, pela elasticidade das paredes torácicas. Retrações supraclaviculares são sempre patológicas.

Verificar a presença de assimetria torácica e a distância intermamilar, que pode caracterizar doenças genéticas, como as cardíacas e de costelas. Investigar a presença de mamilos extranumerários, que, às vezes, mostram-se como pequenas tumorações escuras. O aumento bilateral das glândulas mamárias, com presença de secreção leitosa ou sanguinolenta, é esperado por ação dos estrogênios maternos. O aumento unilateral levanta a suspeita de mastite.

Na palpação, atentar para a ausência de clavículas (aplasia clavicular), disostose cleidocraniana (doença autossômica dominante, caracterizada por aplasia clavicular, atraso no fechamento de fontanelas, atraso na ossificação, alteração dentárias etc.) ou fraturas (a maioria do tipo "galho verde", que pode causar pseudoparalisia do plexo braquial). Nesse caso, a conduta é conservadora e pode não requer imobilização nem atadura, a não ser nos casos de fratura completa, com diminuição ou ausência de movimentação do braço no lado afetado. O calo ósseo se forma em algumas semanas.

Exame cardiovascular

É um dos sistemas prioritários na avaliação imediata do RN, ainda na sala de parto. Um exame mais minucioso é realizado posteriormente.

Entre todas as malformações, as cardiopatias congênitas apresentam grande incidência, alcançando taxas de 0,8 a 2 casos/1.000 nascidos vivos. Dados referentes à saturação periférica de oxigênio, frequência cardíaca (FC), padrão respiratório e pressão arterial (PA) fazem parte do exame cardiocirculatório (vide Capítulo 3: *Sinais vitais e Medidas Antropométricas*).

Na inspeção, o examinador deve observar:

✓ Presença de cianose central, presente em lábios e língua ou periférica, presente em dedos e em leito ungueal;

✓ Alteração do padrão respiratório: taquipneia, dispneia, diminuição da amplitude respiratória, batimento de aleta nasal (BAN);

✓ Abaulamento precordial;

✓ Turgência das veias jugulares;

✓ Hiperatividade do *íctus cordis* (localização da ponta do ventrículo esquerdo), mais propulsivo nos casos de sobrecarga de volume ou de persistência do ducto arterial (PDA ou PCA).

Atentar para o fato de que muitas cardiopatias não apresentam sinais clínicos evidentes nos primeiros dias de vida, daí a necessidade em se realizar o teste de triagem após 24 horas de vida - teste do coraçãozinho, com a mensuração da oximetria de pulso e encaminhamento do bebê para ecocardiografia, nos casos suspeitos. A saturação deve permanecer acima de 94%.

Na palpação investigar a intensidade, a sincronia e o ritmo dos pulsos nos quatro membros, comparando-os. Pulsos simétricos e cheios descartam malformação do tipo coarctação de aorta (CoAo), uma cardiopatia congênita causada por estreitamento desse vaso, em geral em sua porção descendente, o que diminui o fluxo para as pernas.

A palpação do precórdio também avalia a posição do *íctus* e do pulso apical (choque da ponta do ventrículo esquerdo), sua impulsividade e presença de frêmitos. Quando não estão localizados no 3.º ou 4.º espaço intercostal esquerdo, fora da linha hemiclavicular podem indicar hipoplasia do ventrículo, dextrocardia (voltado para a direita) ou cardiomegalia (aumento da área cardíaca). Contar a frequência cardíaca, em um minuto.

Entre os sinais avaliados, a mensuração da PA é um dos mais frequentemente negligenciados. Deve ser realizada rotineiramente em braço e perna direitos, preferencialmente com o bebê tranquilo, sem choro e horas após o nascimento, quando ocorre a queda da pressão arterial pulmonar.

No RN a escolha do manguito é de fundamental importância para que a aferição seja fidedigna. Atentar para o fato de que o manguito é a bolsa inflável que se encontra dentro da braçadeira. O tamanho neonatal, com cerca de 2,5-5,0 cm de largura é o mais apropriado. Valores entre a pressão sistólica e diastólica convergentes, estreitados, significam falência miocárdica ou colapso vascular; já valores divergentes, distanciados, indicam malformação arteriovenosa, *truncus arteriosus* (vaso único que dá origem às artérias aorta e pulmonar) ou PCA.

A ausculta cardíaca é um método propedêutico complexo. Na prática clínica, o enfermeiro e o estudante necessitam treinar os sons normais para diferenciá-los dos patológicos, a fim de permitir o acompanhamento da evolução do diagnóstico médico e a identificação de complicações. Para avaliação das valvas cardíacas existem focos de ausculta no tórax (Figura 4.4), que não correspondem à sua posição anatômica, mas os locais de maior intensidade do ruído que elas produzem. São eles:

✓ Valva aórtica: localizado no 2.º espaço intercostal direito;

✓ Valva pulmonar: localizado no 2.º espaço intercostal esquerdo;

✓ Valva atrioventricular direita ou tricúspide: localizado na base do processo xifoide;

✓ Valva atrioventricular esquerda ou mitral: 4.º espaço intercostal esquerdo;

✓ Aórtico acessório: no 3.º espaço intercostal esquerdo, linha esternal.

Ao nascer, a presença de sopros cardíacos é fisiológica, pela presença do ducto arterial patente (canal arterial) e do forame oval, estruturas presentes na vida fetal e que desaparecerão após o nascimento.

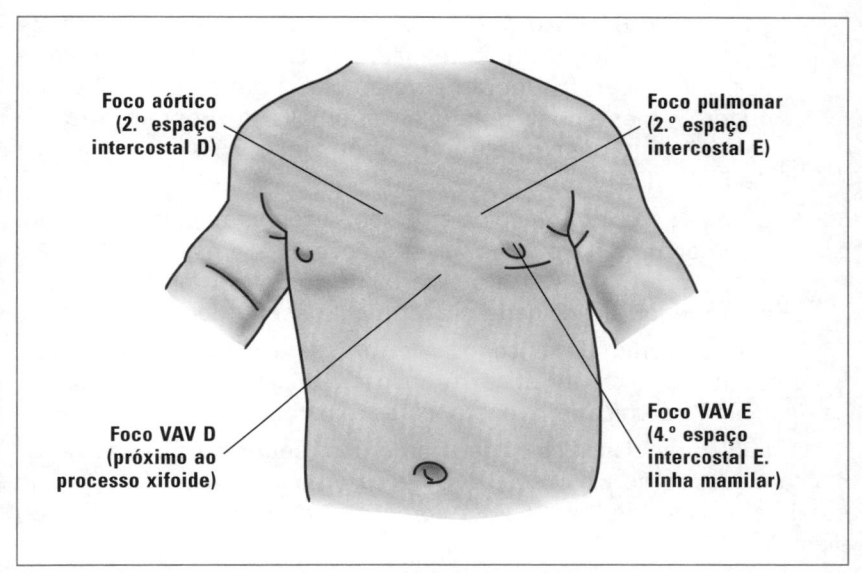

Figura 4.4 – *Focos de ausculta cardíaca no recém-nascido.*

Durante o ciclo cardíaco, especialmente no fechamento das valvas, originam-se ruídos sob a parede torácica que podem ser auscultados com o auxílio do estetoscópio neonatal: são as bulhas cardíacas, em número de quatro. A primeira e a segunda bulhas correspondem ao fechamento valvar (a abertura deve ser silenciosa).

Na sístole, o sangue encontra-se nos ventrículos; as valvas semilunares se abrem para sua expulsão. Concomitantemente, as valvas atrioventriculares se fecham para evitar o refluxo sanguíneo; nesse momento, ouve-se um ruído grave e curto, semelhante a "tum". Essa é a primeira bulha.

Na diástole, o sangue encontra-se nos átrios, devendo alcançar os ventrículos. Portanto, as valvas atrioventriculares se abrem e as semilunares se fecham, gerando um ruído com som semelhante a "tá". Surge a segunda bulha.

A terceira bulha e a quarta bulha podem ser normais ou patológicas.

Identificar as bulhas cardíacas:

✓ B1: no bordo esternal esquerdo superior; definir sua intensidade e se há desdobramentos, como na anomalia de Ebstein (malformação da valva tricúspide). Sua intensidade diminui na insuficiência cardíaca congestiva (ICC) e em bloqueio atrioventricular;

✓ B2: no bordo esternal esquerdo superior, a presença de hiperfonese sugere hipertensão arterial sistêmica ou pulmonar; se houver desdobramento amplo, a suspeita recai sobre quadro de estenose pulmonar, anomalia de Ebstein, retorno venoso pulmonar totalmente anômalo (RVPTA) e tetralogia de Fallot (T4F);

✓ B3 e B4: na base ou ápice cardíaco. A terceira bulha surge com o aumento de fluxo pelas valvas atrioventriculares ("trum") e nos casos de PCA e ICC; a quarta bulha surge em miocardiopatias com menor elasticidade do ventrículo esquerdo.

Os sopros serão identificados com o desenvolvimento da prática. Uma estratégia bastante eficaz é buscar o auxílio do intensivista ou cardiologista da unidade neonatal para treinamento.

O médico os classificará, de acordo com seu aparecimento no ciclo cardíaco, como sistólicos, diastólicos ou contínuos, quantificando sua intensidade (de 1+ a 6+), e como proto, meso telessistólico ou diastólico.

Quanto ao timbre, o sopro será classificado em suave, rude ou aspirativo. Poderão estar ausentes mesmo em cardiopatias graves; 60% dos bebês terão sopro nas primeiras 48 horas de vida, em decorrência do não fechamento do ducto arterial e do forame oval.

Exame pulmonar

O exame do sistema respiratório possibilita a avaliação da adaptação do RN à vida extrauterina. Para avaliar o padrão respiratório observar os seguintes parâmetros:

✓ Esforço respiratório: eupneia (sem esforço) ou dispneia;

✓ Frequência do ciclo ventilatório: avaliação objetiva, realizada em um minuto, mensurando as incursões respiratórias que devem totalizar entre 40 e 60 movimentos;

✓ Ritmo ventilatório: se regular (no mesmo intervalo) ou irregular; observar pausas e apneia;

✓ Amplitude e profundidade dos movimentos ventilatórios: avaliação subjetiva que avalia o grau de expansão e distensão da parede torácica que pode ser superficial, normal ou profunda;

✓ Saturação de O_2: acima de 94%;

✓ Coloração de mucosas e extremidades: acianóticas ou cianóticas;

✓ Ausculta pulmonar: presença de murmúrios vesiculares em todos os campos pulmonares; ruídos adventícios;

✓ Retrações inspiratórias musculares ("tiragens") que surgem a partir do esforço exacerbado da musculatura respiratória, e podem ser dos tipos: diafragmática, intercostais e furcular;

✓ Presença de batimento das aletas nasais;

✓ Presença de estridor ou gemido expiratório.

Utilizar o Boletim de Silverman-Andersen: de 1-3 indica desconforto respiratório leve; de 4-6, moderado; de 7-10, grave (Tabela 4.1).

Pausas respiratórias, com até 20 segundos e sem repercussão, são esperadas. Pode ocorrer movimento contínuo e sinuoso da parede abdominal e do diafragma – discinesia da "dançarina do ventre" e avalia a presença de paralisia diafragmática unilateral. Pode ser investigado na expiração, quando o coto umbilical toca uma caneta, ou outro objeto a alguns milímetros sobre ele. Na inspiração, o coto se deslocará para cima e para o lado paralisado.

A ausculta dos campos pulmonares é realizada com estetoscópio neonatal, com campânula (capta os sons mais graves) e diafragma (capta sons mais agudos), bilateralmente, de forma comparativa. Auscultar a região anterior, posterior e as axilares, iniciando pelos ápices pulmonares em direção às bases e avaliando a presença de creptos, estertores, sibilos, roncos e diminuição do murmúrio vesicular. É comum identificar alguns estertores, até que o líquido pulmonar do período fetal seja absorvido, logo após o nascimento.

A percussão nos espaços intercostais identifica o som claro pulmonar.

Tabela 4.1 Boletim de Silverman-Andersen			
Parâmetros	**0**	**1**	**2**
Gemência	Ausente	Audível com esteto	Audível sem esteto
Batimento de aleta nasal	Ausente	Discreto	Acentuado
Retração costal inferior	Ausente	Três últimas intercostais Leve	Mais de três intercostais Intensa
Retração esternal/xifoide	Ausente	Discreta	Acentuada
Movimento de tórax e abdômen	Ausente/ sincronismo	Discreto/declínio inspiratório	Acentuado/Balancim

Adaptado de: Silverman WA, Andersen DH, 1956.

Abdômen

A região abdominal está delimitada entre o processo xifoide e o gradil costal até a sínfise púbica e as espinhas ilíacas anteriores.

O intestino do feto e do RN é estéril, logo ao nascer.

Ao inspecionar o abdômen, observar a presença de circulação colateral, ondas peristálticas e o formato, geralmente globoso.

Em malformações graves, como a hérnia diafragmática, o abdômen pode apresentar-se escavado. Se houver abaulamento supraumbilical, há suspeita de atresia duodenal ou distensão gástrica. Se o abaulamento for infraumbilical, a causa provável é a distensão da bexiga. Outras malformações da parede abdominal são facilmente identificadas ao exame físico, entre elas, a onfalocele (defeito da parede abdominal, com exteriorização de vísceras recobertas por âmnio, cordão e peritônio parietal) e a gastrosquise (defeito da parede abdominal com exteriorização de alças e vísceras, à direita do cordão umbilical), que já se mostram evidentes à ultrassonografia, durante a gestação.

Pesquisar a presença de hérnias umbilicais e inguinais, geralmente visíveis quando o neonato chora ou faz esforço para sugar e evacuar.

As hérnias umbilicais são benignas e mais frequentes em bebês com peso inferior a 2.500 g, em meninas e em negros; podem variar entre 1 cm e 5 cm; em geral, desaparecem antes dos 4 anos; a herniorrafia pode ser indicada, em situações específicas.

As hérnias inguinais são menos frequentes e, especialmente em neonatos prematuros podem levar ao encarceramento, sendo necessária a avaliação da equipe cirúrgica, logo ao nascer.

O cordão umbilical apresenta-se gelatinoso e brilhante, com três vasos: uma veia central, maior, e duas artérias laterais, menores. Após a secção, o coto umbilical deve ser observado frequentemente quanto à presença de sangramento e à fixação do clipe plástico (clamp), que pode ser retirado 24-48 horas após. O coto não deve apresentar hiperemia, escurecimento, exsudato purulento ou granuloma.

O processo de mumificação é progressivo e a queda do coto deve ocorrer entre o 8.º e o 14.º dias, podendo se prolongar por mais de três semanas, raramente.

Ao examinar o abdômen, certificar-se de que o RN eliminou o conteúdo intestinal antes da alta. Esse conteúdo é o mecônio, uma pasta espessa, pegajosa, escura e asséptica, composta por líquido amniótico, muco, glicoproteínas, lipídeos, proteases, debris (aderências), bile, restos celulares intestinais, lanugo e bilirrubina.

A maioria dos bebês elimina o mecônio entre 12-48 horas de vida. São causas no atraso na eliminação: obstrução intestinal, mucoviscidose, hipermagnesemia, doença de Hirschsprung ou megacólon congênito (denervação do cólon, em decorrência de falha de migração craniopodálica da crista neural do nervo vago, prejudicando o peristaltismo, com consequente constipação).

O RN evacua, em média, seis vezes ao dia, totalizando 100-200 g em 24 horas. Devido ao reflexo gastrocólico, pode apresentar uma evacuação cada vez que for alimentado.

Essa substância modifica-se antes do final da primeira semana, surgindo então as fezes de transição. Na segunda semana, essas fezes adquirem aspecto pastoso, de coloração amarelada, dando origem às fezes lácteas. Quando o RN é alimentado com leite materno/humano, as fezes lácteas são pastosas, amarelas, ácidas e brilhantes; se for alimentado com leite artificial, as fezes são claras, mais consistentes e menos ácidas, o que favorece à assaduras.

A coloração das fezes pode apresentar alterações, sinalizando possíveis complicações:

✓ Esverdeadas: indicam a não redução da bilirrubina;

✓ Fezes brancas e fétidas: má absorção intestinal, como na doença celíaca;

✓ Fezes claras, "massa de vidraceiro": icterícia obstrutiva, como na atresia de vias biliares;

✓ Fezes escuras: pode ser fisiológico, quando a criança recebe suplementação de ferro, ou pode indicar sangramento, enterorragia e outros;

✓ Grumos amolecidos amarelos ou brancos: má digestão de gorduras;

✓ Grumos endurecidos amarelos: má digestão de proteínas.

A ausculta do abdômen é realizada antes da palpação e percussão, nos quatro quadrantes, durante um minuto, em busca dos ruídos hidroaéreos (RHA). Nas primeiras horas de vida, o abdômen é silencioso. A ausência dos RHA, a distensão abdominal, a recusa alimentar e os vômitos indicam, por exemplo, obstrução intestinal e íleo paralítico.

Na palpação, verificar presença de diástase dos músculos retos abdominais (separação habitual da musculatura, na linha média), que desaparece no primeiro ano de vida e de outras alterações como ascite, hepatomegalia e esplenomegalia, lembrando que o fígado pode estar aumentado em até 2 cm do rebordo costal. Palpar os rins e checar a distensão vesical, na região suprapúbica.

Na palpação profunda pesquisar massas abdominais; cerca de metade é de origem genitourinária e sugere: hidronefrose, nefroblastoma, cisto solitário, rins policísticos e trombose de veia renal.

Para a palpação dos rins: colocar o RN em posição semissentada; palpar cada hipocôndrio, estendendo o polegar na face anterior do abdômen e apoiando os dedos na face posterior, de forma a envolver o hemicorpo; elevar os membros inferiores.

Entre as anomalias anorretais, a imperfuração anal é a mais comum. A introdução de um cateter fino por cerca de 2 cm no ânus (procedimento não indicado, de rotina) ou a eliminação de mecônio descartam essa malformação.

Outras alterações que podem estar presentes: estenose anal, ânus perineal anterior, fístula anocutânea, ânus vulvar, fístula anovulvar, fístula anovestibular, fístula retrovestibular, atresia retal e estenose anal membranosa.

Genitália masculina

O exame dos órgãos genitais externos é realizado com inspeção e palpação.

Praticamente todos os recém-nascidos urinam nas primeiras 48 horas de vida; desses, 23% o fazem na sala de parto. O volume urinário no primeiro dia de vida é de aproximadamente 15 mL, no RN de termo. O débito urinário é de 0,5-2 mL/kg/hora, sua densidade é de 1.014-1.025 (concentração de sólidos).

A urina pode se apresentar rosada, pela presença de uratos, sem significado clínico. A coloração acastanhada é típica em casos de oligúria e de icterícia; a presença de sangramento torna a urina escura, se o pH for ácido, e alaranjada, se o pH for alcalino.

O odor característico, *sui generis*, também é avaliado. Odores atípicos sugerem doenças. A fenilcetonúria, por exemplo, produz um odor fétido, de "rato".

A ausência de urina espontânea, no primeiro dia, pode pode indicar: prepúcio imperfurado; estenose de uretra ou da valva posterior; bexiga neurogênica; ureterocele; tumores renais; rins multicísticos; hipovolemia; baixa ingesta líquida; agenesia renal bilateral (síndrome de Potter); necrose tubular (secundária à hipóxia); trombose de veia renal; síndrome nefrótica congênita e pielonefrite congênita.

O escroto mostra-se grande, enrugado e mais escuro do que o restante da pele. O períneo e a região anal também são avaliados. Observar:

✓ Comprimento do pênis: se maior do que 2,5 cm, afasta a suspeita de genitália ambígua ou hipogonadismo;

✓ Posicionamento do orifício uretral: centralizado na glande. Quando o meato uretral se insere na face perineoescrotal (inferior) do pênis, o neonato apresenta a hipospádia, e isso se associa a alterações dos testículos, como criptorquidia. Ao contrário, a epispádia ocorre quando há falha no fechamento da uretra, na parede dorsal do pênis. Pode acometer toda a uretra, inclusive com extrofia vesical. O bebê será avaliado pelo cirurgião pediátrico e urologista;

✓ Grau de fimose: é a aderência do prepúcio à glande, sendo fisiológica, na maioria das vezes (Figura 4.5). Durante primeiros três anos de idade, cerca de 50% dos meninos já apresentam o prepúcio retrátil. A cirurgia é indicada apenas em casos específicos, e não é necessária para todas as crianças com aderência bálano prepucial ou com prepúcio não retrátil;

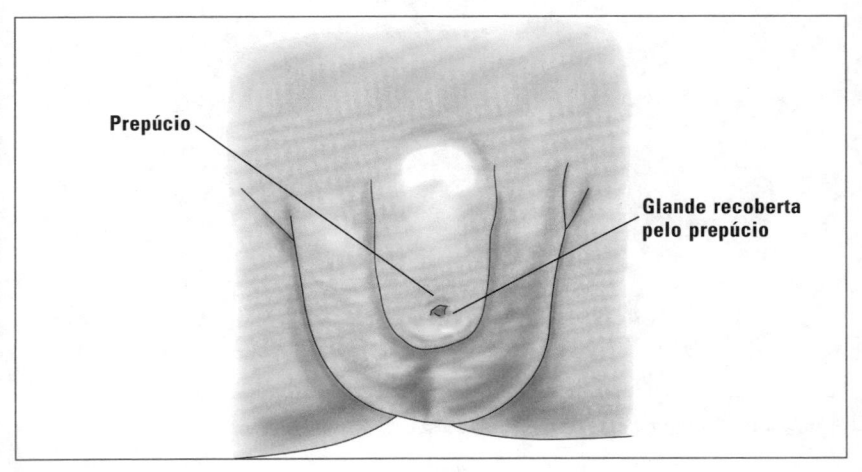

Figura 4.5 – *Presença de fimose "fisiológica" em recém-nascido.*

✓ Posição dos testículos: palpar a bolsa escrotal para checar se os testículos estão locados. Podem se apresentar móveis nos primeiros meses de vida. Sua localização fora do escroto – ectopia escrotal (no canal inguinal, abdômen) recebe o nome de criptorquidia (Figura 4.6). No feto, a descida testicular para a bolsa escrotal ocorre no terceiro trimestre e a bolsa escrotal toma-se mais enrugada próximo ao termo. Assim, a criptorquidia é comum em meninos prematuros;

✓ Hérnia escrotal: que se evidencia pelo aumento uni ou bilateral; é retrátil;

✓ Hidrocele escrotal: acúmulo de líquido em volume anormal. Pode ser identificada pela técnica da transiluminação, que consiste em escurecer o ambiente e aproximar uma lanterna da região escrotal, que ficará translúcida, em presença de líquido.

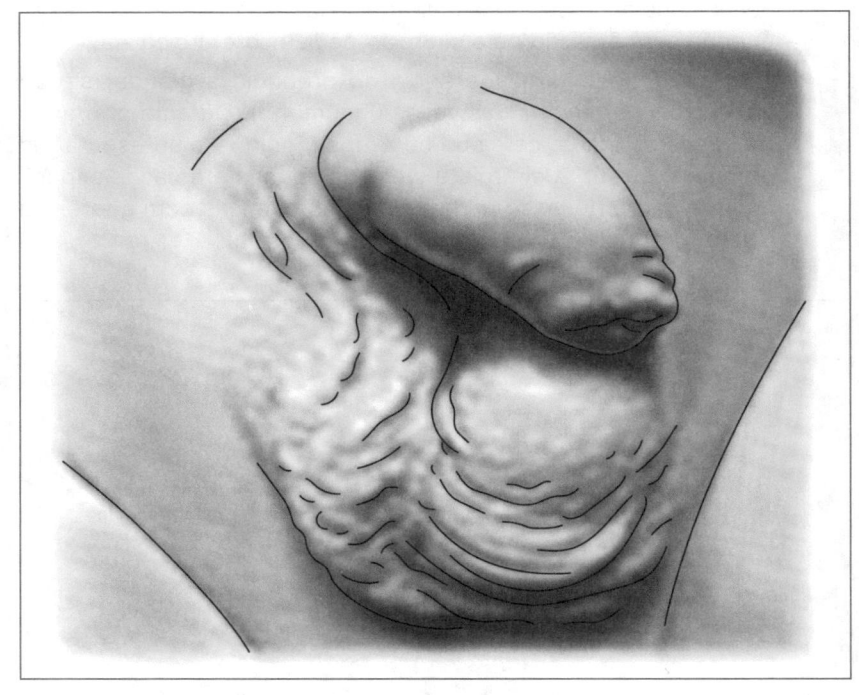

Figura 4.6 – *Criptorquidia à direita - ausência de testículo em escroto.*

Genitália feminina

A menina pode apresentar discreto sangramento ou muco vaginal, por estímulo hormonal recebido da mãe, na vida fetal.

Assim como os meninos, as mamas às vezes se apresentam intumescidas. A genitália externa com morfologia suspeita (genitália ambígua) necessita de investigação com ultrassonografia, genótipo etc. Avaliar:

✓ Anatomia externa: grandes e pequenos lábios, clitóris, meato uretral, introito vaginal e membrana himenal;

✓ Tamanho do clitóris: a hipertrofia está presente quando o diâmetro é maior do que 6 mm, sugestivo de pênis, nos casos de genitália ambígua. O tamanho final do clitóris é atingido antes da deposição de gordura nas estruturas vizinhas e, por isso, aparenta falsa hipertrofia;

✓ Fusão dos grandes lábios ou sinequia labial;

✓ Posicionamento do meato uretral: hipospádia e epispádia;

✓ Distância anovulvar;

✓ Presença de fístulas;

✓ Membrana himenal: praticamente todas as recém-nascidas apresentam excesso de tecido himenal que desaparece em semanas;

✓ Imperfuração himenal: pode levar à retenção de secreções uterinas e vaginais, causando um abaulamento himenal e retenção urinária por compressão extrínseca. Se não for detectada na recém-nascida, pode passar despercebida até a puberdade e repercutir sobre a menstruação.

Exame musculoesquelético

A contagem dos artelhos é realizada de rotina. A presença de dedos extranumerários é denominada polidactilia; oligodactilia é a ausência de dedos e sindactilia é sua fusão. Verificar simetria e proporções de braços e pernas; examinar as articulações, à procura de luxações. Palpar ombros, à procura de fraturas na clavícula, por tocotraumatismo.

Avaliar sinais de paralisia em membros superiores e inferiores.

A paralisia braquial pode ser de três tipos: a) Alta, como a de Erb--Duchenne (envolvendo as raízes C5-C7), na qual o braço permanece em adução (junto ao corpo) e rotação interna, com o punho para fora (posição "gorjeta de garçom"), mas o reflexo de preensão palmar permanece preservado (ver adiante); b) Inferior, como a de Klumpke (nível C8 e T1), na qual a mão permanece paralisada, o reflexo de preensão palmar ausente e os reflexos tendíneos biceptal e triceptal se mantêm preservados; c) Total: o RN não apresenta reflexos de preensão ou tendíneos, e o braço permanece imóvel e flácido.

A paralisia em membros inferiores é rara e deve-se a tocotraumatismos graves ou à anomalia congênita da medula espinhal.

Entre as possíveis alterações no sistema musculoesquelético, destacam-se:

✓ Artrogripose (imobilidade articular): pode ser congênita, de origem muscular ou devido à compressão fetal, em casos de oligoidrâmnio. Distúrbios neurológicos parecem ser a causa mais comum: meningomielocele, deficiência das células motoras da medula anterior, espasticidade pré-natal, anencefalia, hidranencefalia e holoprosencefalia. Levantar dados com a puérpera sobre a presença de movimentos fetais e oligoidrâmnio;

✓ Pé torto congênito: é a anomalia congênita mais frequente de membros inferiores. Diferenciar o pé torto congênito do pé torto posicional, causado pela posição adotada pelo feto. Trata-se de uma deformidade que envolve ossos, músculos, tendões e vasos sanguíneos. Sua causa não é bem esclarecida e pode seguir um padrão familiar e o tratamento inicial é realizado com gesso, logo nas primeiras semanas de vida;

✓ Prega palmar única: uni ou bilateral, está presente em 2,5% dos nascimentos normais. Pode indicar malformações cromossômicas, como a síndrome de Down;

✓ Osteocondrodisplasia: encurtamento dos membros; evidente em casos como de nanismo distrófico;

✓ Displasia congênita de quadril: grupo de doenças relacionadas ao desenvolvimento anormal do quadril; atinge dois a cada 1.000 nascidos vivos. A luxação da articulação coxofemoral é a forma mais comum, na qual a cabeça do fêmur se desloca do acetábulo. O diagnóstico deve ser o mais precoce possível, em razão da boa resposta ao tratamento. Pesquisá-lo diariamente, especialmente antes da alta hospitalar, pois poderá estar ausente em alguns momentos. Verificar a simetria das pregas cutâneas e, se necessário, radiografá-las. É mais frequente em meninas, na proporção de 6:1. As manobras de Ortolani e de Barlow identificam a anomalia; ambas são indolores.

A manobra de Ortolani é realizada com o bebê em decúbito dorsal; mobilizar as articulações coxofemorais, em rotação, aduzindo (aproximação da linha média) e abduzindo-as (afastamento da linha média), com os joelhos em flexão (Figura 4.7). O sinal é positivo quando se percebe o deslocamento da articulação e um "click" ao se mobilizar a articulação.

A manobra de Barlow é realizada ao se flexionar os joelhos sobre o quadril. Segurar as pernas e coxas com as mãos, colocando o dedo médio sobre o grande trocanter e o polegar na parte interna da coxa; manter as articulações em abdução média e pressionar o grande trocanter. Observar o deslocamento da articulação. Aplicar força contrária e observar o deslocamento da cabeça do fêmur (puxar e empurrar).

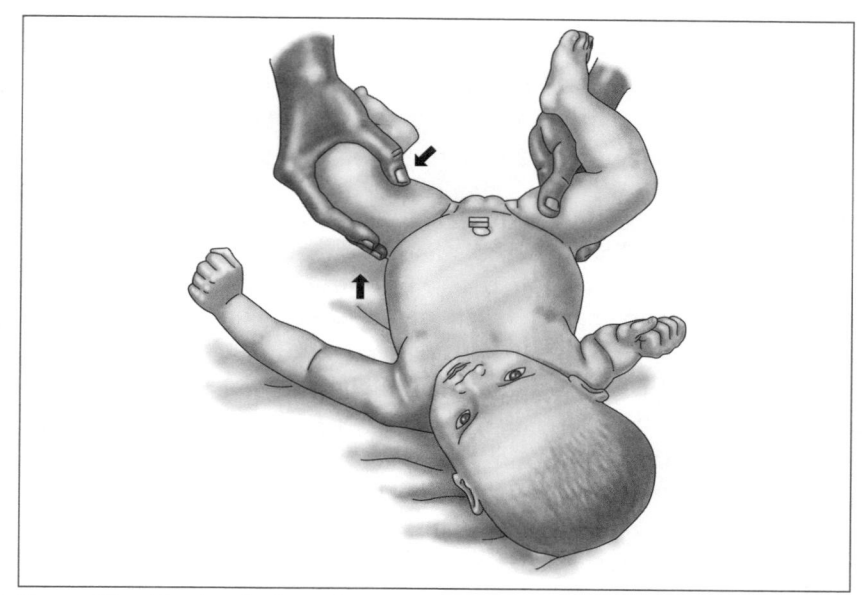

Figura 4.7 – *Manobra de Ortolani: rotação da articulação do quadril.*

Exame neurológico e da coluna vertebral

O exame neurológico evidencia malformações do sistema nervoso central (SNC) e periférico, além de lesões provocadas no período perinatal, como a hipoxemia.

Os sinais do desenvolvimento neurológico normal podem variar de acordo com a IG, especialmente nos bebês abaixo de 34 semanas. Assim, a avaliação considerará o nível de maturação fetal e as respostas esperadas ao nascimento. O exame do RN prematuro deve ser adaptado e os achados interpretados, de acordo com seu desenvolvimento.

O exame pode estar prejudicado em recém-nascidos sedados.

Alguns reflexos presentes no neonato, independentemente da IG, mesmo que de forma incompleta e inconstante, podem ser observados juntamente com os aspectos somáticos, avaliando-se, assim, as possíveis neuropatologias presentes. Entre esses, destacam-se os reflexos: da voracidade ou da busca, da sucção, da preensão palmar e plantar, de Moro, de Galant, da retirada de membro à estimulação dolorosa, do piscamento, cutâneo plantar e do tônus passivo e ativo. Esses reflexos serão tanto mais vigorosos e constantes quanto mais o RN estiver próximo às 37 semanas de IG ou corrigidas.

Para a realização do exame neurológico, manter o ambiente tranquilo, a iluminação adequada e o aquecimento entre 24 °C e 27 °C; se possível, realizá-lo entre as mamadas e após três horas de vida. Despir somente a região a ser examinada, e as manobras devem ser suaves. Observar, por cerca de 2 minutos, o ciclo de sono e vigília, segundo os critérios de Prechtl (1964, 1974), e estados comportamentais descritos por Brazelton e Nugent (1973, 1995), procurando examinar o bebê nos estágios 3 e 4, pois as respostas aos estímulos serão mais consistentes; os estágios 5 e 6 refletem hiperexcitabilidade e podem prejudicar o exame, apesar de fornecerem dados importantes:

✓ Estágio 1: olhos fechados, respiração regular, profunda, sem movimentos (sono quieto e profundo);

✓ Estágio 2: olhos fechados, respiração irregular, rápida, movimentos faciais suaves, sem movimentos grosseiros, rápido movimento dos olhos (sono ativo, leve);

✓ Estágio 3: olhos abertos, sonolência, movimentos suaves de braços e pernas, sustos ocasionais (despertar quieto, sonolento);

✓ Estágio 4: olhos abertos, brilhantes, respiração regular, com movimentos grosseiros e sem choro (despertar ativo, vigil, tranquilo);

✓ Estágio 5: olhos abertos ou fechados, atividade corporal e chorando (alerta, ativo);

✓ Estágio 6: choro forte, desconforto, respiração irregular.

O exame neurológico deve seguir uma sequência, aproveitando a melhor oportunidade para a realização de manobras mais suaves ou vigorosas. Iniciar pela avaliação sensorial; a Escala de Glasgow Adaptada é o instrumento utilizado para avaliar a consciência (Tabela 4.2). Valor de referência = 15 pontos.

Inspecionar fácies, presença de deformidades no crânio, coloração da pele, aspecto e postura adotada e movimentos atípicos por tempo prolongado. Estimular o RN, avaliando a presença de respostas indicativas de normalidade:

✓ Postura em flexão ou semiflexão generalizada;

✓ Lateralização da cabeça (até o final do período neonatal);

✓ Bom tônus muscular;

✓ Movimentação espontânea e simétrica de braços e pernas: em geral, lenta e sem sincronia, às vezes, brusca; não há relação com estímulos táteis ou sonoros;

✓ Emissão de sons: choro inarticulado até o final do primeiro mês;

✓ Sensibilidade a estímulos táteis e dolorosos: retirada em bloco do membro estimulado ou a movimentação em sentido contrário do estímulo do tronco.

Atentar para sinais suspeitos de anormalidades, como macrocefalia, microcefalia, craniossinostose, flacidez muscular e plegia ou paresia em membros, frequente nas lesões de plexo braquial. Avaliar fotor-reatividade de pupilas.

Tabela 4.2
Escala de Glasgow para menores de um ano

Avaliação	Pontuação
Abertura ocular	
Espontânea	4
Resposta à voz	3
Resposta à dor	2
Sem resposta	1
Resposta verbal	
Sons, balbucios	5
Irritado, consolável	4
Chora à dor	3
Geme à dor	2
Sem resposta	1
Resposta motora	
Movimento espontâneo	6
Retirada ao toque	5
Retirada à dor	4
Flexão à dor	3
Extensão à dor	2
Sem resposta	1

As reações posturais e os reflexos primitivos relacionam-se à sobrevivência e à defesa diante de estímulos nociceptivos e favorecem a aquisição do desenvolvimento neuromotor futuro, além de avaliarem a integridade do SNC. Sua ausência ou persistência para além do período em que deveriam estar presentes indicam disfunção neurológica.

A mobilidade, o tônus muscular e os reflexos avaliados no RN são:

✓ Manobra de propulsão ou reptação: colocar o neonato em decúbito ventral e flexionar os membros inferiores, mantendo as plantas dos pés unidas (postura de batráquio), em extensão e apoiadas; observar o deslocamento do corpo para a frente, ao mimetizar o movimento de um réptil;

✓ Marcha reflexa: o RN é suspenso pela região axilar e seus pés apoiados sobre uma superfície firme; inclinar corpo do bebê ligeiramente para frente. A resposta esperada é a simulação de uma caminhada. O reflexo é positivo e vigoroso no primeiro mês de vida. Desaparece no terceiro ou quarto mês;

✓ Manobra do arrasto ou reflexo de tração: posicionar o RN em decúbito dorsal e tracionar os braços fletidos; observar se a cabeça, que estava inclinada para trás, desloca-se para a posição mediana e para a frente. O reflexo é normal até o terceiro mês de vida;

✓ Rotação da cabeça em prono: considerada uma posição de defesa; quando o RN é colocado em decúbito ventral, eleva e roda a cabeça rapidamente, liberando as narinas para respirar. Presente no primeiro mês de vida;

✓ Manobra do xale ou cachecol (Figura 4.8): o braço do RN é delicadamente levado para o hemicorpo oposto; observar se o cotovelo se mantém até a linha média (vide Capítulo 2: *Avaliação da Idade Gestacional e Classificação do Recém-nascido*);

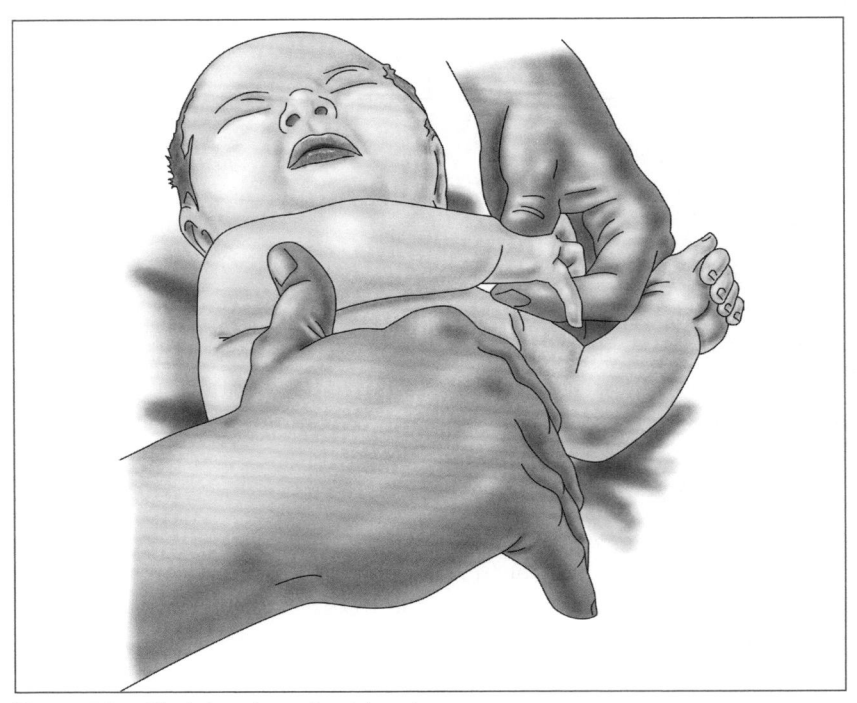

Figura 4.8 – *Sinal do xale ou do cachecol.*

✓ Rechaço dos membros inferiores: avalia a postura flexora normalmente adotada pelo RN; manter suas pernas fletidas contra o abdômen, liberando-as bruscamente; observar a projeção em extensão de ambos os membros;

✓ Extensão cruzada: manter um dos membros inferiores em extensão; ao estimular a planta do pé, observa-se a flexão e abdução, seguidas de extensão e adução do membro oposto; desaparece após o primeiro mês de vida;

✓ Apoio plantar: segurar o RN pelas axilas e tocar a planta dos pés na mesa de exame; o bebê imediatamente alinha e sustenta o corpo, com extensão dos membros; observado até o terceiro mês de vida;

✓ Reflexo de Galant: segurar a criança em decúbito ventral, apoiando-a pelo abdômen; centralizar sua cabeça e estimular a região paravertebral, de cima para baixo; como resposta, espera-se um encurtamento do tronco no lado estimulado ("dobra a cintura"). Deverá ser pesquisado bilateralmente;

✓ Reflexo olho de boneca: ao realizar um movimento de rotação da cabeça, os olhos não acompanham a manobra, permanecendo na posição original;

✓ Reflexo cócleo-palpebral: realizar um estímulo sonoro próximo à orelha (estalar de dedos, sineta, campainha, palmas), com resposta de piscamento.

Os reflexos cutâneos ou superficiais, como os abdominais, cremastérico e cutaneoplantar, aparecem mais para o final do período neonatal, até os três meses de vida, mas podem ser testados nos neonatos e nos prematuros que permanecerem internados.

✓ Reflexos abdominais: manter o RN em decúbito dorsal e estimular os seguimentos abdominais: alto, mediano (na altura da cicatriz umbilical) e baixo (acima da região inguinal), utilizando um instrumento rombo, de fora para dentro, à direita e à esquerda, observando a resposta do músculo subjacente. A contração exagerada é anormal. Aparecimento: aos 2-6 meses;

✓ Reflexo cremasteriano: apenas nos recém-nascidos do sexo masculino. Estimula-se a face interna superior da coxa; ocorre elevação do testículo do mesmo lado. Aparecimento: aos seis meses.

✓ Reflexo cutâneo plantar: estimular as bordas externas do pé; a resposta esperada seria a extensão com flexão do primeiro pododáctilo (hálux) e/ou a abertura em leque dos demais (Reflexo de Babinski presente). É bem evidente até o nono mês de vida. Se persistir após os 12 meses, essa resposta será considerada anormal (Sinal de Babinski positivo), indicando lesão do trato corticoespinhal lateral ou da área cortical motora no encéfalo.

Outros reflexos primitivos importantíssimos, testados no RN, são os arcaicos ou transitórios. São assim denominados por desaparecem em um período específico de tempo, quando são substituídos pelo controle neurológico típico de um sistema nervoso maduro; representam o fenômeno da ontogênese, que recapitula a filogênese.

Esses reflexos são vigorosos no neonato a termo e sadio, e englobam: de voracidade, de sucção, de preensão palmar e plantar, de Moro, de Magnus e de Kleijn, de Landau e de marcha automática. Desaparecem após o sexto mês de vida.

✓ Voracidade ou busca (de fossadura, de Piper ou dos pontos cardeais): ao se tocar os lábios superior e inferior ou cantos da boca, o RN realiza rotação da cabeça, procurando o estímulo com a boca aberta. Observado até o segundo mês de vida.

✓ Sucção: vigoroso nos primeiros meses de vida; observado até o oitavo mês. Não deve ser pesquisado após as mamadas, pois pode estar diminuído pela falta de fome.

✓ Preensão reflexa dos artelhos (dedos e pedartículos): utilizando o dedo indicador, pressionar a base dos artelhos, a palma da mão e a planta dos pés (Figura 4.9); observa-se a resposta de flexão, em forma de agarra. Desaparece entre o 4.º e 12.º mês, em mãos e pés, respectivamente.

✓ Reflexo de Moro: evidente até o 4-6.º mês de vida; em posição dorsal, segurar e aproximar as mãos do RN até a linha média do corpo, simulando suspendê-lo. Repentinamente, soltá-las ou promover ruído súbito (bater palmas), observando a abdução de braços, extensão de mãos e flexão de polegares ("abraço, susto").

✓ Reflexo tônico cervical assimétrico de Magnus-Kleijn, do esgrimista, ou do espadachim (Figura 4.10): posicionar o RN em decúbito dorsal; ao girar sua cabeça para a direita, ocorre a extensão do braço direito e a flexão do braço esquerdo, e vice-versa, mimetizando a postura de um esgrimista; presente até o final do terceiro mês de vida;

✓ Reflexos de Landau I: ao suspender o RN, em decúbito ventral, flexionar rapidamente a cabeça e observar a correspondente flexão da pelve e das pernas; é obtido até o 12.º mês de vida.

✓ Marcha reflexa: descrita anteriormente.

Completando a avaliação neurológica, é importante obter as medidas da cabeça, avaliando as distâncias: anteroposterior (DAP) e biauricular (DBA) e o perímetro cefálico.

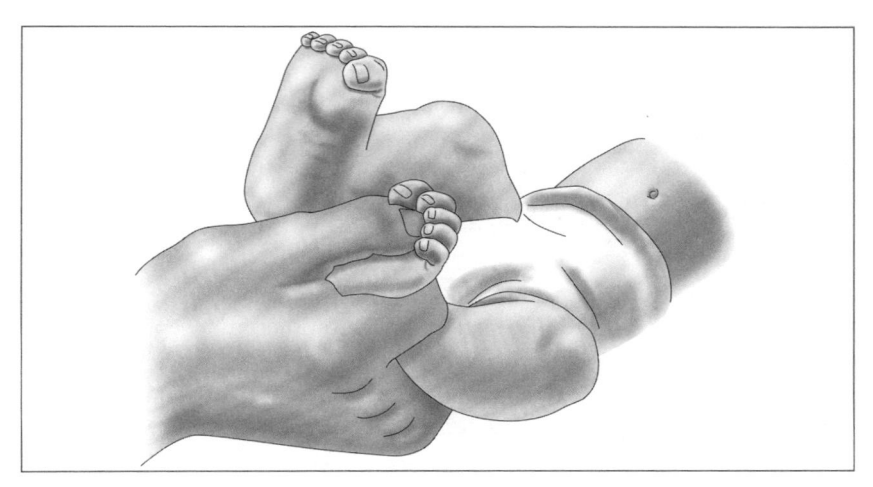

Figura 4.9 – *Reflexo da preensão plantar.*

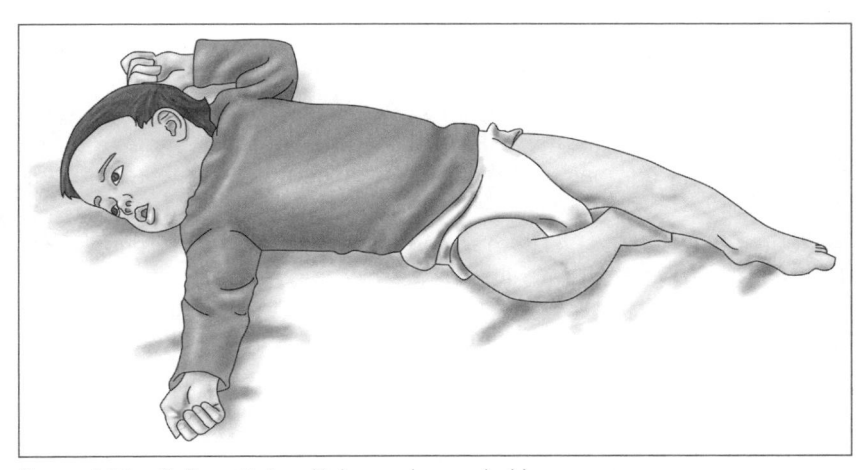

Figura 4.10 – *Reflexo tônico-clônico ou do espadachim.*

Comparar aquelas medidas com os gráficos, bem como estabelecer o índice cefálico, obtido por meio da divisão da DBA pela DPA, que se mantém constante durante todo o primeiro ano de vida, demonstrando a simetria do crânio.

Para o exame da coluna vertebral, o RN é colocado em decúbito ventral. Inspecionar e palpar a coluna vertebral à procura de desvios, tumores, malformações ósseas, hipertricose (tufos de pelos), hemangiomas, manchas hipercrômicas e seio pilonidal (região sacral).

Pode ocorrer falha no fechamento do tubo neural embrionário, deixando parte do sistema nervoso exposto durante todo o período gestacional. A alteração ocorre principalmente pelo déficit de ácido fólico materno e uso abusivo de álcool. Recebe o nome de "espinha bífida". É mais comum na região lombossacral e pode levar o sistema nervoso a danos irreversíveis, afetando o controle esfincteriano, a mobilidade e as contrações diafragmáticas, entre outros. Apresenta-se de duas formas:

✓ Meningocele: lesão cística composta por liquor, meninges e pele. O cisto protege o tecido nervoso do contato com o líquido amniótico;

✓ Mielomeningocele: lesão da linha média, não encistada, contendo liquor, meninges e elementos da medula. Tecido nervoso exposto.

Avaliar a sensibilidade e motricidade de membros inferiores, que, além de alteradas, na dependência da altura da mielomeningocele. Podem apresentar vários graus de distrofias e posturas viciosas.

O controle esfincteriano deve ser avaliado estimulando-se a região perianal e a musculatura controlada pelo nervo pudendo.

A presença de fossetas ou hipertricose ao longo da linha média posterior do crânio e coluna vertebral é indicativa de espinha bífida oculta, na qual algumas vértebras estão ausentes, mas o tecido nervoso está protegido.

Pode-se ainda observar tumoração do tipo teratoma sacrococcígeo, de origem benigna ou maligna, que se configura na neoplasia mais frequentemente diagnosticada no período neonatal, identificada desde a vida intrauterina por meio da ultrassonografia; a pele que a recobre é, em geral, íntegra.

O exame físico do RN será realizado na sala de observação, no alojamento ou na UTI. De acordo com as alterações identificadas, a avaliação será ampliada por exames complementares, solicitados pelo pediatra e acompanhados pelo enfermeiro.

Referências

1. Alexander GR, Himes JH, Kaufman RB. A United States national reference for fetal growth. Obstet. Gynecol. 1996;87:163-8.

2. Aragão JA, Borges COC, Silva PRC, Aragão MECS, Silva IN, Reis FP. Perímetro braquial como medida alternativa do estado nutricional de recém-nascidos a termo. Scientia Plena, 2013; 9:1-6.

3. Azenha VM, Mattar MA, Cardoso VC, Barbieri MA, Del Ciampo LA, Bettiol H.. Peso insuficiente ao nascer: estudo de fatores associados em duas coortes de recém-nascidos em Ribeirão Preto, São Paulo. Rev. Paul. Pediatr. 2008

[acesso em 30 abr 2015]. 26(1). Disponível em: http://www.scielo.br/scielo.php?script=sci_arttext&pid=S0103 05822008000100005.

4. Barker DJP. Fetal and infant origins of adult disease. Monatsschr Kinderheilkd. 2001; (Suppl 1), 2001 [acesso 30 abr 2015]. 149:S2-S6. Disponível em: http://link.springer.com/search?facet-author=%22D.+J.+P.+Barker%22#page-1.

5. Brasil (Leis). Casa civil, subchefia para assuntos jurídicos. Lei ordinária nº 7.498/1986 de 06/25/1986. Regulamentada pelo Decreto nº 94.406, de 8 de junho de 1987. Dispõe sobre a regulamentação do exercício da enfermagem, e dá outras providências.

6. Brock RS, Falcão MC. Avaliação nutricional do recém-nascido: limitações dos métodos atuais e novas perspectivas. Rev Paul Pediatr. 2008;26(1):70-6.

7. Cardoso LEB, Falcão MC. Importância da avaliação nutricional de recém-nascidos pré-termo por meio de relações antropométricas. Rev. Paul Pediatr. 2007;25(2):135-41.

8. Carvalho NCS. Comparação de Métodos para Classificação da Arritmia Sinusal Respiratória durante a Ventilação Mecânica por Pressão Positiva. [dissertação]. Engenharia Biomédica, Rio de Janeiro: Universidade Federal do Rio de Janeiro, COPPE; 2008. 64 p.

9. Constantine NA, Kraemer HC, Kendall-Tackett KA, Bennet FC, Tyson JE, Gross RT. Use of physical and neurologic observations in assessment of gestational age in low birth weight infants. J Pediatr. 1987;110:921-8.

10. Cruz I (coord). Núcleo de Estudos e Pesquisas sobre as Atividades de Enfermagem (NEPAE). Processo de Enfermagem em UTI Neonatal. Niterói: Universidade Federal Fluminense, Escola de Enfermagem. 2004. [acesso 10 set 2016]. Disponível em: www.uff.br/nepae/siteantigo/peneonatal.doc

11. Del'Angelo N, Góes FSN de, Dalri MCB, Leite AM, Furtado MCC, Scochi CGS. Diagnósticos de enfermagem de prematuros sob cuidados intermediários. Rev Bras Enferm. 2010;63(5): 755-61.

12. Escola Paulista de Medicina, Universidade Federal de São Paulo (Unifesp), Departamento de Pediatria. Semiologia Pediátrica [acesso em 10 abr 2015]. Disponível em: http://www.virtual.epm.br/material/tis/curr-med/med3/2003/pediatria/ apoio.htm.

13. Guz A, Innes JA, Murphy K. Respiratory modulation of left ventricular stroke volume in man measured using pulsed doppler ultrasound. J. Physiol. 1987 [acesso em 10 set 2016]. 393: 499-512. Disponível em: http://www.ncbi.nlm.nih. gov/pmc/articles/PMC1192406/.

14. Lobo I, Machado S, Selores M. Alterações cutâneas fisiológicas e transitórias do recém-nascido. Nascer e Crescer 2009 [acesso em 30 abr 2015]. 18(1): 19-24. Disponível em: http://repositorio.chporto.pt/bitstream/10400.16/1231/1/AlteracoesCutaneas_18-1.pdf

15. López CGP. Modificações fisiológicas e patológicas mais comuns da pele na infância. I Painel Latino-americano cuidados com a pele infantil. São Paulo, 25 e 26 novembro de 2010. Série Atualização Médica: Limay Editora. Fascículo 6. [acesso 10 jun 2015]. Disponível em: http://www.sbp.com.br/pdfs/painel-JJ--Fasciculo-6.pdf

16. Margotto PR. Crescimento intrauterino: Percentis de peso, estatura e perímetro cefálico ao nascer de RN únicos de gestação normais e seus correspondentes

pesos placentários em diferentes períodos gestacionais [tese de doutorado]. Montevidéu, Uruguai: Centro Latinoamericano de Perinatología e Desarollo humano (CLAP/OMS); 1992.

17. Margotto PR. Curvas de crescimento intrauterino: estudo de 4.413 recém--nascidos únicos de gestações normais. J Pediatr. 1995;75:11-21.

18. Margotto PR. Fratura de clavículas: experiência nacional e internacional. Boletim Informativo Pediátrico (BIP). 1997;60:121.

19. Margotto PR. Curvas de crescimento intrauterino: uso de curvas locais [editorial]. J Pediatr (Rio J.). 2001;77(3):153-5.

20. Margotto PR, Moreira ACG. Avaliação da idade gestacional. In: Margotto PR. Assistência ao Recém-Nascido de Risco. 3ª. ed. Brasília: ESCS; 2013. p. 72-86.

21. Ministério da Saúde (Brasil). Brasil. Secretaria de Atenção à Saúde. Departamento de Atenção Básica. Saúde da criança: crescimento e desenvolvimento / Ministério da Saúde. Secretaria de Atenção à Saúde. Departamento de Atenção Básica. – Brasília: Ministério da Saúde, 2012. 272 p.: il. – (Cadernos de Atenção Básica, n° 33).

22. Ministério da Saúde (Brasil), Secretaria de Atenção à Saúde, Departamento de Atenção Básica, Coordenação-Geral da Política de Alimentação e Nutrição. Antropometria: como medir e pesar. Brasília (DF); 2004. 66 p.

23. Ministério da Saúde (Brasil), Secretaria de Atenção à Saúde, Departamento de Ações Programáticas e Estratégicas. Manual AIDPI neonatal/Ministério da Saúde. Secretaria de Atenção à Saúde. Departamento de Ações Programáticas e Estratégicas, Organização Pan-Americana de Saúde. 3ª. ed. Brasília: Ministério da Saúde; 2012. 228 p.: il. (Série A. Normas e manuais técnicos).

24. Nellhaus G. Head circumference from birth to eighteen years. Pediatrics. 1968;41(1):106-14.

25. Onis M, Garza C, Victora CG, Bhan MK, Norum KR, editors. The WHO Multicentre Growth Reference Study (MGRS): Rationale, planning, and implementation. Food Nutr Bull. 2004;25 Suppl:1-89.

26. Pontes FM, Veiga SH. Exame físico no neonato e avaliação neurológica. In: Souza ABG. Enfermagem Neonatal: Cuidado Integral ao Recém-nascido. São Paulo: Martinari; 2011. p. 77-96.

27. Pontes FM, Veiga SH. Exame físico neonatal / Exame Neurológico. In: Margotto PR. Assistência ao Recém-Nascido de Risco. 3ª. ed. Brasília: ESCS; 2013. p. 65-71.

28. Ribeiro MAS, Garcia PCR, Fiori RM. Determinação da PA em recém-nascidos. Scientia Medica. 2007 [acesso 30 abr 2015]. 17(3):156-67. Disponível em: http://revistaseletronicas.pucrs.br/ojs/index.php/scientiamedica/article/viewFile/1665/2148

29. Silverman WA, Andersen DH. A controlled clinical trial of effects of water mist on obstructive respiratory signs, death rate and necropsy findings among premature infants. Pediatrics. 1956;17(1):1-10.

30. Souza ABG, Margotto PR. Exame físico e classificação do recém-nascido In: Souza ABG. Unidade de Terapia Intensiva Neonatal: cuidado ao recém-nascido de médio e alto risco. São Paulo: Atheneu, 2015. p. 23-66.

31. World Health Organization (WHO). Estudo Multicêntrico de Referência Crescimento OMS. A curva de crescimento para o século XXI. 2004 [acesso em 10 abr 2015]. Disponível em: http://www.who.int/childgrowth/mgrs/en/

Capítulo 5

Avaliação e Manejo Não Farmacológico da Dor no Período Neonatal

Aspásia Basile Gesteira Souza

A dor é uma percepção humana primária, assim como o tato, o olfato, o paladar, a visão e a audição.

Durante décadas, a dor do feto e do recém-nascido (RN) foi desprezada, pois havia a crença de que eles eram incapazes de senti-la, por não possuírem todos os componentes neurológicos funcionais e químicos que possibilitassem a recepção e transmissão do estímulo doloroso. Estudos realizados entre as décadas de 1960 e 1980 comprovaram o contrário, embora confirmassem que a maturação e a organização do sistema continuariam a se desenvolver, após o nascimento.

Por volta da sexta semana de gestação, ocorre o aumento das fibras sensoriais e dos interneurônios no corno posterior da medula, que precedem o aparecimento dos receptores sensitivo-cutâneos na região perioral do embrião, que se dá ao redor da sétima semana. Na oitava semana, inicia-se o desenvolvimento do neocórtex. Ao término da 11.ª semana, a face, palmas das mãos e plantas dos pés apresentam receptores sensitivo-cutâneos, que se estendem, paulatinamente, para o tronco e membros. À partir da 20.ª semana, o feto possui todos os elementos neuroquímicos que participam da transmissão do estímulo doloroso.

A bainha de mielina é incompleta no RN, mas isso não significa a inexistência de condução do estímulo, mas uma condução mais lenta, que é compensada pela pequena distância interneural e neuromuscular do trajeto percorrido.

Importante considerar que as vias necessárias para a modulação e a inibição da dor ainda são imaturas ao nascimento, tanto no neonato de termo quanto no prematuro. Dessa forma, a exposição ao estímulo doloroso não é acompanhada de inibição endógena eficiente da dor, o que torna o RN mais vulnerável à sensação dolorosa.

Os recursos assistenciais utilizados na sala de parto e no alojamento expõem os bebês a procedimentos dolorosos e desconfortáveis, com intervenções do tipo aspiração de vias aéreas, cateterização gástrica e punção de calcâneo para coleta de exames. Já nas unidades de cuidado intermediário e intensivo, outros procedimentos mais invasivos fazem parte do cotidiano. Estima-se que o RN gravemente doente seja submetido a um número de procedimentos que varia entre 50 e 150 por dia.

Em 1996, o presidente da Sociedade Americana de Dor, Dr. James Campbell, classificou a dor como um sinal vital, que deve ser avaliada e registrada com o mesmo rigor e intervalo com que se avalia a pressão arterial, a frequência cardíaca, a frequência respiratória e a temperatura. Assim, apesar de ser um sintoma, a Sociedade Americana de Dor a denominou como o "quinto sinal vital", pela necessidade de ser observada e mensurada.

Em 2007, membros do conselho da IASP (*International Association of Pain Study* – Associação Internacional para o Estudo da Dor), em reunião anual ocorrida na cidade de Kyoto, aprovou as modificações na "Terminologia Básica de Dor", preparadas por uma força-tarefa em taxonomia, da Associação. A terminologia publicada em 2008 definiu dor como "uma experiência sensorial e emocional desagradável que é associada a lesões reais ou potenciais ou descrita em termos de tais lesões".

A definição proposta demonstra a multidimensionalidade e a subjetividade da dor, bem como a necessidade de se avaliar tanto os seus aspectos físicos quanto os emocionais, objetivando identificar a sua etiologia e compreender a experiência sensorial, afetiva, comportamental e cognitiva do indivíduo, para propor e programar o seu manejo.

O neonato e a criança na fase pré-verbal expressam seu desconforto por meio de comportamentos típicos e por variações fisiológicas que podem ser avaliados. Entretanto, seu reconhecimento nem sempre é fácil, pois esses indicadores podem ser mínimos ou até mesmo ausentes, especialmente nos recém-nascidos pré-termo (RNPT), o grupo mais exposto às manipulações, e naqueles submetidos à sedação.

A dor ainda é avaliada inadequadamente e seu manejo nem sempre eficaz, principalmente por crenças relacionadas à incapacidade do bebê em sentir a dor, e pelo receio em administrar opioides, devido a seus efeitos colaterais, como a depressão respiratória.

Quando não diagnosticada e não tratada leva a uma série de alterações no metabolismo, como a hiperglicemia e a utilização de reservas energéticas que seriam destinadas ao crescimento. Além disso, a dor induz ao aumento da osmolaridade e da diurese, favorecendo quadros de desidratação; aumento de ácido lático e lipólise, que desencadeia acidose metabólica; alteração catabólica de origem proteica, o que diminui a capacidade de cicatrização da pele e de crescimento do sistema musculoesquelético; aumento no consumo de O_2 e as consequentes hipoxemia e isquemia miocárdica, com redução do débito cardíaco; aumento na secreção gástrica, elevando o risco de úlcera e hemorragia; íleo paralítico, por diminuição na motilidade intestinal; e diminuição da imunidade, aumentando o risco de infecções.

As alterações psicossomáticas desencadeadas pela exposição repetida a estímulos dolorosos também podem ser observadas ao longo da infância e, provavelmente, na vida adulta sugerindo que a dor sofrida no período neonatal seria "lembrada" posteriormente.

Assim, é necessário que o cuidador seja capaz de reconhecer e interpretar os sinais emitidos pelo neonato, pois estabelecem um processo de comunicação interpessoal, sendo esta a sua "linguagem" de dor.

Deve-se lembrar, ainda, que a falta de resposta à dor não indica, necessariamente, que ela não exista.

Os indicadores confiáveis que servem de parâmetro para a identificação da dor no RN são divididos em três grupos: alterações comportamentais, fisiológicas e neuroendócrinas, descritas a seguir.

Alterações comportamentais

Entre as alterações observadas no comportamento do RN com dor, o choro, mesmo o não sonoro, e a mímica facial se destacam. O choro apresenta um padrão característico com uma fase expiratória mais prolongada, tonalidade aguda, perda do padrão melódico e duração aumentada.

> *Observar*
> *características*
> *do choro*

A mímica facial típica de dor revela uma fronte saliente, com sulcos acima e entre as sobrancelhas; olhos espremidos; sulco nasolabial aprofundado; lábios entreabertos; boca esticada; lábios franzidos (parecem estar emitindo um som de "ú"); língua protusa, tensa e tremor de queixo (Figura 5.1).

Outros comportamentos típicos de dor são: movimentação excessiva de membros; rigidez torácica; tensão muscular; apatia ou irritabilidade; sono não REM (*Rapid Eyes Moviment*) prejudicado; mãos espalmadas e fechamento súbito; e manutenção do estado de vigília.

Após a punção capilar no calcanhar, por exemplo, o comportamento típico do RN com dor se manifesta com retirada da perna não puncionada em 0,3 segundo, retirada da perna puncionada em 0,4 segundo e, após 1,8 segundo da punção, o bebê chora. Mesmo antes de uma intervenção dolorosa, como a punção arterial, o RN submetido a repetidos procedimentos é capaz de antecipar a reação ao estímulo, apresentando alteração da mímica facial e da frequência cardíaca já no momento da antissepsia com algodão embebido em solução, como que reconhecendo que o próximo passo seria a punção.

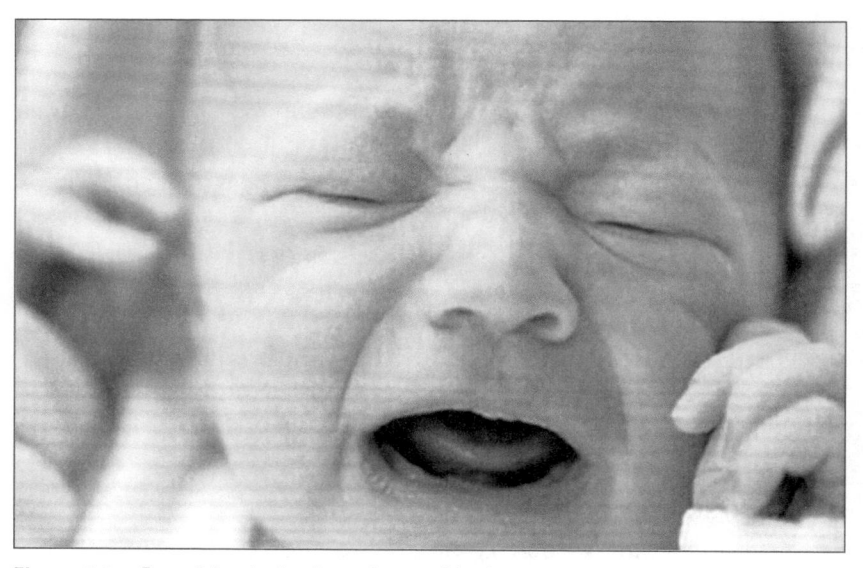

Figura 5.1 – *Face típica de dor do recém-nascido: fronte saliente, olhos espremidos, sulco nasolabial profundo, boca esticada, lábios entreabertos.*
Fonte: Imagem gentilmente cedida por Dra. Ruth Guinsburg e col.

Alterações fisiológicas

Frente a um estímulo doloroso, as alterações fisiológicas mais frequentes e que podem ser observadas no RN são: aumento da frequência cardíaca e respiratória; queda de saturação de O_2; elevação das pressões arterial e intracraniana; diminuição do tônus vagal; sudorese palmar; tremores; cianose e dilatação pupilar (observada em RN a termo). Embora tais parâmetros sejam objetivos e sensíveis para avaliar a dor na prática clínica, eles não são específicos, pois podem se manifestar em outras situações clínicas, e não devem ser usados de forma isolada, como fator decisório para o uso de analgésicos.

Alterações neuroendócrinas e bioquímicas

O RN com dor apresenta alterações nos níveis séricos de catecolaminas, cortisol, glucagon, hormônio do crescimento e endorfinas; supressão de insulina, resultando na hiperglicemia citada anteriormente; e aumento da excreção de substâncias nitrogenadas. Apesar de fidedignos, esses critérios são pouco utilizados para avaliar a dor, pois a coleta de sangue para sua mensuração seria mais um processo doloroso imposto ao RN, além dos custos financeiros para a sua realização.

As respostas comportamentais e o padrão de sono e vigília parecem representar uma resposta específica do RN à dor, quando comparadas aos parâmetros fisiológicos, que dependem da interpretação e do treinamento contínuo do observador.

Estudos mostram que o recém-nascido pode se "consolar" e autorregular o comportamento para enfrentar os estímulos nocivos. As pesquisas da psicóloga clínica, e comportamental Heidelise Als, na década de 1980, podem ser úteis para identificar a habilidade do bebê para essa autorregulação e autodiferenciação, que são evidenciadas por comportamentos de desorganização ou organização, inclusive corporal.

A autora e seus colaboradores sistematizaram a abordagem do cuidado desenvolvimental e centrado na família de neonatos internados em unidades neonatais, por meio da estratégia NIDCAP (*Newborn Individualized Developmental Care and Assessment Program* – Programa de Cuidado Desenvolvimental Individualizado e Avaliação do Recém-nascido). Esse modelo é embasado em evidências obtidas na observação direta do RN, em especial o prematuro, para compreender o seu comportamento e organizando a atenção, o apoio e a avaliação do desenvolvimento dos bebês, durante a internação e no preparo para a alta. Essa observação detalhada possibilita identificar se o paciente se apresenta estável e relaxado ou estressado e desconfortável, direcionando as intervenções para promover seu desenvolvimento. O Programa inclui um longo treinamento para uso do método. Há vinte centros formadores espalhados em muitos países. Na América-Latina, somente a cidade de Buenos Aires sedia o curso (acesse: http://nidcap.org/en/).

Para avaliar a dor no neonato e no lactente pequeno deve-se considerar a utilização de escalas que englobem parâmetros objetivos como os fisiológicos e neuroendócrinos, e parâmetros subjetivos como os comportamentais, a fim de uniformizar os critérios de avaliação daquelas variáveis para implementar uma terapêutica eficaz.

Uma escala ideal deve ser simples, de baixo custo, de fácil aplicação e interpretação, consumir pouco tempo do avaliador, permitir a quantificação da dor em intensidade e duração, e ser adequada às características do RN, ao contexto clínico e ao tipo de dor. Por essa diversidade, ainda não existe uma escala "padrão-ouro".

Em 2015, pesquisadoras da Universidade Federal de São Paulo (Unifesp), Tatiany M. Heiderich, Ana Teresa S. Leslie e Ruth Guinsburg, validaram um *software* desenvolvido à partir da escala NFCS (*Neonatal Facial Coding System* – Sistema de codificação da Atividade Facial), baseado em identificação biométrica facial a partir de dezesseis pontos nodais, dos quais foram selecionados aqueles que mais se movimentavam quando era expressa dor aguda provocada por algum procedimento, apresentando 100% de sensibilidade e especificidade; futuramente, esse instrumento auxiliará a equipe no cuidado aos bebês, possibilitando intervenções ágeis e precisas.

Escalas para avaliar a dor do neonato e lactente

Com o intuito de avaliar objetivamente a dor, pesquisadores desenvolveram escalas, que se propõem a analisar as respostas do RN à dor. Dentre elas, destacam-se, por sua praticidade: NFCS, citada anteriormente, Escala de Indicadores Comportamentais da Dor no Lactente – *Behavioral Indicators of Infant Pain* (BIIP); a Escala de Dor Neonatal – *Neonatal Infant Pain Scale* (NIPS). Muitas outras escalas foram elaboradas para aplicação na população neonatal internada em unidade de terapia intensiva, em especial em bebês prematuros. A maioria das escalas prioriza a identificação da dor aguda.

> *Atenção: a observação é tão importante quanto o uso de escalas*

✓ NFCS: desenvolvida por Ruth E. Grunau e Ken D. Craig, em 1987. Pode ser utilizada em RN a termo (RNT, idade gestacional entre 37 e 41 semanas), em RNPT, e até em crianças com 18 meses. Os indicadores avaliam a expressão facial durante os procedimentos dolorosos (Quadro 5.1). Considera-se presença de dor quando a pontuação for ≥ 3.

✓ BIIP: é uma modificação do NFCS, e inclui o estado de alerta e a movimentação das mãos, tornando a avaliação comportamental mais específica e interativa (Quadro 5.2). Validada por Liisa Holsti e Ruth E. Grunau, ao testar a resposta à dor por venopunção. População-alvo: prematuros menores de 32 semanas. Uma pontuação > 5, identifica dor.

Quadro 5.1
Escala NFCS: Sistema de Codificação Facial Neonatal. Dor ≥ 3 pontos

Movimento facial	0	1
Fronte saliente	Ausente	Presente
Olhos espremidos	Ausente	Presente
Sulco nasolabial aprofundado	Ausente	Presente
Lábios entreabertos	Ausente	Presente
Boca esticada	Ausente	Presente
Lábios franzidos	Ausente	Presente
Língua tensa	Ausente	Presente
Tremor de queixo	Ausente	Presente

Quadro 5.2
Escala BIIP: Indicadores Comportamentais da Dor no Lactente. Dor > 5 pontos

Indicador	Pontos	Definição
		Estado de sono/vigília
Sono profundo	0	Olhos fechados, respiração regular, ausência de movimentos das extremidades
Sono ativo	0	Olhos fechados, contração muscular ou espasmos/abalos, REM, respiração irregular
Sonolento	0	Olhos fechados ou abertos (porém, com olhar vago, sem foco), respiração irregular e alguns movimentos corporais
Acordado/quieto	0	Olhos abertos e focados, movimentos corporais raros ou ausentes
Acordado/ativo	1	Olhos abertos, movimentos ativos das extremidades
Agitado/chorando	2	Agitado, inquieto, alerta, chorando
		Face e mãos
Fronte saliente	1	Abaulamento e presença de sulcos acima e entre as sobrancelhas
Olhos espremidos	1	Compressão total ou parcial da fenda palpebral
Sulco nasolabial aprofundado	1	Aprofundamento do sulco que se inicia em volta das narinas e se dirige à boca
Estiramento horizontal da boca	1	Abertura horizontal da boca, acompanhada de estiramento das comissuras labiais
Língua tensa	1	Língua esticada e com as bordas tensas
Mão espalmada	1	Abertura das mãos com os dedos estendidos e separados
Mão fechada	1	Dedos fletidos e fechados fortemente sobre a palma das mãos, formando um punho cerrado/mão fechada

✓ NIPS: desenvolvida por Jocelyn Lawrence e col., em 1993; avalia cinco parâmetros comportamentais e um parâmetro fisiológico e indica a presença de dor em RN a termo e prematuro antes, durante e após procedimentos invasivos (punção de calcanhar, intubação, aspiração gástrica, aspiração de tubo traqueal, venopunção e inserção de cateter intravenoso). A escala NIPS (Quadro 5.3) tem se mostrado útil e conseguido diferenciar os estímulos dolorosos dos não dolorosos, na avaliação do parâmetro "choro" em pacientes intubados. Nessa situação, dobra-se a pontuação da mímica facial, sem avaliar o "choro". Considera-se a presença de dor quando a pontuação obtida for ≥ 4.

Quadro 5.3
NIPS: Escala de Dor Neonatal. Dor ≥ 4 pontos

Indicador	0 ponto	1 ponto	2 pontos
Expressão facial	Relaxada	Contraída	____
Choro	Ausente	"Resmungos"	Vigoroso
Respiração	Regular	Irregular/diferente do basal	____
Movimento dos braços	Relaxados	Fletidas/estendidos	____
Movimento das pernas	Relaxadas	Fletidas/estendidas	____
Estado de alerta	Dormindo ou calmo	Desconfortável	

A avaliação da dor no RN envolve médicos e a equipe de enfermagem. Entretanto, a Lei do Exercício Profissional de Enfermagem N.º 7.498/1986 determina que os cuidados diretos a pacientes com risco de morte e a execução de ações que exijam raciocínio clínico e tomada de decisões imediatas sejam realizados, privativamente, pelo enfermeiro.

Ao se optar por uma das diversas escalas, os gestores das unidades devem garantir um treinamento continuado para a sua aplicação.

As escalas NFCS e NIPS devem ser empregadas juntamente com o controle de sinais vitais. O escore BIIP (preferencialmente para neonatos prematuros) e a NFCS (preferencialmente para recém-nascidos a termo) poderá ser aplicado pela equipe médica em conjunto com a avaliação da equipe de enfermagem.

A avaliação da dor e o registro periódico de sua intensidade são fundamentais para o acompanhamento e ajustes necessários ao tratamento.

Os procedimentos que objetivam o alívio da sensação dolorosa aumentam a homeostase dos recém-nascidos, e evitam sequelas físicas e emocionais que podem perdurar até a vida adulta.

A dor pode ser aguda, estabelecida, e crônica ou recorrente. A dor é aguda, quando se manifesta por até algumas semanas ou crônica, quando perdura por mais de seis ou oito semanas. A NANDA (*North American Nurses Diagnosis Association*) Internacional, estabeleceu os diagnósticos: "Dor aguda" e "Dor crônica", que devem ser investigados pelo enfermeiro, por meio do exame físico e da aplicação de escalas específicas. Dor aguda foi definida, como "uma experiência sensorial e emocional desagradável que surge de lesão tissular real ou potencial, ou descrita em termos de tal lesão; de início súbito ou lento, de intensidade leve ou intensa, com término antecipado ou previsível e duração de menos de seis meses".

Ao se identificar a presença ou o risco de dor, deve-se instituir, o tratamento mais adequado para seu alívio e controle. O tratamento farmacológico será prescrito pelo médico para a dor de intensidade moderada ou intensa. Já para o manejo da dor ou desconforto de leve intensidade pode-se implementar medidas não farmacológicas, prescritas pelo enfermeiro.

> *Atenção: administrar sacarose ou glicose oral, antes de procedimentos*

Tratamento não farmacológico da dor

As intervenções não farmacológicas são eficazes e objetivam prevenir a intensificação de um processo doloroso, a desorganização neurocomportamental do neonato, o estresse e a agitação, sendo recomendadas para os procedimentos relacionados à dor aguda. Além disso, são de baixo custo e risco. Podem ser prescritas pelo enfermeiro e protocoladas para uso da equipe. São elas:

✓ Oferecer solução adocicada, tipo água com sacarose (de preferência) a 24% ou 25% ou glicose a 12,5% (se não houver protocolo, a prescrição é da equipe médica, pois a glicose é um medicamento), segundo a rotina institucional ou o esquema sugerido: 0,5 mL, para RN com IG entre 27 e 31 semanas; 1 mL, para RN com IG entre 32 e 36 semanas; 2 mL, para RN a termo ou peso > 2.500 g. A solução adocicada favorece a liberação de opióides endógenos (endorfinas), com propriedades analgésicas intrínsecas, bloqueando os caminhos da dor, sendo seu efeito potencializado quando associado à sucção não nutritiva. Outro mecanismo está relacionado à ação de opióides endógenos ocupando os nociceptores e modulando a transmissão neuronal do estímulo doloroso. Gotas de leite materno também promovem efeito calmante, mas menos efetivos. Evitar o uso frequente de soluções adocicadas, pois não há estudos suficientes sobre seus efeitos, a longo prazo;

✓ Promover sucção não nutritiva com dedo enluvado ou com a própria mão do RN. A sucção inibe a hiperatividade, modula o desconforto e diminui a dor, pela liberação de serotonina, e estimula a autorregulação do neonato e das fibras sensoriais que irão competir com os impulsos nociceptivos das fibras dolorosas ascendentes, diminuindo a percepção dolorosa. Para ser efetiva a sucção deve produzir mais do que 32 movimentos/minuto;

✓ Estimular a amamentação antes e durante os procedimentos dolorosos de média intensidade, de caráter agudo, como no caso de punções;

✓ Promover contenção facilitadora (ou facilitada) colocando as mãos sobre a cabeça, nádegas e membros, mantendo os braços do RN na linha média e suas mãos próximas ao rosto. O toque deve ser suave, mas firme, pois este, assim como o enrolamento, envia estímulos táteis e térmicos ao sistema nervoso central, que podem competir com os originados pela dor. A contenção favorece a auto-organização postural e mimetiza o ambiente intrauterino, transmitindo uma sensação de segurança. Essa técnica é considerada mais efetiva para confortar os prematuros com peso de 1.000 g ou menos;

> *Fitoterápicos não são usados de rotina*

✓ Providenciar enrolamento gentil do RN, utilizando um cueiro, manta fina, ou fralda de algodão, e envolvendo braços e pernas, que devem permanecer em flexão, antes, durante e após a intervenção dolorosa. A contenção e o enrolamento são mantidos por 10 minutos ou mais;

✓ Falar com o RN em tom de voz suave;

✓ Embalar e acalentar o bebê, envolvendo os pais nesse momento;

✓ Executar o procedimento em etapas, sempre que possível, para permitir a recuperação fisiológica à dor.

Observar o neonato e identificar suas "pistas" respeitando seu estado comportamental; interromper a intervenção quando necessário.

Outras medidas auxiliam a diminuir o estresse e previnem a dor, tais como:

✓ Tornar o ambiente da unidade mais acolhedor e menos estressante, com o uso de cores claras e música suave;

✓ Diminuir o ruído e a incidência de luz sobre o leito; proibir o arraste de móveis, pranchetas sobre as incubadoras, sapatos com saltos;

> *Atenção: silêncio próximo ao leito*

✓ Racionalizar a manipulação do RN e agrupar os cuidados, desde que não sejam demasiadamente estressantes ou dolorosos;

✓ Possibilitar longos períodos de sono;

✓ Realizar os procedimentos em dupla, sempre que possível; o procedimento mais doloroso é realizado pelo profissional mais experiente;

✓ Usar o mínimo de adesivos e fixações; sugerir a fixação de eletrodos em braços e coxas, em vez de tórax (local muito manipulado); trocar fixações e adesivos o mínimo possível;

✓ Lubrificar as narinas com soro fisiológico ou vaselina, se for necessário cateterizá-las;

✓ Em caso de utilizar prongas e cateteres nasais, utilizar placa de hidrocoloide e verificar tração sobre as aletas ou septo; massagear o local uma vez por plantão;

✓ Otimizar a monitorização não invasiva, evitando manipular o neonato para controles;

✓ Posicionar o RN com equilíbrio entre posturas flexoras e extensoras, mantendo-o aninhado ao leito;

✓ Estimular o contato com os pais, quando acordado.

A administração oral de 1 mL de sacarose a 25%, logo após o RN ter sido alimentado por sonda gástrica, apresentou bons resultados sobre a duração do choro e o comportamento.

O toque e o contato físico também acalmam. A presença da mãe durante e após a manipulação, confortando o bebê por meio de toque e contato pele a pele, proporciona o alívio do desconforto físico e emocional provocado pela dor, com o aumento da liberação de opióides endógenos.

Essas medidas são coadjuvantes no tratamento da dor, tornando o evento mais suportável.

O avanço tecnológico, com equipamentos e drogas cada vez mais sofisticados, e a preocupação com a humanização devem andar lado a lado, no cuidado ao recém-nascido.

Referências

1. Aisenstein C. The psychiatrist in neonatology: a new frontier. Child Psychiatry Hum. Dev., 1987; 18:3-12.

2. Als E. Toward a synactive theory of development: promise for the assessment and support of infant individuality. Infant Mental Health Journal. 1982; 3(4):229-43.

3. American Academy of Pediatrics Committee on Fetus and Newborn, American Academy of Pediatrics Section on Surgery, Canadian Paediatric Society Fetus

and Newborn Committee, Canadian Paediatric Society; Batton DG, Barrington KJ, Wallman C. Prevention and management of pain in the neonate: an update. Pediatrics. 2006;118(5):2231-41. Erratum in: Pediatrics. 2007;119(2):425.

4. Anand KJS, Hickey PR. Pain and its effects in the human neonate and fetus. N Engl J Med 1987;317:1321-9.

5. Anand KJS, International Evidence-Based Group for Neonatal Pain. Consensus statement for the prevention and management of pain in the newborn. Arch Pediatr Adolesc Med. 2001; 155:173-80.

6. Balda RCX, Guinsburg R. Avaliação da dor no período neonatal. In: Kopelman BI, Santos AMN, Goulart AL, Almeida MFB, Mitoshi MA, Guinsburg R, editores. Diagnóstico e tratamento em neonatologia. São Paulo: Atheneu; 2004. p. 577-85.

7. Ballantyne M, Stevens B, McAllister M et al. Validation of the premature infant pain profile in the clinical setting. Clin J Pain. 1999; 15:297-303.

8. Barbosa FS, Valle IN. Dor em recém-nascidos: avaliação e tratamento não farmacológico em UTI neonatal. Online Braz J Nurs [On-line]. 2006 [acesso em 10 mai 2015];5(2). Disponível em: http://www.objnursing.uff.br/index.php/nursing/article/ view/337.

9. Barker DP, Rutter N. Exposure to invasive procedures in neonatal intensive care unit admissions. Arch Dis Child Fetal Neonatal Ed. 1995 [acesso 10 mai 2015];72:47-8. Disponível em: http://www.ncbi.nlm.nih.gov/pmc/articles/PMC2528401/?page=1

10. Blauer T, Gerstmann D. A simultaneous comparison of three neonatal pain scales during common NICU procedures. Clin J Pain 1998;14(1):39-47.

11. Bueno M, Kimura AF, Diniz CSG. Evidências científicas no controle da dor no período neonatal. Acta Paul Enferm [On-line]. 2009; [acesso em 10 mai 2015];22:6. Disponível em: http://www.scielo.br/pdf/ape/v22n6/a16v22n6.pdf

12. Calasans MTA, Kraychete DC. Dor do recém-nascido: um desafio. Revista Recrearte. 2005 [acesso em 10 mai 2015];4:1-11. Disponível em: http:// www.iacat.com/Revista/recrearte/recrearte04/Seccion6/Dolor%20de%20Recien%20Nacido.pdf

13. Carbajal R, Courtois E, Droutman S, Magny JF, Merchaoui Z, Durrmeyer X, et al. Number of procedures and analgesic therapy in neonates admitted to NICUs: EPIPPAIN 2 Study. Abstract presentation at Pediatric Academic Societies' Annual Meeting; 2014 May 3-6; Vancouver, Canada.

14. Chaves LD. A avaliação da dor no recém-nascido. In: Souza ABG. Enfermagem Neonatal: cuidado integral ao recém-nascido. 2ª. ed., São Paulo: Atheneu; 2014.

15. Chermont AG, Guinsburg R, Balda RCX, Kopelman B. O que os pediatras conhecem sobre avaliação e tratamento da dor no recém-nascido? J Pediatr (Rio J.). 2003;79(3).

16. Cordeiro RA, Costa R. Métodos não farmacológicos para alívio do desconforto e da dor no recém-nascido: uma construção coletiva da Enfermagem. Texto Contexto Enferm, Florianópolis, 2014 Jan-Mar; 23(1): 185-92.

17. Cuenca MC, Guinsburg R. Diferenças na detecção da dor por escalas uni e multidimensionais em recém-nascidos a termo e saudáveis, nas primeiras horas de vida [tese de mestrado]. São Paulo: Universidade Federal de São Paulo; 2010.

18. Elias LSDT, et al. Discordância entre pais e profissionais de saúde quanto à intensidade da dor no recém-nascido criticamente doente. J Pediatr (Rio J.). 2008;84(1).

19. Franck L, Lawhon G. Environmental and behavioral strategies to prevent and manage neonatal pain. Semin Perinat. 1998;22:434-43.

20. Gaiva MAM, Dias NS. Dor no recém-nascido: percepção dos profissionais de saúde de um hospital universitário. Rev Paul Enferm. 2002;21(3):234-9.

21. Gardner SL. Pain and pain relief in the neonate. MCN. 1994; 19:85-90.

22. Gaspardo CM, Chimello JT, Cugler TS, Martinez FE, Linhares MB. Pain and tactile stimuli during arterial puncture in preterm neonates. Pain. 2008;140(1):58-64.

23. Grunau RVE Craig KD. Pain expression in neonates: facial action and cry. Pain. 1987; 28: 395-410.

24. Grunau RE, Holsti L, Peters JW. Long-term consequences of pain in human neonates. Semin Fetal Neonatal Med. 2006;11(4):268-75.

25. Guinsburg R, Cuenca MC. A linguagem da dor no RN. Documento científico do departamento de neonatologia da Sociedade Brasileira de Pediatria. 2010 [acesso 10 mai 2015]. Disponível em: http://www.sbp.com.br/src/uploads/2015/02/doc_linguagem-da-dor-out2010.pdf

26. Heiderich TM, Leslie ATFS, Guinsburg R. Neonatal procedural pain can be assessed by computer software that has good sensitivity and specificity to detect facial movements. Acta Paediatrica. 2015; 104(2):63-9.

27. Holsti L, Grunau RE. Initial validation of the Behavioral Indicators of Infant Pain (BIIP). Pain. 2007; [acesso 15 mai 2015]; 132(3):264-72. Disponível em: http://www.ncbi.nlm.nih.gov/pmc/articles/PMC2225385/

28. Lawrence J,Alcock D, McGrath P, Kay J, MacMurray SB, Dulberg C.. The development of a tool to assess neonatal pain. Neonatal Network 1993;12(6):59-66.

29. Matsuda MR, Martins MR, Neto Filho MA, Matta ACG. Métodos não farmacológicos no alívio da dor no RN. Braz. J. Surg. Clin. Res. 2014; 5(1):59-63.

30. Maxwell LG, Carrie P. Malavolta CP, Fraga MV. Assessment of Pain in the Neonate. Clin Perinatol. 2013; 40:457-69.

31. McGrath PA. An assessment of children's pain: a review of behavioral, physiological and direct scaling techniques. Pain. 1987; 31(2):147-76.

32. Menezes MSS. Dor no recém-nascido: técnicas não farmacológicas do controle da dor. In: Cavalcanti I, org. Medicina perioperatória. Joinville: SAJ; 2006. p. 1205-6.

33. Ministério da Saúde (Brasil). Secretaria de Atenção à Saúde. Departamento de Ações Programáticas e Estratégicas. Atenção à saúde do recém-nascido: guia para os profissionais de saúde. Brasília: Ministério da Saúde; 2011; 2:33-45.

34. Motta GCP, Cunha MLC. Prevenção e manejo não farmacológico da dor no recém-nascido. Rev Bras Enferm. 2015;68(1):131-5.

35. Nicolau CM, Modesto K, Nunes P, Araújo K, Amaral H, Falcão MC. Avaliação da dor no recém-nascido prematuro: parâmetros fisiológicos versus comportamentais. Arq Bras Ciênc Saúde. 2008;33(3):146-50.

36. NIDCAP. Programa de Cuidado Individualizado e Avaliação do Recém-nascido. Federation International. Disponível em: http://nidcap.org/en/

37. North American Nursing Diagnosis Association (NANDA), Internacional. Diagnósticos de enfermagem da NANDA: definições e classificações 2015-2017. 10ª. ed. Porto Alegre: Artmed; 2015. [Trad. Regina Machado Garcez.]

38. Nóbrega FS, Sakai L, Krebs VLJ. Procedimentos dolorosos e medidas de alívio em Unidade de Terapia Intensiva Neonatal. Rev Med (São Paulo). 2007 out-dez;86(4):201-6.

39. Oliveira RG. Blackbook: Pediatria. Analgesia e sedação. 4ª. ed. Belo Horizonte: Blackbook®; 2011. p.737-43.

40. Pacheco STA, Silva AM, Lion A, Rodrigues TAF. O cuidado pelo enfermeiro ao RN prematuro frente à punção venosa. Rev Enferm UERJ. 2012 jul/set;20(3):306-11.

41. Rebouças EC, Segato EN, Kishi R et al. Effect of the blockade of mu1-opioid and 5HT2Aserotonergic/ alpha1-noradrenergic receptors on sweet-substance--induced analgesia. Psychopharmacology, 2005;179(2):349-55.

42. Scochi CGS, Carletti M, Nunes R, Furtado MCC, Leite AM. A dor na unidade neonatal sob a perspectiva dos profissionais de enfermagem de um hospital de Ribeirão Preto, São Paulo. Rev Bras Enferm. 2006 [acesso 15 mai 2015];59(2):188-94. Disponível em: http://www.scielo.br/scielo.php? script=sci_ar ttext&pid=S0034-71672006000200013

43. Silva TP, Silva LJ. Escalas de avaliação da dor utilizadas no recém-nascido. Acta Med Port. 2010;23:437-54.

44. Silva YP, Gomez RS, Máximo TA, Silva ACS. Avaliação da Dor em Neonatologia. Rev Bras Anestesiol. 2007; 57(5): 565-74.

45. Simons SH, van Dijk M, Anand KS, Roofthooft D, van Lingen RA, Tibboel D. Do we still hurt newborn babies? A prospective study of procedural pain and analgesia in neonates. Arch Pediatr Adolesc Med. 2003; 157:1058-64.

46. Souza ABG, Balda RCX. Avaliação da dor na UTI neonatal. In: Souza, ABG. Unidade de Terapia Intensiva Neonatal: cuidado ao recém-nascido de médio e alto risco. São Paulo: Atheneu, 2015. p.289-304.

47. Souza ABG, Lopes VS. Condutas farmacológicas e não farmacológicas para o controle da dor e do desconforto no recém-nascido. In: Souza, ABG. Unidade de Terapia Intensiva Neonatal: cuidado ao recém-nascido de médio e alto risco. São Paulo: Atheneu, 2015. p.305-18.

48. Stevens BJ, Johnton CC, Grunau RVE. Issues of assessment of pain and discomfort in neonates. JOGNN. 1995; 24:849-55.

49. Stevens BJ, Franck L. Special needs of preterm infants in the management of pain and discomfort. JOGNN. 1995; 24:856-62.

50. Storm H, Fremming A. Food intake and oral sucrose in preterm prior to heel prick. Acta Paediatr. 2002;91:555-60

51. Sweet SD, McGrath PJ. Physiological Measures of Pain. In: Finley GA, McGrath PJ, editors. Measurement of pain in infants and children. Seattle: IASP Press, 1998. p. 59-82.

52. Van Marter LJ, Pryor CC. Tratamento da dor e do estresse na UTIN. In: ClohertyJP, Eichenwald EC, Stark AR. Manual de neonatologia. Rio de Janeiro: Guanabara Koogan; 2010. p. 608-10.

53. Van de Velde M, Jani J, De Buck F, Deprest J. Fetal pain perception and pain management. Semin Fetal Neonatal Med. 2006;11(4):232-6.

54. Van den Anker JN. Treating Pain in newborn Infants: navigating between Scylla and Charybdis. J Pediatr. 2013;163(3):618-9.

55. Van Dijk M, Tibboel D. Update on pain assessment in sick neonates and infants. Pediatr Clin N Am. 2012; 59:1167-81.

CAPÍTULO 6

Amamentação no Período Neonatal

Aspásia Basile Gesteira Souza • *Marina Possato Cervellini*

A amamentação se relaciona ao ato de dar de mamar, quando a nutriz oferece o leite materno ao seu filho, por meio da sucção direta da mama. Já o aleitamento é o uso do leite humano, fornecido pela própria mãe ou por doadora, que será ministrado à criança por diversas formas, como por exemplo, por meio do copinho. Muitas vezes, os termos "aleitamento materno" (AM) e "amamentação" podem ser usados como sinônimos.

O aleitamento pode ser, do tipo exclusivo, predominante, complementado ou misto. No tipo exclusivo, o leite humano é o único alimento oferecido para o recém-nascido (RN) e o lactente, direto da mama ou ordenhado, mesmo que o bebê receba vitaminas ou suplementos. No aleitamento predominante a criança recebe, também, outros líquidos, como chás e sucos. O aleitamento complementado é aquele onde ele recebe outros alimentos sólidos ou pastosos, como a papa de frutas. Aleitamento misto ou parcial é o uso do leite humano acrescido de outros leites. Quando a criança ingere apenas outros tipos de leite, de origem animal ou vegetal, o aleitamento é considerado artificial.

Segundo a recomendação da Organização Mundial da Saúde (OMS), o aleitamento exclusivo deve ser mantido até o sexto mês de vida, em livre demanda. Após esse período, o lactente receberá outros alimentos de forma gradativa e continuará a ser amamentado até os vinte e quatro meses de vida, ou mais.

A promoção, proteção e apoio ao AM é uma das linhas prioritárias de cuidado da Área Técnica de Saúde da Criança e Aleitamento Materno do Ministério da Saúde brasileiro, sendo uma das estratégias para a redução da mortalidade infantil, compromisso esse assumido pelo Brasil em diferentes programas, tais como: Objetivos de Desenvolvimento do Milênio (ODM), Pacto de Redução da Mortalidade Materna e Neonatal, Pacto pela Vida, Programa Mais Saúde, Pacto pela Redução da Mortalidade Infantil no Nordeste e Amazônia Legal, Rede Amamenta Brasil e Rede Cegonha.

A taxa de amamentação exclusiva no País gira em torno de 41% e o tempo mediano de aleitamento materno exclusivo é de apenas 54,1 dias, muito aquém do recomendado, apesar de todas as evidências sobre sua eficácia e dos esforços implementados pelos órgãos de saúde e pelos profissionais que assistem à gestante e à criança.

O aleitamento materno, embora envolva processos naturais, pode ser amplamente influenciado e determinado pela cultura, e necessita ser "aprendido" tanto pelo recém-nascido, quanto pela mãe, sua família e pela equipe de saúde.

A amamentação envolve uma interação complexa e multifatorial, e se apresenta como um ato reflexo de determinantes biológicas e condicionantes sociais, econômicas, políticas e culturais.

A grande maioria das mulheres pode amamentar, mas inúmeros fatores contribuem para a amamentação ser efetivada ou não: vivência anterior da mulher; apoio e orientação da equipe de saúde nas primeiras mamadas; efeito dos hormônios ocitocina e prolactina sobre a glândula mamária, demonstrado por meio da ausência ou presença demasiada do leite, como no ingurgitamento; posicionamento incorreto e pega inadequada; formato ou ausência do mamilo ou glândula mamária, como nos casos de mamilos invertidos ou presença de cirurgias anteriores, estéticas ou mastectomias; presença de dor ou lesões mamilares; início precoce ou tardio da sucção pelo RN, ainda na sala de parto; presença de reflexos de busca e sucção efetivos, presença da prematuridade; malformações genéticas ou orofaciais no RN; presença do freio-lingual muito curto; disposição materna para manter a lactação; rede de apoio familiar e socioeconômico; ausência do companheiro ou parceiro; dificuldades financeiras; estado emocional materno alterado e dor.

Apesar de muitos desafios e situações estressantes, amamentar representa muito mais do que nutrir a criança. Amamentar envolve afeto e interação entre a mãe e seu filho, o que repercutirá na saúde do bebê, sobretudo sobre o sistema imunológico, e em seu desenvolvimento cognitivo e emocional futuro.

Apesar do avanço no conhecimento das doenças e seus tratamentos, o uso de novos fármacos e terapias, a nutrição é, ainda hoje, um dos maiores e mais importantes fatores que influenciam a saúde humana. A simples ingestão do leite materno pode salvar vidas, oferecer inúmeros elementos de proteção e substâncias únicas e fundamentais para o desenvolvimento infantil.

A amamentação é a forma mais eficaz de atender a todos os aspectos nutricionais, imunológicos e psicológicos da criança e que repercutem por toda a vida. O leite humano é o único alimento capaz de reduzir as taxas de morbimortalidade infantil, especialmente no período neonatal (0-28 dias incompletos de vida), pois transfere anticorpos para o bebê, protegendo-o contra infecções, uma das principais causas de morte nessa fase.

Estudos demonstram que, quando ingerido nos primeiros meses de vida diminui o risco futuro para doenças como o diabetes, hipertensão, doenças cardiovasculares, anemia, alergias alimentares e cáries.

Para a mulher, a amamentação proporciona inúmeras vantagens: redução do risco de câncer de mama, útero e ovário; aumento nos níveis dos hormônios prolactina, importante para a produção do leite, e ocitocina, essencial para a sua ejeção e para a contração uterina pós-parto; redução de peso corporal; anticoncepcional natural temporário (enquanto a amamentação for exclusiva); economia e praticidade, não necessitando de fervura, preparos, esfriamento e limpeza de mamadeiras, entre outros cuidados.

A amamentação é um fator de proteção contra o câncer de mama e pode ser responsável por reduzir sua incidência em 2/3 dos casos, como revelou um estudo multicêntrico realizado em 2002 (*Collaborative Group on Hormonal Factors in Breast Cancer*). Quanto mais prolongada for a amamentação, maior a proteção oferecida, diminuindo o risco relativo em 4,3%, à cada 12 meses de aleitamento, independentemente da condição social da mulher, sua origem (países desenvolvidos, não desenvolvidos), idade, etnia, menopausa e número de filhos.

O leite humano é um líquido especial e complexo, contendo mais de cem ingredientes. Possui fatores antibacterianos, anti-infecciosos, antivirais e antiparasitários; além de hormônios, enzimas, fatores especiais de crescimento, e propriedades imunológicas. É "espécie-específico", e rico em ácidos graxos insaturados (importantes para a mielinização neuronal), aminoácidos, minerais, vitaminas, enzimas, imunoglobulinas e água, que perfaz 87% de sua composição. Assim, o bebê não necessita receber nenhum outro líquido para a sua hidratação. É composto, também, por vários tipos de açúcares, principalmente a lactose, presente em 4% no colostro e 7% no leite maduro, além da galactose e outros oligossacarídeos. A lactose facilita a absorção de cálcio e ferro e promove a colonização intestinal com *Lactobacillus bífidus*, fundamentais para a defesa contra micro-organismos nocivos.

Um componente único e de grande importância encontrado no leite humano materno são as células-tronco. Pesquisa publicada, em 2012, e liderada pela bióloga Foteine Hassiotou (acesse entrevista em: http://www.medela.com/IW/en/breastfeeding/for-professionals/congress2015/speakers/speaker-hassiotou.html) demonstrou que essas células poderiam sobreviver ao trato gastrointestinal do bebê, serem transferidas à corrente sanguínea e, *in vivo*, integrarem-se a diferentes tecidos como cérebro, fígado, pâncreas, timo e baço, favorecendo o desenvolvimento futuro desses órgãos e impulsionando o desenvolvimento infantil inicial. A presença de algumas dessas células permanece no sangue mesmo após o desmame. Essa constatação tornaria o leite materno uma fonte de células tronco para o tratamento de doenças.

Processo de lactação

A mama é um órgão derivado do tecido epidérmico e considerado um anexo cutâneo, formada por tecido glandular, conjuntivo (ou fibroso) e adiposo (ou subcutâneo), além de vasos sanguíneos, linfáticos e nervos. Seu tamanho e formato não indicam sua capacidade funcional, pois durante a gestação e após o parto ocorrem transformações que a tornam capaz de sintetizar, armazenar e liberar o leite.

O tecido glandular é constituído pelas glândulas mamárias, compostas por 15-20 lobos septados e irradiados a partir da base dos mamilos. Os lobos estendem-se em direção à parede torácica, ramificando-se em ductos menores. Cada lobo é formado por um grupo de lóbulos que, por sua vez, são um conjunto de cem ou mais alvéolos mamários glandulares, em que se encontram as células produtoras de leite o que ocorre a partir das últimas semanas de gestação, podendo se iniciar no segundo trimestre.

Esse processo acontece em uma sequência de eventos dependentes de ação neural e neuro-hormonal dividida em: lactogênese I, lactogênese II e galactopoese.

A lactogênese I ocorre após a dequitação (expulsão da placenta), quando os níveis de estrógeno e progesterona circulantes diminuem, com rápida elevação da concentração de prolactina. Simultaneamente, há um aumento do fluxo sanguíneo para as mamas, melhorando o aporte de hormônios e precursores do leite para as células alveolares. Entre 48-72 horas acontece a apojadura, com grande migração de água, dilatação de ductos e alvéolos, momento crucial para a "descida" do leite.

Na lactogênese II, a produção passa a ser autócrina, ou seja, o volume de leite produzido passa a depender da demanda e é diretamente proporcional ao número de mamadas. A sucção estimula as terminações nervosas do mamilo e aréola, enviando impulsos ao hipotálamo e deste à hipófise anterior que aumenta a secreção de prolactina e à hipófise posterior, para secretar ocitocina. Depois de transportados até os alvéolos mamários, a prolactina estimula as células epiteliais para a produção de leite e a ocitocina estimula as células mioepiteliais, localizadas ao redor dos alvéolos, promovendo a ejeção do leite.

Na galactopoese, a manutenção da secreção láctea depende da adequada estimulação no seio e remoção do leite com frequência regular. O estímulo mecânico da sucção continua desencadeando a liberação de prolactina e ocitocina, mas é a pressão intra-alveolar diminuída, com o esvaziamento do leite do interior dos alvéolos, que aumenta a secreção láctea. Quando o esvaziamento do leite é prejudicado, ocorre a inibição mecânica e química da produção hormonal. Nessa fase a mulher estará produzindo, em média, 600 mL de leite/dia.

Nas primeiras horas após o parto, as mamas secretam pequenas quantidades de uma substância clara – o colostro – rica em proteínas e com alto valor energético, com cerca de 6 cal/ml, suficiente para o atendimento das necessidades do RN, embora o mito popular tenda a considerá-lo como fraco e insuficiente. A produção em grande escala começa cerca de 24-48 horas após o nascimento, com cerca de 100 mL diários. Nos dias que se seguem, o leite altera suas características, tornando-se mais espesso: surge o leite de transição e, depois, o maduro, a partir do 15.º dia.

O colostro inicial contém mais anticorpos e células brancas do que o leite. É laxativo e auxilia na eliminação do mecônio (conteúdo intestinal acumulado no feto), o que favorece a saída da bilirrubina, evitando a icterícia.

Se o neonato receber leite de vaca ou outro alimento antes de receber o colostro, pode apresentar lesão intestinal e alergia alimentar.

A composição dos leites de transição e do maduro modifica-se durante a mamada: no início são ricos em proteínas, lactose, vitaminas, sais minerais e água; no final, contém mais gordura, tornando-se importante fonte de energia. Daí a importância de o bebê esvaziar completamente uma das mamas, antes da outra ser oferecida. Na próxima mamada, a criança iniciará a sucção pela mama mais cheia.

O leite da mãe de um RN prematuro (RNPT) tem a composição diferente do leite da mãe do RN a termo, mas ideal para aquele bebê.

O leite materno pode apresentar pequenas variações em sua composição e sabor, conforme a ingesta materna, sem nenhum significado clínico. Entretanto, inúmeros cosméticos e medicamentos, de uso contínuo ou esporádico, assim como fitoterápicos e alimentos, apresentam contraindicação relativa ou absoluta, para a amamentação.

Contraindicações ao aleitamento materno

Equipe e mãe devem avaliar o risco e o benefício do aleitamento, que será interrompido ou desencorajado se existir evidências de que a substância usada é nociva para o bebê ou provoca efeitos colaterais importantes, quando não forem disponibilizadas informações suficientes a respeito ou quando a droga não puder ser substituída por outra compatível.

As substâncias que contraindicam o aleitamento materno são:

✓ Anticonvulsivantes: Zonisamida;

✓ Antidepressivos: Doxepina;

✓ Antiparkinsonianos: Bromocriptina (pode inibir a lactação) e selegilina (sem dados suficientes sobre sua segurança). Praticamente, todas as drogas desse grupo possuem contraindicação relativa;

✓ Hipnóticos e ansiolíticos: Brometos;

✓ Analgésicos: Antipirina, por efeito tóxico sobre a medula óssea;

✓ Antimicrobianos: Linezolida (sem dados suficientes sobre sua segurança);

✓ Antivirais: Ganciclovir (sem dados suficientes sobre sua segurança);

✓ Antiarrítmicos: Amiodarona;

✓ Anticoagulantes: Fenindiona;

✓ Contraceptivos e hormônios: Etinilestradiol, mestianol, estradiol, hormônio luteinizante: alteram a produção de leite. Testosterona: risco de masculinização em meninas;

✓ Antagonistas hormonais: Carbegolina e outros;

✓ Antineoplásicos: a maioria possui contraindicação absoluta. Nenhum medicamento desse grupo é totalmente seguro;

✓ Fármacos e cosméticos para uso estético: Acitretina, etretinato, isotretinoína, formol na composição;

✓ Agentes ambientais: Chumbo;

✓ Fitoterápicos: Borrage (borragem, borracha, borracha-chimarrona e foligem), cohosh azul (azul ginseng, raiz papoose, raiz de mirtilo, gotas de faia), confrei (consólida-do-cáucaso, capim roxo da Rússia), kava-kava (kawa, pimenta kava, yaqona, sakau e ava), kombucha (kombuchia, chá do cogumelo, cajnyj kvas, cha gu). Nenhum medicamento desse grupo é totalmente seguro, exceto a erva-de-são-joão.

Algumas doenças infecciosas contraindicam o aleitamento, como:

✓ Vírus da imunodeficiência humana (HIV);

✓ Vírus linfotrópico da célula humana (HTLV – tipos I e II);

✓ Herpes ativa (com vesícula).

Outras infecções maternas por sífilis, hepatite C devem ser avaliadas quanto a presença de lesões mamárias e mamilares. Na tuberculose materna sem tratamento, o uso de máscara é recomendado.

> Supervisionar as mães que não devem amamentar

A amamentação também é contraindicada no RN portador de galactosemia e nutrizes em tratamento com radioisótopos.

A interrupção temporária da amamentação pode ser necessária em alguns casos:

✓ Varicela aguda, com vesículas até dois dias após o parto, onde a mãe deve ser mantida isolada até a cicatrização das lesões e o RN deve receber Imunoglobulina Humana Antivaricela Zoster (IGHAVZ), antes do 4.º dia de vida;

✓ Doença de Chagas aguda;

✓ Abscesso mamário, até ser tratado;

✓ Abuso de drogas lícitas (etanol e nicotina) e ilícitas (moderador de apetite, anfetaminas, *ecstasy*, cocaína e derivados, heroína, maconha, ácido lisérgico) a amamentação é interrompida por 24-48 horas após o uso. Para o etanol, a interrupção é de uma hora por dose ingerida ou até que a mulher recupere a sobriedade.

Existem medicamentos galactagogos ("formadores" de leite), capazes de induzir ou aumentar a produção do leite materno, pois eles inibem a ação da dopamina sobre a prolactina, hormônio da lactação. Quanto mais dopamina, menor a quantidade de prolactina.

São eles: domperidona e metoclopramida. Seu uso deve ser prescrito com cuidado pelo obstetra, pois podem ocorrer efeitos adversos no RN e risco de depressão materna, se o uso for prolongado. Apesar de popularmente conhecidos, os fitoterápicos e outras substâncias, como a cerveja preta, não têm sua eficácia comprovada.

Promoção ao aleitamento materno

Os intervalos das mamadas serão auto ajustados e espaçados, paulatinamente, segundo as necessidades do bebê.

A amamentação pode ser avaliada em cinco estágios comportamentais do RN e lactente: pré-amamentação (agitação, choro, fome aparente); de aproximação (reflexos de busca e de sucção); de ligação (sucção efetiva); consumatório (coordenação entre sucção e deglutição); de saciedade (parar de mamar, adormecer).

A posição do bebê ao peito e a forma como se realiza "a pega" da mama são fundamentais para a promoção do aleitamento a livre demanda

> O RN mama, em média, de 8 a 12 vezes por dia

e para evitar complicações, como mamilos doloridos ou lesionados e mamas ingurgitadas.

Há várias posições que favorecem a amamentação (Figuras 6.1 a 6.4): mãe deitada, sentada ou em pé; posição tradicional com o bebê ao colo e abdômen voltado para o abdômen da mãe; bebê sentado em posição de "cavalinho"; bebê invertido (posição "jogador de futebol americano"), com a cabeça voltada para a mama e o corpo apoiado embaixo da axila da mãe.

Para amamentar gêmeos, a mãe pode lançar mão de diferentes alternativas, como a posição invertida, a tradicional, tradicional cruzada ou uma combinação destas (Figura 6.5). A produção de leite será mantida de acordo com a necessidade dos filhos.

A sequência das mamadas entre os gêmeos pode ser planejada de diferentes maneiras. A alternância de bebês e mamas, a cada 24 horas, por exemplo, parece ser a mais prática para os pais: cada bebê inicia as mamadas na mesma mama, naquele dia.

No caso de partos múltiplos com trigêmeos ou mais, a mulher necessitará retirar o leite por meio de ordenha manual ou mecânica na Unidade de Cuidados Intermediários ou Intensivos, onde os irmãos permanecerão por algumas semanas, até ganharem habilidade para se alimentarem. Fisiologicamente é possível amamentar, exclusivamente, a todos os filhos. Entretanto, manter a amamentação sem introduzir um leite complementar é praticamente impossível, quer seja por questões psicossociais da mãe e família ou pelo ganho de peso inadequado dos bebês. Em domicílio, a mãe fará um rodízio entre mamas e mamadeira.

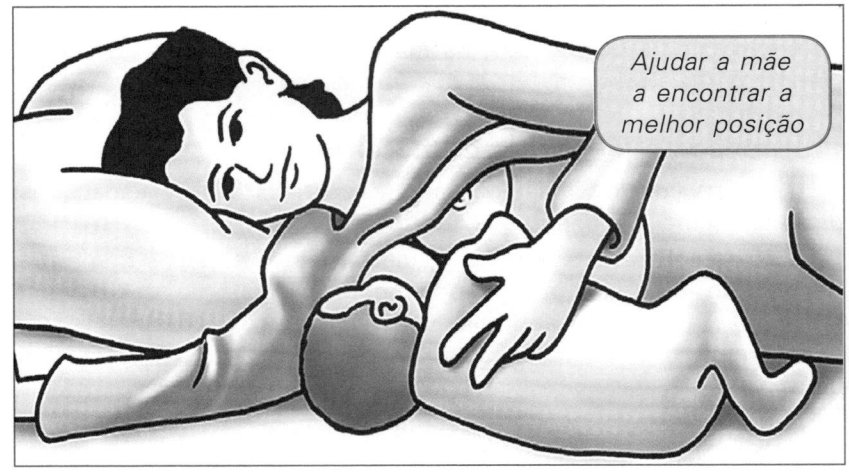

Ajudar a mãe a encontrar a melhor posição

Figura 6.1 – *Posição deitada, com o bebê em paralelo.*

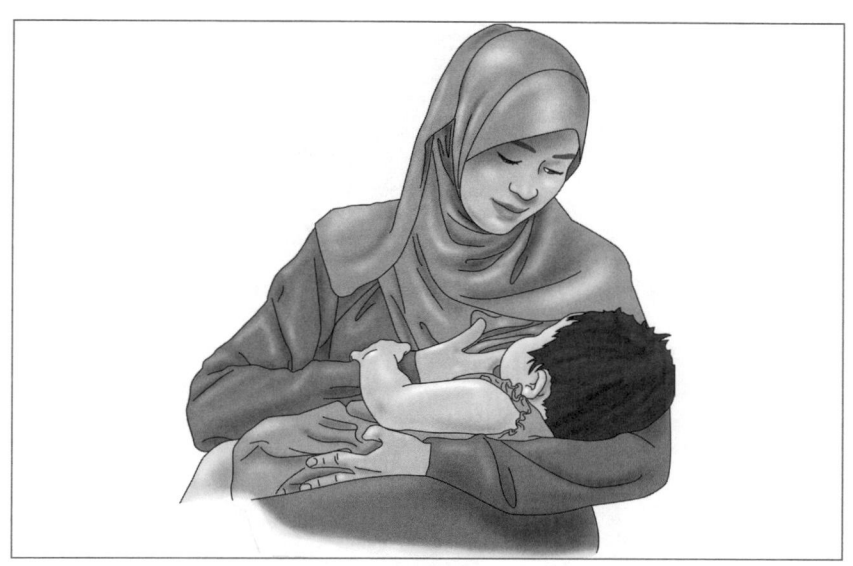

Figura 6.2 – *Posição sentada, com o bebê no colo, na transversal.*

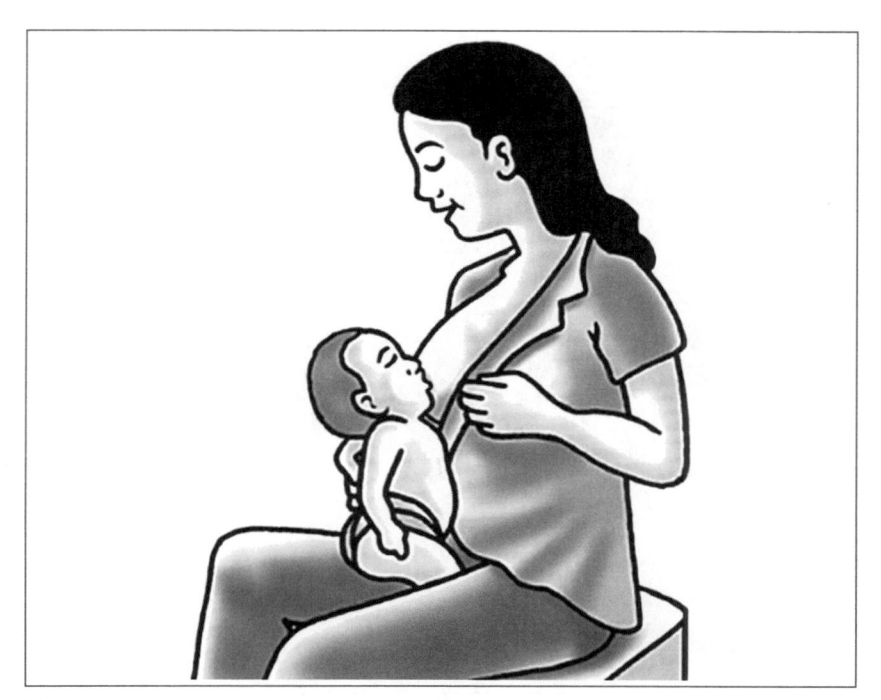

Figura 6.3 – *Posição com bebê sentado, tipo "cavalinho".*

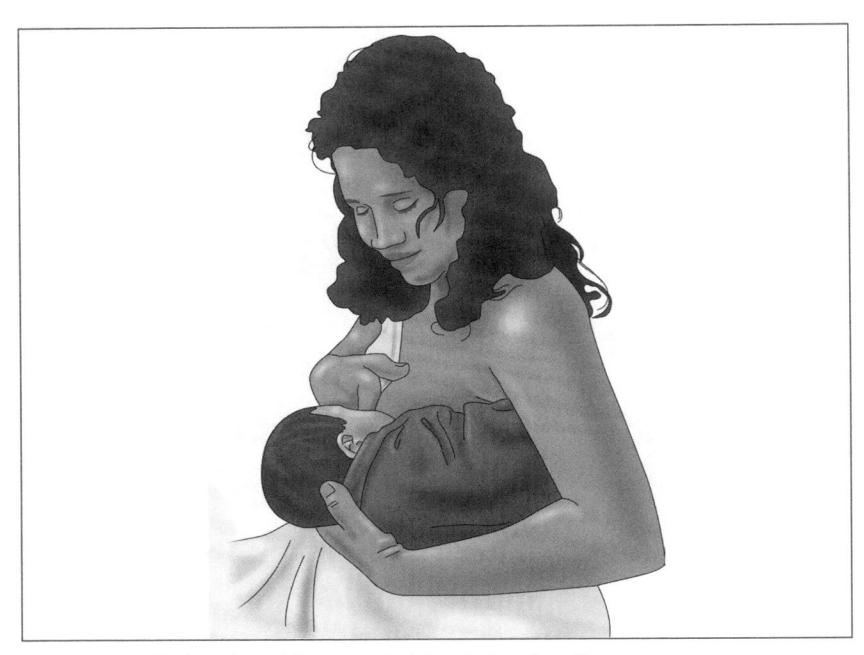

Figura 6.4 – *Posição invertida, com o bebê embaixo da axila.*

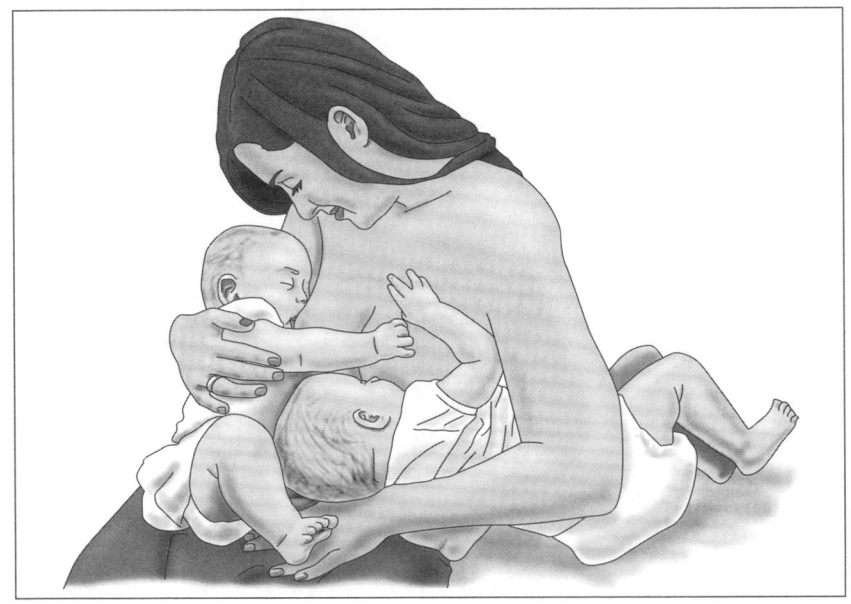

Figura 6.5 – *Amamentação de gêmeos combinando a posição tradicional com a invertida.*

Uma amamentação eficaz pode ser assim identificada:

✓ Sinais observáveis de liberação de ocitocina, tais como: sensação de formigamento nas mamas e cólicas abdominais; satisfação referida pela mãe com o processo;

✓ Sinais de boa pega: presença de reflexos de busca, sucção e deglutição; o mamilo está posicionado no palato do bebê; o lábio inferior está posicionado debaixo do mamilo; ele abocanha a maior parte da aréola, deixando a porção superior visível; o queixo toca a mama; a boca está bem aberta e seu lábio inferior está evertido (virado para fora) – "boca de peixe"; bochechas cheias, sem retrações ("covas");

✓ RN dorme após a mamada;

✓ Mamas flácidas, não ingurgitadas;

✓ Criança urina frequentemente;

✓ Ganho de peso satisfatório;

> *Orientar a família para reconhecer os sinais de boa pega*

As dificuldades com a amamentação podem surgir nos primeiros dias, levando muitas mães a oferecem o leite artificial. A família, especialmente a avó materna, influencia notadamente na manutenção do AM.

Para realizar a promoção, proteção e apoio à amamentação de forma que traga resultados e ofereça benefícios, o profissional de saúde, além do conhecimento e competência técnica em aleitamento, precisa ter habilidade comunicativa eficiente com a nutriz e sua família. Nesse sentido, a técnica do aconselhamento em amamentação tem sido recomendada pela OMS.

A saúde mental da mãe deve sempre ser observada, pois fatores de ordem emocional como motivação, autoconfiança e tranquilidade são fundamentais para uma amamentação bem-sucedida. Por outro lado, fatores como a dor, o desconforto, o estresse, a ansiedade, o medo, a baixa autoconfiança e a falta de apoio social e familiar podem inibir o reflexo de ejeção do leite, prejudicando a lactação.

O aconselhamento de mãe e família deve abordar questões de acordo com a fase da amamentação, evitando múltiplas informações, em uma mesma abordagem.

Aconselhar significa ajudar a tomar decisões; assim, após ouvir, entender e dialogar com a mulher sobre os prós e os contras das opções para amamentar, o profissional lança mão de recursos que facilitam o aconselhamento, como:

✓ Fazer uso da comunicação não verbal (gestos, expressão facial). Por exemplo, sorrir, como sinal de acolhimento; balançar a cabeça afirmativamente, como sinal de interesse; tocar na mulher ou no bebê, quando apropriado, como sinal de empatia;

✓ Promover maior aproximação física, removendo barreiras como mesa, papéis, computadores;

✓ Usar linguagem simples, acessível;

✓ Dedicar tempo para ouvir, prestando atenção no que a mãe diz e no significado de suas falas. Algumas mulheres têm dificuldades para se expressar. Nesse caso, algumas técnicas são úteis tais como fazer perguntas abertas, dando mais espaço para a mulher se expressar. Essas perguntas, em geral, começam por: Como? O que? Quando? Onde? Por quê? Por exemplo, em vez de perguntar se o bebê está sendo amamentado, perguntar como ela está alimentando o bebê;

✓ Mostrar à mãe que os seus sentimentos são compreendidos, colocando-a no centro da situação e da atenção do profissional. Isso é empatia. Assim, por exemplo, quando a mãe relata que está muito cansada porque o bebê quer mamar com muita frequência, o profissional pode comentar que entende porque está se sentindo tão cansada;

✓ Evitar palavras que soam como julgamentos, como: certo, errado, bem, mal, assim é pior, não faça assim, etc.;

✓ Aceitar e respeitar os sentimentos e as opiniões das mães, sem, no entanto, precisar concordar ou discordar com o que ela pensa. Por exemplo, se uma mãe afirma que o seu leite é fraco, o profissional pode responder dizendo que entende a sua preocupação, e pode complementar dizendo que o leite materno pode parecer "ralo" no começo da mamada, mas contém muitos nutrientes;

✓ Reconhecer e elogiar naquilo em que a mãe e o bebê estão indo bem. Essa atitude aumenta a confiança da mãe, encoraja-a a manter práticas saudáveis e facilita a sua aceitação a sugestões;

✓ Dar sugestões em vez de ordens;

✓ Oferecer ajuda prática como segurar o bebê por alguns minutos e ajudá-la a encontrar uma posição confortável, para amamentar;

✓ Conversar com as mães sobre as suas condições de saúde e as do bebê, explicando-lhes todos os procedimentos e condutas;

✓ Orientar também o acompanhante e oferecer orientação escrita, por ocasião da alta;

✓ Proporcionar privacidade e ambiente calmo;

✓ Não suspender a amamentação, se as tentativas iniciais forem insatisfatórias.

Outras sugestões que podem auxiliar a mãe: usar roupas confortáveis e de fácil manuseio; utilizar sutiã com alças largas para uma boa sustentação e trocá-los sempre que úmidos; manter dorso apoiado e ereto; corpo do bebê alinhado, voltado para a mãe; cabeça da criança permanece livre para mover-se; o braço do bebê é mantido ao redor da cintura da mãe ou ao lado do corpo; ao iniciar a mamada, utilizar o polegar e indicador (em forma de C) para oferecer o seio, tocando levemente o mamilo no nariz ou lábio do RN; observar sincronismo entre sucção e deglutição; observar que a mama não deve parecer distendida ou repuxada.

É importante que as mulheres sintam o interesse do profissional pelo seu bem-estar e de seu filho, para que adquiram confiança.

Todas as ações de incentivo, proteção e apoio à amamentação são fatores importantes na manutenção da saúde das populações infantis, pois o desmame precoce coloca em risco a saúde e a vida da criança.

Amamentação do bebê prematuro

O recém-nascido prematuro apresenta, de acordo com sua idade gestacional, diferentes graus de imaturidade fisiológica e neurológica, hipotonia muscular e hiper-reatividade aos estímulos do meio ambiente, permanecendo em estado de alerta por períodos muito curtos. Apesar do inadequado controle da sucção/deglutição/respiração é capaz de mamar, se receber auxílio apropriado. Dessa forma, a equipe deve estar convencida das múltiplas vantagens do AM e da capacidade do prematuro ser alimentado.

O leite humano é indispensável para o pré-termo ou neonato doente. Dentre as principais vantagens de seu uso nessa população estão a prevenção de infecções, por meio da transmissão de imunidade passiva, auxílio na maturação gastrintestinal e proteção contra a retinopatia da prematuridade. Além disso, a médio e longo prazo, a criança que foi amamentada apresenta um melhor desempenho cognitivo e menor risco para desenvolver alterações metabólicas e cardiovasculares, na vida adulta.

A incidência de infecções, como enterocolite necrosante, sepse e meningite é significativamente menor no RN de muito baixo peso (RNMBP) que recebe o leite humano, quando comparado àquele que recebe exclusivamente leite artificial.

O leite da mãe de um RN prematuro é diferenciado e adequado às suas necessidades, tendo maiores concentrações de nitrogênio, lipídeos, ácidos graxos, cálcio, fósforo, sódio e melhor digestibilidade, em relação ao leite produzido por mães de recém-nascidos de termo.

O perfil de aminoácidos também é específico para o prematuro, contendo taurina, glutamina e carnitina, pois ele possui imaturidade de alguns sistemas enzimáticos e não consegue fazer a conversão de outros aminoácidos importantes que estão presentes no leite humano.

Apesar de inúmeras vantagens, a literatura indica que a taxa de AM exclusivo, em prematuros, ainda é muito baixa, possivelmente relacionada às dificuldades vivenciadas pelas nutrizes, durante o período de internação na unidade neonatal.

Alimentar um recém-nascido prematuro é um processo complexo que requer uma criteriosa avaliação. Na maioria das vezes, não é possível que ele inicie sua alimentação diretamente por sucção da mama, o que faz necessário o uso de sondas orogástricas para a introdução do leite. Nesse momento as mães vivenciam uma prática totalmente diferente daquela imaginada durante a gestação.

Muitos bebês prematuros apresentam sucção débil, cansaço e engasgo, especialmente os com idade gestacional inferior a 30-32 semanas.

A amamentação surpreende e, muitas vezes, frustra as mulheres que a idealizam como um processo fácil e instintivo, e não como um processo que pode se tornar complicado, cansativo e permeado por ansiedade, medos e ambiguidades, principalmente nos primeiros dias. É necessário que as mães compreendam as limitações de seus filhos e as suas próprias, além de receberem todo o esclarecimento e apoio da equipe de saúde.

A nutriz pode experimentar dor, devido às inúmeras ordenhas, muitas vezes realizadas de forma inadequada, e cansaço não apenas pela rotina hospitalar, mas também pelo curto espaçamento entre as mamadas, nos prematuros muito pequenos. Além disso, podem perceber que nutrir o filho é a única coisa que podem "materialmente" fazer para colaborar com a sua recuperação. Entretanto, poucas mães conseguem iniciar e manter uma produção adequada de leite, sem receber ajuda qualificada dos profissionais e apoio da família.

Ajudar o binômio mãe-filho no processo de amamentação não é somente um procedimento que envolve técnicas, mas, também, um fenômeno biopsicossocial complexo que requer empatia da equipe.

Ainda não existe um consenso sobre o momento adequado para iniciar a amamentação no RN pré-termo, porém, ao se determinar que esta habilidade relaciona-se, unicamente, ao peso ou IG, corre-se o risco de retardar a sucção direta, pois existem importantes variações individuais, que devem ser consideradas, e mesmo os recém-nascidos com menos de 30 semanas podem ser capazes de sugar a mama. O ideal seria considerar critérios comportamentais, que indicariam a prontidão do bebê para a amamentação, além de observá-los durante a mamada. Dentre eles, destacam-se:

✓ Postura fletida;

✓ Reflexo da busca ao ter a face tocada;

✓ Boa tonicidade muscular;

✓ Lábios vedados na maior parte do tempo;

✓ Sucção de sonda gástrica;

✓ Movimentação da língua;

✓ Presença dos reflexos de sucção e deglutição;

✓ Estado de alerta ou sono leve;

✓ Despertar espontâneo, durante a administração de leite por cateter.

Outras medidas são valiosas para auxiliar essas mães à amamentarem: avaliação da presença de leite na mama a ser oferecida, evitando sucção e cansaço desnecessários; complementação com leite ordenhado, através de copinho; observação dos sinais de boa pega; sugerir sucção por mais de 10 minutos, em cada mama; acompanhamento da evolução do peso; incentivo do método canguru, de contato pele a pele, precocemente.

A Associação Norte-Americana dos Diagnósticos de Enfermagem (NANDA – *North American Nursing Diagnosis Association*) Internacional (2015-2017), descreve os sinais que caracterizam o diagnóstico de "Amamentação ineficaz", identificado frequentemente nos bebês prematuros: inabilidade da criança de pegar o "seio" materno corretamente; sinais observáveis de ingestão inadequada de leite; agitação e choro manifestados na primeira hora após a amamentação; ausência de resposta a outras medidas de conforto; arqueamento da criança e choro, com resistência a abocanhar. Dessa forma, a amamentação nem sempre é possível, embora a sucção deva ser estimulada.

Uma medida que pode contribuir nesse sentido é a realização de exercícios orientados por fonoaudiólogos e que podem ser realizados pelas mães, como: o estímulo à sucção não nutritiva, introduzindo e massageando a junção do palato mole com o palato duro, utilizando o dedo mínimo; o estímulo para a abertura da boca, introduzindo a aréola até a altura do palato do recém-nascido; a variação do posicionamento do bebê, entre outros, que complementam as ações que favorecem a amamentação nesses bebês.

A equipe de fonoaudiólogos poderá também prescrever o uso do cateter com leite materno, concomitantemente aos exercícios de estimulação para desenvolver a sucção ou o uso de uma chupeta pequena, conduta ainda controversa.

Para viabilizar a ingestão do leite materno (ou doado) por copinho, xícara, colher ou cateter gástrico, é necessário a retirada por expressão ou ordenha manual, uma vez que o leite humano pode ser refrigerado ou congelado logo após ser coletado e acondicionado em frasco esterilizado, mantido na posição vertical. O leite cru (não pasteurizado) é conservado em geladeira por até 12 horas, e, no freezer ou congelador, por até 15 dias sendo o seu descongelamento realizado em geladeira. O aquecimento do leite é realizado somente em banho-maria e homogeneizado, antes de ser oferecido.

Na prática diária em Unidade de Terapia Intensiva Neonatal (UTIN), os profissionais se deparam com dificuldades que desfavorecem o aleitamento e a amamentação, decorrentes das características anatômicas e fisiológicas dos bebês ali internados (em sua maioria por prematuridade), das suas condições clínicas, das rotinas hospitalares rígidas e desatualizadas e da falta de adesão da mãe.

No entanto, a importância cada vez mais explícita e relevante dos benefícios do leite humano ao RNPT vem trazendo alternativas e terapêuticas que promovem e apoiam a ingestão do leite humano e aleitamento materno.

Vale ressaltar que a colostroterapia, administração precoce de colostro, nas primeiras 24 horas de vida tem sido alvo de estudos e visto como uma alternativa possível de garantir um suporte imunológico àqueles bebês. O colostro cru apresenta-se com um fim diferente do nutricional, atua colonizando a mucosa intestinal imatura com agentes protetores como imunoglobulinas, citocinas, fatores de crescimento e, dessa forma, reduzindo e/ou evitando quadros infecciosos, tão comuns nessa população.

Outra forma de introduzir o leite materno por via oral, quando a amamentação for impossível, é por meio do copo apropriado. Entretanto, questiona-se se esse método é eficaz para desenvolver o movimento de língua e mandíbula necessário para a amamentação, além da ocorrência das perdas por derramamento, que podem chegar a 1/3 do volume, que podem ser acompanhadas pesando-se compressas/babadouro/gazes.

Estudos mais antigos, como o elaborado por Sandra Lang, Clive J. Lawrence e Richard L'E Orme, em 1994, apoiam o uso de copo sem rebordo (tipo xícara) para alimentar bebês com mais de 30 semanas, em volumes de 5 mL a 15 mL; atualmente, muitas equipes de médicos, enfermeiros e fonoaudiólogos neonatologistas o contraindicam.

Para sua utilização, colocar o RN em posição vertical, inclinar o copinho para que a língua dele consiga alcançar o leite, que será lambido e deglutido; não se deve despejar o leite na boca do bebê. Nos dias seguintes, quando a criança desenvolver a coordenação necessária, o leite começará a ser sorvido (bebido aos poucos). Nesse momento, pode-se iniciar a amamentação propriamente dita. O uso da mandíbula na sucção exigirá maior esforço do bebê, o que pode dificultar a aceitação da mama; por isso, recomenda-se o uso racional do copo.

A técnica da translactação é uma alternativa para a alimentação do RNPT ou dos que não puderam ser amamentados. Consiste na adaptação da técnica de relactação, apresentada adiante.

Para a translactação, o leite ordenhado pela mãe é ofertado por meio de um cateter gástrico curto ou de aspiração, n.º 4 ou 6, conectado a uma seringa sem êmbolo ou a um copinho, com a outra extremidade fixada sobre o mamilo, para que seja introduzida na boca do RN, que a sugará durante a "mamada". Nas pausas para o descanso do bebê, a sonda é pinçada para interromper o fluxo.

A finalidade da translactação é realizar a transição da alimentação por gavagem, por meio de sonda, para a sucção da mama.

A relactação é utilizada para o reestabelecimento do fluxo adequado de leite materno; o bebê é colocado para mamar no peito, mesmo que a mãe "não tenha" leite. A fórmula artificial é preparada e colocada em um recipiente ou seringa, adaptada a um cateter, também fixado no mamilo. O RN ou lactente abocanha-os simultaneamente e, ao sugá--los, receberá o leite artificial ao mesmo tempo em que estimula os ductos mamários e a produção dos hormônios prolactina e ocitocina.

A utilização da técnica "sonda-dedo" também surgiu como uma alternativa na transição alimentar. No entanto, essa prática ainda é bastante controversa e sem estudos suficientes que embasem sua indicação e uso. A técnica auxilia a alimentação, pois o bebê suga somente o que é capaz, sendo, também, um método alternativo ao copinho e mamadeira, quando a mãe está ausente. Para a utilização dessa técnica é oferecido ao RN o dedo mínimo enluvado e um cateter gástrico, conectado a uma seringa sem êmbolo ou a um copinho com leite (humano ou artificial). Na medida em que o dedo mínimo toca o palato, o RN responde com movimentos de sucção. Os cuidados com as mamas merecem a atenção profissional. O ingurgitamento mamário consiste na turgescência ou edema, podendo ocorrer em somente uma das mamas; nesses casos, indicam-se compressas frias, ordenha manual cuidadosa, mamadas mais frequentes e correta posição da pega.

Pode ocorrer o aparecimento de lesões mamilares, causa comum para o abandono do aleitamento materno, por ocasionar dor e desconforto às nutrizes. Os traumas mamilares podem advir do posicionamento e pega incorretos, sucção inefetiva, frênulo lingual muito curto. Para seu manejo, os cuidados foram agrupados em três categorias: medidas de proteção, como a alternância da posição para as mamadas e o uso criterioso de conchas protetoras; tratamentos secos, como o banho de sol ou de luz, menos recomendados atualmente; e tratamentos úmidos, que facilitam a cicatrização como a utilização do leite ordenhado, cremes à base de vitaminas A, D ou E, lanolina anidra modificada, pomadas contendo corticoides. Excluindo-se o leite materno, os demais tratamentos úmidos ainda requerem pesquisas que comprovem sua eficácia clínica, e seu uso deve ser cauteloso, pois podem causar alergias e obstrução de poros lactíferos.

Em todas as situações, a avaliação do ganho de peso do RNPT e o prolongamento do sono, entre as mamadas, indicam se o volume ingerido de leite foi satisfatório. Outros serviços de atendimento ao neonato preferem pesar o RN após cada oferta de leite, o que nem sempre é viável ou fidedigno.

Amamentar prematuros ainda é um grande desafio. A equipe necessita, realmente, estar convencida das múltiplas vantagens do aleitamento materno e da possibilidade de se alimentar o RNPT ao seio, precocemente.

Banco de Leite Humano – BLH

O Ministério da Saúde e a Fundação Oswaldo Cruz (Fiocruz) criaram, em 1998, a Rede Brasileira de Bancos de Leite Humano (REDEBLH), com o objetivo de promover a expansão quantitativa e qualitativa dos bancos de Leite Humano no Brasil, com integração e construção de parcerias entre órgãos federais, iniciativa privada e sociedade. Em 2015, a REDEBLH conta com 217 Unidades de Bancos de Leite Humano e 126 Postos de Coleta (PCLH), por todo o território nacional.

Todos os estados brasileiros possuem Bancos de LH. A RDC N.° 171, de 4 de setembro de 2006, regulamenta seu funcionamento e estabelece critérios de inclusão para doadoras e receptores.

O BLH é um serviço especializado vinculado a um hospital de atenção materna e/ou infantil, responsável por ações de promoção, proteção e apoio ao aleitamento materno e execução de atividades de coleta da produção láctica da nutriz, seleção, classificação, processamento, controle de qualidade e distribuição.

O PCLH é uma unidade fixa ou móvel, intra ou extra-hospitalar e vinculada tecnicamente a um BLH, com as mesmas ações, e responsável pela coleta da produção láctica e sua estocagem sem, contudo, executar as atividades de processamento do leite.

A prioridade de atendimento de um BLH são os portadores de necessidades nutricionais especiais, como os recém-nascidos prematuros, lactentes portadores de infecção, incluindo enteroinfecções, portadores de deficiências imunológicas e outros casos com justificativa médica.

É de responsabilidade dos BLH a manutenção do estoque de leite humano suficiente para atender à demanda e a redução do descarte de volume após as análises do leite cru nas etapas de processamento.

Com relação ao controle de qualidade do leite recebido pelo BLH, este deverá ser submetido aos procedimentos de seleção, segundo indicadores preconizados pela Agência Nacional de Vigilância Sanitária – (Anvisa), como a ausência de sujidades e análise microbiológica, entre outros. Após ser submetido a essas etapas de controle, o leite humano tem sua qualidade garantida e pode ser distribuído para unidades e oferecido aos recém-nascidos e lactentes.

São consideradas doadoras as nutrizes saudáveis que apresentam secreção láctica superior às exigências de seu filho e que se dispõem a doar o excedente, por livre e espontânea vontade, que estão temporariamente impedidas de amamentar seus filhos diretamente no peito, cujos filhos estão internados em unidades neonatais ou outras unidades hospitalares, e que ordenham o leite para estimulação da produção ou para consumo exclusivo de seus filhos.

É de extrema importância o controle clínico das doadoras, para detectar doenças virais como citomegalovírus, varicela zoster, síndrome da imunodeficiência adquirida (AIDS); bacterianas, parasitárias e fúngicas, que podem ser transmitidas ao RN, impedindo, assim, a amamentação e a doação do leite humano.

Para que essa nutriz seja confirmada como doadora de leite humano, os seguintes requisitos devem ser respeitados, além dos citados:

✓ Apresentar exames pré e pós-natal compatíveis com a doação;

✓ Não fumar mais de dez cigarros por dia;

✓ Não usar medicamentos incompatíveis com a amamentação;

✓ Não usar álcool ou drogas ilícitas;

✓ Realizar exames (hemograma completo, VDRL, anti-HIV e demais sorologias usualmente realizadas durante o pré-natal) se não estiverem disponíveis;

✓ Outros exames podem ser realizados conforme perfil epidemiológico local ou necessidade individual da doadora.

Com relação à distribuição do leite humano pasteurizado é obrigatória a inscrição do bebê no BLH e a prescrição de médico ou nutricionista indicando volume, horário e necessidades do receptor, que será atendido segundo alguns critérios de prioridade, a saber: RNPT e RN baixo peso que não suga, infectado, em nutrição trófica, portador de imunodeficiência, portador de alergia a proteínas heterólogas e, em casos excepcionais, a critério médico.

Para realização da coleta do leite humano cru são necessárias medidas higiênico-sanitárias, tais como: o preparo de um frasco de vidro com tampa plástica, sem rótulo ou papelão, lavado com água e sabão e enxaguado em água corrente, submetido à fervura por 15-20 minutos e emborcado para secagem sobre um pano limpo ou toalha de papel. A mama é ordenhada depois de o filho mamar ou quando elas estiverem muito cheias, em local limpo, sem animais, com os cabelos protegidos por touca ou lenço, máscara ou fralda cobrindo o nariz e a boca, mãos e antebraços higienizados e secos em toalha limpa ou papel.

Para realizar a ordenha, a doadora massageia as mamas em direção à aréola, posiciona os dedos polegar e indicador na aréola, logo acima e abaixo do mamilo, em forma de "C", empurrando a mama em direção ao corpo e comprimindo um dedo contra o outro; repete esse movimento várias vezes até o leite começar a sair; deve desprezar os primeiros jatos ou gotas e coletar o restante no frasco.

Iniciativa Hospital Amigo da Criança

Nas últimas décadas, diferentes aspectos sociais e culturais desfavoreceram a amamentação. O uso de anticoncepcionais, o adiamento da maternidade, a diminuição do número de filhos, a inserção maciça da mulher no mercado de trabalho, a valorização dos leites artificiais como fonte de vitaminas e proteínas, ideias como "bebês gordos tem mais saúde" e "a amamentação provoca flacidez" fizeram as taxas da amamentação despencarem, sendo que, nos últimos anos, apenas 40% das crianças com menos de 6 meses foram amamentadas exclusivamente com leite materno.

No meio familiar, por exemplo, as mulheres com estabilidade conjugal e rede social de apoio recebem uma influência positiva na duração do aleitamento materno; já as mulheres inseridas em um ambiente familiar desestruturado e conflituoso estão propensas a maior dificuldade para manter a amamentação.

Um meio "aleitante", composto por avós, tias, irmãs e amigas que amamentaram, estimula a mulher a perceber que o ato de oferecer a mama é algo natural; especialmente a influência das avós na amamentação parece favorecê-la ou dificultá-la, principalmente quando surgem situações contraditórias na avaliação do cuidado com RN e lactente e julgamento do desempenho lactacional.

Com relação ao meio político, dada a visível importância do aleitamento materno, cada vez mais estratégias de saúde foram elaboradas nas últimas décadas. Dentre elas, a Iniciativa Hospital Amigo da Criança (IHAC) idealizada e patrocinada pela Organização Mundial da Saúde e pelo Fundo das Nações Unidas para a Infância (Unicef), em 1990, e incorporada pelo Ministério da Saúde (MS) brasileiro em 1992, como ação prioritária nos programas de atenção à criança, com a prática de ações entre os profissionais dos hospitais maternidade, para prevenir o desmame precoce (Programa Nacional de Incentivo ao Aleitamento Materno – PNIAM).

O Hospital Amigo da Criança é uma maternidade onde todos os envolvidos são treinados para promover, proteger e apoiar o aleitamento materno exclusivo, garantindo às mulheres acompanhamento e continuidade das ações no ambiente extra-hospitalar. As mães são orientadas e apoiadas para o sucesso da amamentação desde o pré-natal até o puerpério.

As instituições são credenciadas mediante avaliação segundo rigorosos critérios. Em 2002, foi inserida na Estratégia Global para Alimentação de Lactentes e Crianças de Primeira Infância, pela OMS/Unicef.

A iniciativa é composta por três etapas: critérios globais, que compreendem a adesão aos "Dez Passos para o Sucesso do Aleitamento Materno"; instrumentos para avaliação das instituições participantes; e curso de, no mínimo, 20 horas para a equipe sobre Manejo em Aleitamento Materno.

Apesar dos esforços para credenciar o maior número de instituições, menos de 10% das maternidades conseguiram a titulação, praticamente todas são filantrópicas ou públicas. Em 2016, os dados do placar de HAC no Brasil, somam 335 estabelecimentos.

Os "Dez Passos para o Sucesso do Aleitamento Materno" compreendem:

1. Ter uma norma escrita sobre aleitamento materno, que deve ser rotineiramente transmitida a toda a equipe do serviço;
2. Treinar toda a equipe, capacitando-a para implementar essa norma;
3. Informar todas as gestantes atendidas sobre as vantagens e o manejo da amamentação;
4. Ajudar a mãe a iniciar a amamentação na primeira meia hora após o parto;
5. Mostrar às mães como amamentar e como manter a lactação, mesmo se vierem a ser separadas de seus filhos;
6. Não dar ao recém-nascido nenhum outro alimento ou bebida além do leite materno, a não ser que tenha indicação clínica;
7. Praticar o alojamento conjunto – permitir que mães e bebês permaneçam juntos 24 horas por dia;
8. Encorajar a amamentação sob livre demanda;
9. Não dar bicos artificiais ou chupetas a crianças amamentadas;
10. Encorajar o estabelecimento de grupos de apoio à amamentação, para onde as mães devem ser encaminhadas por ocasião da alta hospitalar.

É necessário que esses passos tenham um olhar voltado para as especificidades do prematuro, contemplando questões como: a utilização precoce do colostro, mesmo que por cateter; as dificuldades relativas à sucção; e o uso racional do copinho, entre outras.

Vale ressaltar que o Brasil dispõe de legislação específica sobre toda essa temática – a Norma Brasileira de Comercialização de Alimentos para Lactentes e Crianças de Primeira Infância, Bicos, Chupetas e Mamadeiras (NBCAL), que inclui produtos de puericultura correlatos; a Lei N.° 11.265/2006 (regulamentadora) e a RDC N.° 221/2002, sendo considerado lactente a criança de 0 a 11 meses, e infante a criança de 12 a 36 meses. A NBCAL objetiva garantir aos lactentes e crianças o direito à amamentação direta. As equipes médica e de enfermagem devem se familiarizar com esses instrumentos de proteção do aleitamento.

Os temas abordados reforçam o importante e imprescindível papel da equipe que assiste o RN e a mulher desde a gestação até os primeiros meses após o parto para promover, proteger e apoiar o aleitamento materno, contemplando seus diferentes aspectos.

Referências

1. Abrão ACV. Aleitamento Materno. In: Barros SMO. Enfermagem no ciclo gravídico puerperal. São Paulo: Manole; 2005. p. 223-36.

2. Agência Nacional de Vigilância Sanitária. Resolução Anvisa RDC nº 171, de 04 de setembro de 2006. Diário Oficial da União da República Federativa do Brasil, Brasília (DF); 05/11/2006; Seção 1:33.

3. Agência Nacional de Vigilância Sanitária - Anvisa. Banco de leite humano: funcionamento, prevenção e controle de riscos/Agência Nacional de Vigilância Sanitária. Brasília: Anvisa; 2008. 160p.

4. Almeida, JAG, Novak, FR. Amamentação: um híbrido natureza-cultura. Jornal de Pediatria, 2004;80(Supl 5).

5. Araújo MFM, Schmitz BAS. Doze anos de evolução da Iniciativa Hospital Amigo da Criança no Brasil. Rev Panam Salud Publica. 2007;22(2):91-9.

6. Araújo LEAST, Sales JRP, Melo MCP, Mendes RNC, Mistura C. Influências sociais no processo do aleitar: percepções das mães. Revista espaço para a saúde. 2014;15(1): 25-36.

7. Associação Americana dos Diagnósticos de Enfermagem (NANDA). Diagnósticos de enfermagem da NANDA Internacional: Definições e classificação 2015-2017. Porto Alegre: Artmed; 2015.

8. Bickley LS, Szilagyi PG. Pele. In: _____. Bates propedêutica médica. Tradução de Maria Angélica Borges dos Santos. 8ª. ed. Rio de Janeiro: Guanabara Koogan, 2005. Cap. 4, p.87-105. Título original: Bates guide to physical examination and history taking.

9. Brasil. Lei nº 11.265, de 3 de janeiro de 2006. Regulamenta a Comercialização de Alimentos para Lactentes e Crianças de Primeira Infância e também a de produtos de puericultura correlatos. Diário Oficial da União. 2006. 4 jan;3(1-3).

10. Coca KP, Gamba MA, Silva RS, Abrão ACFV. Fatores associados ao trauma mamilar na maternidade. J Pediatria. 2009;85(4):341-5.

11. Collaborative Group on Hormonal Factors in Breast Cancer. Breast cancer and breastfeeding: collaborative reanalysis of individual data from 47 epidemiological studies in 30 countries, including 50302 women with breast cancer and 96973 women without the disease. Lancet. 2002;360:187-95.

12. Fujinaga CI. Prontidão do prematuro para início da alimentação oral: confiabilidade e validação clínica de um instrumento de avaliação [Tese]. Ribeirão Preto: Escola de Enfermagem de Ribeirão Preto/Universidade de São Paulo; 2005. 120 p.

13. Fujinaga CI, Duca AP, Petroni RACL, Rosa CH. Indicações e uso da técnica "sonda-dedo". Rev. CEFAC. 2012; [acesso em 10 jul 2015], 14(4): 721-724. Disponível em: http://www.revistacefac.com.br/fasciculo.php?url=1&form=http://www.scielo.br/scielo.php?script=sci_arttext&pid=S1516-18462012000400016&lng=pt&nrm=iso&tlng=pt

14. Gardner SL, Snell BJ, Lawrence RA. Breast feeding the neonate with special needs. In: Merenstein GB, Gardner SL. Handbook of neonatal intensive care. 6Th ed. St. Louis: Mosby Elsevier, 2006. Cap. 19, p.467-517.

15. Giugliani ERJ. Falta embasamento científico no tratamento dos traumas mamilares. J. Pediatr. 2003; 79(3): 197-8.

16. Giugliani ERJ. Common problems during lactation and their management. J. Pediatr. 2004; Nov.;80(5):147-54.

17. Gorgulho FR, Pacheco STA. Amamentação de prematuros em uma Unidade Neonatal. Esc Anna Nery Rev Enferm 2008;12(1):19-24.

18. Graaff V de. Anatomia humana. Tradução de Nader Wafae. 6ª. ed. Barueri: Manole, 2003. p. 855. Título original: Human anatomy.

19. Grazziotin AL, Grazziotin MCB, Letti LAJ. Descarte de leite humano doado a banco de leite humano antes e após medidas para reduzir a quantidade de leite imprópria para consumo. J Pediatr. 2010;86(4):290-94.

20. Guilherme JP, Mattar MJG, Batista TMC. Colostroterapia: uma proposta coerente de suplementação imunológica em recém-nascidos de muito baixo peso. In: V Congresso Brasileiro de Bancos de Leite Humano e I Congresso Ibero-americano de Bancos de Leite Humano. Set, 2010. Brasília. Anais do Congresso. p.70-71.

21. Hassiotou F, Beltran A, Chetwynd E, Stuebe AM, Twigger AJ, Metzger P, Trengove N, Lai CT, Filgueira L, Blancafort P, Hartmann PE. Breastmilk Is a Novel Source of Stem Cells with Multilineage Differentiation Potential. STEM CELLS, 2012;30:2164-74.

22. King FS. Como ajudar a mãe a amamentar? Manual de treinamento. Brasília: Ministério da Saúde; 2001 [acesso em 10 jul 2015]. Disponível em: http://bvsms.saude.gov.br/bvs/publicacoes/ cd03_13.pdf

23. Lang S, Lawrence CJ, Orme R. Cup feeding: an alternative method of infant feeding. Archives of Disease in Childhood. [acesso em 10 jul 2015]. 1994;71:365-9. Disponível em: http://www.ibfan.org.br/documentos/mes/doc1_97.pdf

24. Machado MMT, Bosi MLM. Compreendendo a prática do aleitamento exclusivo: um estudo junto a lactantes usuárias da rede de serviços em Fortaleza, Ceará, Brasil. Rev. Bras. Saúde Mater. Infant. 2008. [acesso 10 jul 2015]. Disponível em: http://www.scielo.br/scielo.php?script=sci_arttext&pid=S1519-38292008000200006&lng=en.

25. Martinelli RLC. Relação entre as características anatômicas do frênulo lingual e as funções de sucção e deglutição em bebês. [dissertação]. Faculdade de Odontologia de Bauru, Universidade de São Paulo; 2013.

26. Mascarenhas D. Aconselhamento para lactação: estudo quase experimental sobre o efeito da prescrição de Enfermagem no prolongamento do aleitamento materno em UTIN [dissertação de mestrado em Enfermagem]. Niterói: Universidade Federal Fluminense; 2006. 109 p. [acesso em 10 jul 2015]. Disponível em: http://www.bdtd.ndc.uff.br/tde_busca/arquivo.php?codArquivo=3428.

27. Ministério da Saúde (Brasil), Agência Nacional de Vigilância Sanitária (Anvisa). RDC nº 171, de 04 de setembro de 2006. Dispõe sobre o Regulamento Técnico para o funcionamento de Bancos de Leite Humano.

28. Ministério da Saúde (Brasil), Secretaria de Atenção à Saúde. Promovendo o aleitamento materno. 2ª. ed. Brasília (DF); 2007.

29. Ministério da Saúde (Brasil), Secretaria de Atenção à Saúde. Departamento de Atenção Básica. Saúde da criança: nutrição infantil – aleitamento materno e alimentação complementar/ Ministério da Saúde, Secretaria de Atenção à Saúde, Departamento de Atenção Básica. – Brasília: Editora do Ministério da Saúde, 2009. 112 p. il. (Série A. Normas e Manuais Técnicos). Cadernos de Atenção Básica, n. 23.

30. Ministério da Saúde (Brasil), Secretaria de Atenção à Saúde, Departamento de Ações Programáticas e Estratégicas. Amamentação e uso de medicamentos e outras substâncias. 2ª. ed. Brasília: Editora do Ministério da Saúde; 2010. 92 p. (Série A. Normas e Manuais Técnicos).

31. Ministério da Saúde (Brasil). Secretaria de Atenção à Saúde. Departamento de Ações Programáticas e Estratégicas. II Pesquisa de Prevalência de Aleitamento Materno nas Capitais Brasileiras e Distrito Federal. Brasília: Editora do Ministério da Saúde, 2009. 108 p.: il. – (Série C. Projetos, Programas e Relatórios); [acesso 10 mai 2015]. Disponível em: http://bvsms.saude.gov.br/bvs/publicacoes/ pesquisa_ prevalencia_aleitamento_materno.pdf

32. Ministério da Saúde (Brasil). Promoção, proteção e apoio ao aleitamento materno. HIAC [acesso em 10 mai 2015]. Disponível em: http://portal.saude.gov.br/ portal/ arquivos/pdf/doc_ihac.pdf e http://www.unicef.org/brazil/pt/activities_9994.htm

33. Nascimento MBR, Issler H. Aleitamento materno em prematuros: manejo clínico hospitalar. J Pediatr (Rio J.) 2004;80(5 Suppl):S163-72.

34. Nascimento MBR. Acessórios para o aleitamento materno. 2012 [acesso em 10 mai 2015]. Disponível em: http://www.aleitamento.com/amamentacao/ conteudo.asp? cod=1673

35. Newman J, Kernerman E. A amamentação e o bebê prematuro. IBC – International breastfeeding centre. 2009. [acesso 10 mai 2015]. Disponível em: https:// www.nbci.ca/index.php?option=com_content&view=article&id=348:breastfeed ing-the-premature-babyport&catid=27:information-portuguese&Itemid=64

36. Rebhan B, Kohlhuber M, Schwegler U, Koletzko B, Fromme H. Stillfrequenz und stillprobleme: ergebnisse der bayerischen stillstudie. Gesundheitswesen. 2008; 70(Suppl 1):8-12.

37. Richetto AM. Conhecimentos e Práticas de Trabalhadores de um Centro Infantil Acerca do Aleitamento Materno. [dissertação]. São Paulo: Escola de Enfermagem da Universidade de São Paulo; 2008.

38. Ricco RG, Del Ciampo LA, Almeida CAN de. In: Issler Hugo. Aleitamento materno no contexto atual: políticas, práticas e mama normal: anatomia, embriologia e lactogênese. São Paulo: Sarvier, 2008. Cap. 6.1, p.303-6.

39. Sanches MTC, Buccini GS, Gimeno SGA, a Rosa TEC, Bonamigo AW. Fatores associados à interrupção do aleitamento materno exclusivo de lactentes nascidos com baixo peso assistidos na atenção básica. Cad. Saúde Pública.2011; 27(5):953-65.

40. Santos DT, Vannuchi MTO, Oliveira MMBO, Dalmas JC. Perfil das doadoras de leite do banco de leite humano de um hospital universitário. Acta Scientiarum Health Sciences. 2009;31(1):15-21.

41. Souza ABG, Mata EL. Aleitamento Materno e a Iniciativa Hospital Amigo da Criança. In: Souza ABG. Enfermagem Neonatal: Cuidado Integral ao Recém-nascido. 2ª. ed. São Paulo: Atheneu, 2014. p. 79-86.

42. Susin LRO, Giugliani ERJ, Kummer SC. Influência das avós na prática do aleitamento materno. Rev Saude Publica. 2005;39(2):141-7.

43. Tavares LAM. Amamentando prematuros. 2011 [acesso em 10 jul 2015]. Disponível em: http://www.alemdauti.com.br/search?updated-min=2011-01-01T00:00:0002:00&updatedmax=2012-01-01T00:00:00-02:00&max-results=15

44. UNICEF BRASIL. Placar dos Hospitais Amigos da Criança. 2015 [acesso em 10 jul 2015]. Disponível em. http://www.unicef.org/brazil/pt/activities_9997.htm

45. Vaucher ALI, Durman S. Amamentação: Crenças e mitos. Revista Eletrônica de Enfermagem. 2006 [acesso 10 jul 2015]; 7 (2). Disponível em: http://www.revistas.ufg.br/index.php/fen/article/view/881

46. World Health Organization. Breastfeeding counselling: a training course. Geneva: WHO; 1993.

CAPÍTULO 7

Higiene Corporal e Cuidados com o Coto Umbilical

Aspásia Basile Gesteira Souza

A higiene do recém-nascido (RN), a limpeza do coto umbilical e a troca de fraldas são os cuidados mais frequentes da equipe de enfermagem e da família ao bebê, na unidade de alojamento conjunto e de terapia intensiva neonatal (UTIN). Apesar de serem considerados cuidados de rotina e de baixa complexidade é necessário conhecer os diversos aspectos técnicos que envolvem esses procedimentos, para evitar intervenções desnecessárias ou complicações decorrentes de condutas inadequadas.

Conhecer a formação e maturação da pele no feto e no recém-nascido, por exemplo, possibilita a prescrição de cuidados relacionados ao banho e à hidratação, de acordo com a real necessidade de cada bebê.

A barreira cutânea do feto está parcialmente desenvolvida por volta da 34.ª semana de gestação, mas completa-se somente aos 12 meses de vida, com progressiva adaptação ao ambiente extrauterino, que se apresenta seco, frio e contaminado, se comparado ao meio intrauterino. É um órgão multifuncional, que atua como uma barreira contra infecções, perda insensível de água, proteção mecânica, termorregulação e vigilância imunológica.

A pele do RN é fina, frágil e sensível a agentes químicos e mecânicos. No neonato prematuro (RNPT), o extrato córneo é mais delgado, a coesão entre a epiderme e derme está diminuída e a função de barreira cutânea é menos efetiva. Essas características favorecem a perda de água transepidérmica, a maior absorção de substâncias químicas, e o trauma cutâneo facilmente induzido por contato. Esses fatores podem causar infecções, toxicidade e dificuldades na homeostasia dos fluidos.

Assim, os recém-nascidos e os lactentes pequenos são mais vulneráveis ao excesso de secreções glandulares (suor e sebo), aos ácaros da poeira doméstica, às bactérias presentes no ambiente, ao acúmulo de fezes e urina, à oclusão pelo material que compõem as fraldas e a condições atmosféricas extremas.

Ao nascer, grande parte da pele do RN apresenta-se recoberta pelo vérnix caseoso, substância gordurosa que começa a ser produzida após a 17.ª semana de gestação. É composto por lipídios, secreção sebácea, células epiteliais e lanugem, e que funciona como uma barreira de proteção térmica e imunológica.

Devido a essas características o uso dos produtos cosméticos destinados à sua higiene e proteção e de outras substâncias de uso frequente requerem uma atenção especial.

Os lipídios exercem importante função na manutenção da barreira epidérmica e na integridade da pele. Porém, o conteúdo lipídico da pele do RN é menor, devido à baixa atividade das glândulas sebáceas.

Como a barreira epidérmica é imatura nos primeiros meses de vida, a permeabilidade cutânea é muito elevada, sobretudo na primeira quinzena de vida. Com o tempo, a pele adquire impermeabilidade, embora sempre se mantenha inferior à do adulto.

Alguns produtos de uso infantil têm substâncias potencialmente tóxicas e prejudiciais à pele. Nem mesmo rótulos contendo frases como "dermatologicamente testado", "pH balanceado" ou "ingredientes naturais ou orgânicos" garantem a segurança de seus ingredientes.

O álcool, por exemplo, pode causar necrose hemorrágica nos neonatos prematuros, quando usado como antisséptico na pele ocluída ou queimadura, quando misturado à soluções de limpeza. Assim, seu uso deve ser substituído por solução aquosa de clorexedina a 0,5%, considerada uma alternativa mais segura.

O emprego de soluções iodadas pode resultar em sobrecarga significativa de iodo e um grave e transitório hipotireoidismo. Assim, quando necessária, a substância deve ser utilizada em quantidade mínima e retirada com água estéril, antes da secagem, sendo recomendada a coleta de hormônios tireoidianos posteriormente, para acompanhamento.

Componentes anestésicos tópicos, como a prilocaína podem causar meta-hemoglobinemia, se aplicado em quantidade superior 25 mg em uma área de 10 cm². Já a tetracaína em gel pode levar a dermatite de contato, em prematuros.

> *Evitar o contato de produtos químicos com a pele*

O propilenoglicol, ingrediente que compõe alguns emolientes, é um potencial irritante, se utilizado em uma concentração maior do que 5%. Quando utilizado como veículo para vitaminas orais pode induzir à toxicidade do sistema nervoso central em prematuros e oferecer risco para hiperosmolaridade e convulsões, quando administrado por via parenteral.

Corticosteroides levam à atrofia cutânea e a supressão das adrenais.

Emolientes à base de ureia podem levar à uremia.

Os produtos em pó possuem propriedades absorventes, protetoras, secantes e minimizam a fricção. Os mais comuns são: talco (silicato de magnésio), óxidos de zinco e titânio, argila, caolino e amido. Entretanto, sua aplicação não é recomendada em neonatos e lactentes, pelo risco de inalação acidental, potencializando o risco para pneumonite e fibrose pulmonar.

As substâncias gordurosas ou lipifílicas devem ser usadas com parcimônia, devido a suas propriedades oclusivas, sendo proibidas em dermatoses inflamatórias, exsudativas ou em dobras cutâneas, pois impedem a saída de suor e sebo. Podem ser oleosas (óleo de amêndoas doces, parafina líquida), semissólidas (lanolina, vaselina) ou sólidas (parafina sólida, ceras).

As suspensões, compostas por líquidos misturados a pós, são indicadas no tratamento de dermatoses exsudativas e intertriginosas.

As emulsões, formadas por água e óleo são apresentadas sob a forma de creme e loções, mais fluidos (mais do que 45% de água) ou pomadas e unguentos, mais gordurosos.

> *Preferir banho somente com água*

Todos esses aspectos devem ser considerados pelo enfermeiro e equipe, no cuidado à pele.

Quanto à higienização do RN, alguns mitos e condutas necessitam ser revistos.

Ao nascimento, a pele é estéril e seu pH neutro, com tendência a alcalinidade (pH em torno de 6,5). As estruturas cutâneas, não atingiram a maturidade; a espessura da camada córnea equivale, aproximadamente, a 50% de um adulto.

Após a primeira semana, a pele já se encontra colonizada e acidificada, com pH em torno de 5,0. Nos neonatos com IG < 30 semanas, essas modificações ocorrem mais tardiamente. A estabilização do pH ocorre ao redor do primeiro mês de vida.

Assim, para os primeiros banhos, recomenda-se apenas água ou água e sabão neutro e, ao final da primeira semana, sabão pH da pele, ou seja, acidificado. Evitar o uso de sabões alcalinos, óleos e loções, álcool, perfume, lactato de amônia, propilenoglicol, glicerina e alcatrão, pois essas substâncias alteram a camada ácida da pele, favorecendo o crescimento bacteriano e destruindo a barreira hidrolipídica, em constante formação.

É importante preservar a camada ácida, formada pela queratina superficial da epiderme, suor, gordura superficial, produtos metabólicos, e micro-organismos.

No RNPT extremo (com menos de 30 semanas de gestação), utilizar somente água morna, até a oitava semana de vida.

Nos neonatos a termo, o banho pode ser diário ou intercalado, sendo suficiente três banhos por semana, embora a "rotina" seja diferente. A higiene perineal é realizada a cada troca de fralda, com água morna.

O banho diário nos bebês enfermos é um procedimento muito mais desconfortável do que prazeroso e necessário.

Banhar recém-nascidos "limpos" parece ser apenas um ritual social e protocolar.

Os benefícios do banho diário não foram comprovados; assim, sua frequência deverá ser individualizada e seguir os valores culturais de cada família.

Outro aspecto importante a ser discutido é o tempo utilizado para o banho no leito ou de imersão, que não deve ultrapassar os 10 minutos, pelo risco de hipotermia, que aumenta com o corpo úmido, pelo mecanismo da evaporação. Se o RN for exposto a banho com sabonete, recomenda-se que o banho não ultrapasse a 5 minutos, para diminuir o contato com os agentes químicos e a maceração da pele. Pode ser dado em qualquer horário do dia na unidade neonatal climatizada, mas deve ser evitado o período logo após as refeições, pois o manuseio excessivo do recém-nascido pode provocar regurgitação.

A temperatura da água do banho merece cuidado especial. Existem termômetros próprios para mensuração; caso não estejam disponíveis, pode-se testar a temperatura com a parte inferior do antebraço (punho); a água deve estar tépida e agradável ao toque.

A temperatura adequada varia de 35 °C a 36 °C (máximo 37,8 °C); em regiões com clima muito quente, a temperatura pode ser mais baixa, como 32 °C.

Os agentes de limpeza ideais devem ser líquidos, suaves, sem sabão, sem fragrância, com pH neutro ou ligeiramente ácido, que não irritem a pele nem os olhos, nem altere o manto ácido protetor da superfície cutânea. É desejável que possuam algum componente emoliente associado. Evitar as substâncias com antissépticos. Os sabonetes comuns, em barras são irritantes e seu pH alcalino leva ao ressecamento excessivo. Os sabonetes de glicerina são umectantes, mas podem absorver água para fora da pele, causando secura e irritação.

O desenvolvimento da barreira cutânea nos recém-nascidos submetidos a banhos com gel de limpeza e loção tópica ou banhos apenas com água não apresenta diferenças.

O uso de detergentes sintéticos ou "sabões sem sabão" (*syndet*) podem ser uma opção. São compostos por agentes tensoativos com bom efeito detergente, têm pH neutro ou ligeiramente ácido, fazem pouca espuma e provocam pouca irritação.

Alguns estudos, apesar de restritos, demonstram que a ação desses agentes de limpeza líquidos é superior ao uso de apenas água, tanto em relação à higiene (resíduos fecais e urinários) quanto em relação ao ressecamento da pele.

O primeiro banho do recém-nascido é um evento permeado por ritos e expectativas que envolvem a família e a equipe. O registro desse momento, mesmo na unidade de terapia intensiva deve ser facilitado, quando for desejo dos pais.

O banho é dado após a transição satisfatória da vida fetal para a neonatal, com manutenção da estabilidade térmica e dos sinais vitais, em geral, após 6 horas de vida, embora a retirada do vérnix caseoso não seja indicada, no primeiro dia de vida, pois será parcialmente absorvido, nas primeiras horas.

Protocolos determinam que o RN prematuro, com peso inferior a 2.000 g, não seja banhado diariamente durante a primeira ou segunda semana pós-natal, devido à imaturidade para a regulação da temperatura, fragilidade cutânea (ainda em desenvolvimento) e maior consumo de oxigênio para aquecer o corpo, entre outros. Entretanto, o banho rápido, realizado em berço sob uma fonte de calor radiante, utilizando água morna, por profissional hábil, pode ser autorizado nesses clientes.

O banho de imersão está indicado, em geral, ao RN com peso > 1.500 g e estabilidade térmica, ou após avaliação do enfermeiro. O contato com os pais deve ser priorizado.

A higienização completa no leito ou apenas da região perineal é a opção mais segura para os neonatos menores ou gravemente enfermos.

O ato de esfregar a pele com esponja ou tecido promove maior perda de temperatura e de água transepidérmica e menor hidratação do estrato córneo. Assim, a pele deve ser manuseada com as mãos ou tecido macio, suavemente.

O esquema sugerido para a frequência do banho, segundo o peso, é: RN baixo peso (BP, entre 1.500 g e 2.500 g), banho em dias alternados, com água morna limpa; RN muito baixo peso (MBP, entre 1.500 g e 1.000 g), uma vez por semana, com água morna limpa; RN muito, muito baixo peso (MMBP, abaixo de 1.000 g), a cada 15 dias, com água morna estéril. Outra opção seria banhar os recém-nascidos com menos de 32 semanas de gestação a cada quatro ou cinco dias.

Logo após o nascimento, o banho teria como finalidade reduzir a colonização microbiana oportunista e remover as secreções maternas, diminuindo a exposição do RN e de seus cuidadores aos vírus transmitidos pelo sangue (hepatite B, herpes simples e da imunodeficiência adquirida – HIV), além de contemplar questões estéticas e culturais. Lembrar que a retirada completa do vérnix não é indicada.

Antes de iniciar o banho, é necessário que o profissional ou familiar providencie todos os itens a serem utilizados. O RN não deve permanecer por muito tempo exposto, para evitar a hipotermia; portanto, é fundamental a organização e o planejamento do procedimento.

A família participa do primeiro banho e recebe orientações quanto à sua realização e medidas de segurança.

Necessidades especiais devem ser criteriosamente avaliadas. Algumas restrições aplicam-se aos recém-nascidos com feridas operatórias, cateter intravenoso ou vesical, e vias aéreas artificiais, entre outras. A imersão total, antes da mumificação do coto é controversa.

Material

Banheira ou a cúpula de acrílico do próprio berço hospitalar; luvas de procedimento; sabonete infantil ou outro agente de limpeza líquido, neutro (nos primeiros dias de vida); toalha ou tecido de algodão macio; hastes flexíveis ou gazes; escova macia ou pente; fralda de algodão ou descartável de tamanho apropriado; roupa para recém-nascido (camiseta tipo *body* ou conjunto pagão, culote ou calça longa, macacão de tecido natural), trocador ou lençol.

> Separar todo o material antes de despir o RN

Procedimento

O cuidador deve retirar adornos; higienizar as mãos e manter as unhas curtas, conforme recomendações da Norma Regulamentadora (NR) N.º 32. Orientar os pais ou acompanhante sobre o procedimento, estimulando a sua participação. A seguir:

✓ Confirmar no prontuário possível restrição ao banho; avaliar necessidade;

✓ Verificar o horário da última higienização, pois banhos frequentes podem ressecar a pele do RN e torná-la mais susceptível a infecções. Não se justificam banhos com intervalos menores que 24 horas;

✓ Confirmar a identificação do recém-nascido;

✓ Checar a temperatura corpórea; caso o RN esteja hipotérmico, suspender o banho, pois nessas condições pode-se provocar aumento no consumo de oxigênio, desconforto respiratório, acidose etc.;

✓ Reunir todo o material necessário para o procedimento;

✓ Assegurar um ambiente adequado, aquecido e livre de corrente de ar, mantendo portas e janelas fechadas, mesmo nos dias quentes, ou aumentar a temperatura da unidade, pois o bebê perde calor rapidamente, em especial os prematuros e com baixo peso. Colocar uma toalha ou fralda de algodão seca no local onde será realizada a troca da criança;

✓ Posicionar a banheira ou cúpula acrílica em uma superfície firme e em uma altura confortável para o profissional ou cuidador;

✓ Envolver a cúpula em um saco plástico descartável;

✓ Colocar água morna na banheira, ou cúpula, em quantidade suficiente para cobrir o corpo até a altura do pescoço, nos neonatos internados em unidades especiais e refrigeradas. Por medida de segurança, pode-se manter a água até cerca de 10 cm de altura (evita que a criança submerja o rosto, se escorregar);

✓ Higienizar as mãos e calçar as luvas de procedimento. Recomenda-se deixar uma toalha ou fralda de pano apoiada entre o ombro e o tórax do cuidador, que será utilizada para envolver o RN após o término do banho;

✓ Manter o RN vestido ou retirar o macacão, deixando-o de fralda e camiseta ou enrolado em uma toalha, para reduzir a perda de calor;

✓ Apoiar a cabeça e o tórax, segurando-o na posição invertida (Figura 7.1), com o braço não dominante.

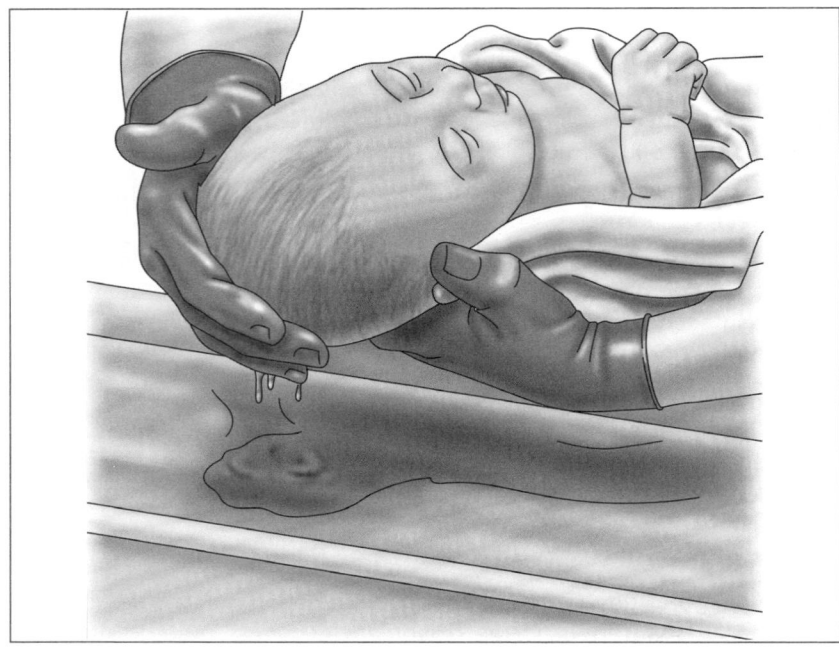

Figura 7.1 – *Posição para lavar face e cabeça.*

Iniciar pela higiene do rosto, limpando os olhos, do canto interno para o externo, em um só sentido evitando, assim, pressão sobre os canalículos lacrimais nas duas direções e o acúmulo de secreções no ducto nasolacrimal. Utilizar algodão, gaze ou pano limpo e macio, embebido somente em água.

✓ Ocluir o meato acústico externo, com dedo anelar e polegar, ou dobrando os lóbulos para cima, a fim de evitar a entrada de água no ducto, o que favorece o aparecimento de infecções; outra opção é usar bola de algodão;

✓ Lavar a cabeça com xampu ou sabonete neutro, hipoalergênico, apropriado para bebês, em pequena quantidade (algumas gotas são suficientes), massageando o couro com movimentos delicados; enxaguar bem. Não é necessário friccionar a cabeça do RN. O couro cabeludo pode apresentar-se oleoso e com crostas, nos primeiros dias. Alguns serviços recomendam uso do óleo mineral 30 minutos antes, utilizando um pente fino durante o banho, para facilitar sua retirada. Enquanto o cabelo for curto, fino e frágil, não é necessário usar xampus, e o mesmo produto pode ser utilizado para o corpo e o cabelo. No entanto, se a opção for por seu uso, eles deverão ser suaves, apenas levemente detergentes, com pH próximo ao da lágrima, para não provocar ardência nem irritação nos olhos nem na pele, ou agredir o couro cabeludo;

✓ Secar o rosto e a cabeça (toalha macia ou fralda de algodão);

✓ Retirar a fralda, limpar o períneo com algodão ou tecido macio e água morna, evitando o uso de lenços umedecidos, pois contém conservantes, álcool, perfume etc.;

✓ Colocar o RN na banheira ou cúpula de acrílico, gradualmente, familiarizando-o com a temperatura da água; apoiar o pescoço com o antebraço não dominante, e segurar o braço distal do bebê, firmemente;

✓ Pode-se mergulhar a criança envolta em toalha ou fralda de tecido, despindo-a por partes. Esse procedimento também é adotado no cuidado humanizado ao RN prematuro, auxiliando-o em sua organização corporal e sensório-motora;

✓ Limpar com sabão apropriado, em mínima quantidade: tórax anterior, abdômen, braços, pernas e coto/cicatriz umbilical, genitais. Enxaguar aos poucos; evitar o ensaboamento excessivo;

✓ Girar o RN de modo que o antebraço não dominante do cuidador passe a apoiar o tórax e o rosto da criança (Figura 7.2). A mão do cuidador segura o braço distal do RN. Atentar para o rosto não alcançar a água. Ensaboar e enxaguar dorso, glúteos e pernas.

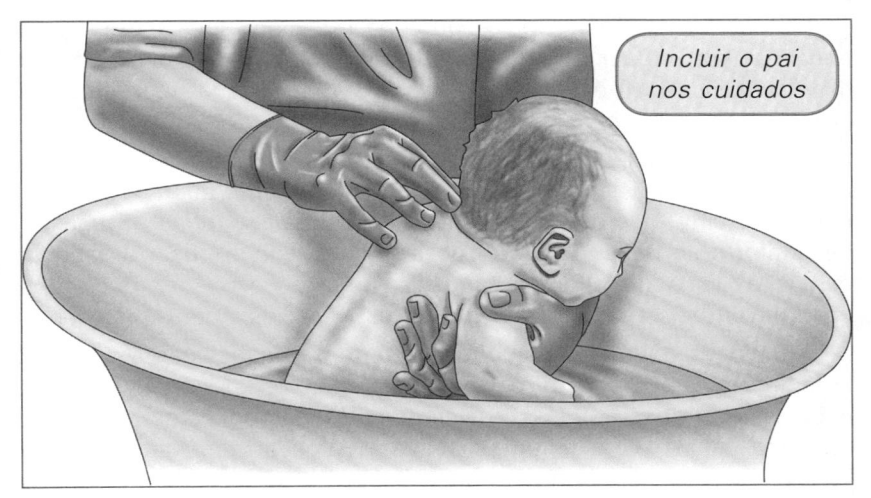

Figura 7.2 – *Posição para higiene dorsal: apoiar o tórax e segurar o braço distal do neonato.*

Importante destacar que o banho pode ser iniciado com o bebê em posição ventral, pelo dorso, uma vez que lhe proporciona maior conforto e segurança. Esse método vem sendo amplamente adotado. Compressa macia ou bolas de algodão podem ser usadas para massagear o corpo, delicadamente.

✓ Retirar o RN da banheira e enrolá-lo em uma toalha ou pano macio;

✓ Secar cuidadosamente, sem friccionar a pele, utilizando movimentos compressivos e atentando para palma das mãos e interdígitos. O uso da fralda de algodão natural, e as toalhas com capuz também são úteis;

✓ Vestir o tórax e colocar a fralda, deixando o coto descoberto (dobrar a fralda, se necessário). Colocar a roupa, de acordo com temperatura ambiente, ou reposicioná-lo no berço aquecido ou na incubadora;

✓ Completar com a higiene nasal (apenas introito) e o pavilhão auricular.

As unhas dos bebês devem ser mantidas limpas e curtas, para evitar que machuquem a pele; preferir lixá-las ao cortá-las.

Se o RN urinar ou evacuar no início do banho, secá-lo e aquecê-lo, desprezar a água, trocar o plástico; encher a banheira, e retomar o procedimento.

O banho de imersão total (exceto narinas), no RN estável, proposto pela enfermeira francesa Sonia Rochel (*Thalasso Bain Bebe*), vem ganhando adeptos.

No RN enfermo, que necessita permanecer em incubadora e ser pouco manipulado, adotar o banho no leito, sem imersão.

Nesse caso, utilizar cúpulas ou cuba rim, com água morna, para ensaboar e enxaguar o RN, no menor tempo possível ou, de acordo com a necessidade de higienização corporal mencionada anteriormente, proceder apenas à higienização perineal.

Para a troca de lençóis lateralizar o decúbito, ao invés de levantar os membros inferiores sobre o abdômen, procedimento que pode elevar, perigosamente, a pressão intracraniana e intra-abdominal, causando desconforto ao bebê. Para as trocas na incubadora, puxar a bandeja para fora, apoiando o RN na bandeja matriz ou colocá-lo no colo dos pais, envolto em toalha ou cueiro, se estiver clinicamente estável.

É indicado o uso de soluções de limpeza associadas a agentes umectantes, emolientes e relipidizantes (ou oleosas), para hidratação, especialmente nas peles secas, nas dermatoses descamativas e nas atopias. Utilizar os emolientes suaves, com balanço fisiológico de lipídios epidérmicos, que melhoram a função de barreira epidérmica (colesterol, ceramida, linolato, palmitato), ou os que contenham óleo de girassol, que é superior aos óleos de oliva, mostarda e soja, tanto em relação à velocidade de recuperação da barreira cutânea quanto em relação à toxicidade e potencial para desenvolver dermatite de contato.

Os emolientes são mais eficazes quando aplicados imediatamente após o banho ou em pele ainda úmida. Evitar emolientes perfumados, pelo risco de irritação e sensibilização. Quando os emolientes estão sob a forma de pomada, são oclusivos e podem provocar acne, foliculite, miliária e piora do prurido, quando são utilizados em locais muito quentes e úmidos.

Preferir os cremes e loções, pois são mais fáceis de espalhar. Sempre que possível, optar pelos produtos sem corantes ou conservantes.

O banho no ofurô ou no balde (Figura 7.3) é realizado com o RN imerso na posição vertical, sendo uma alternativa para o banho tradicional, pois oferece uma oportunidade de relaxamento e proporciona, também, segurança e estímulos vivenciados no útero materno, além de transmitir limites ao corpo, auxiliando em sua organização sensorial.

Esse procedimento está indicado para recém-nascidos com idade gestacional acima de 36 semanas, pois os prematuros apresentam tônus muscular diminuído. Nesse caso, avaliar a indicação com o médico e o fisioterapeuta da unidade neonatal. O banho deve ser realizado por enfermeiro, fisioterapeuta experiente ou pelos pais, com supervisão.

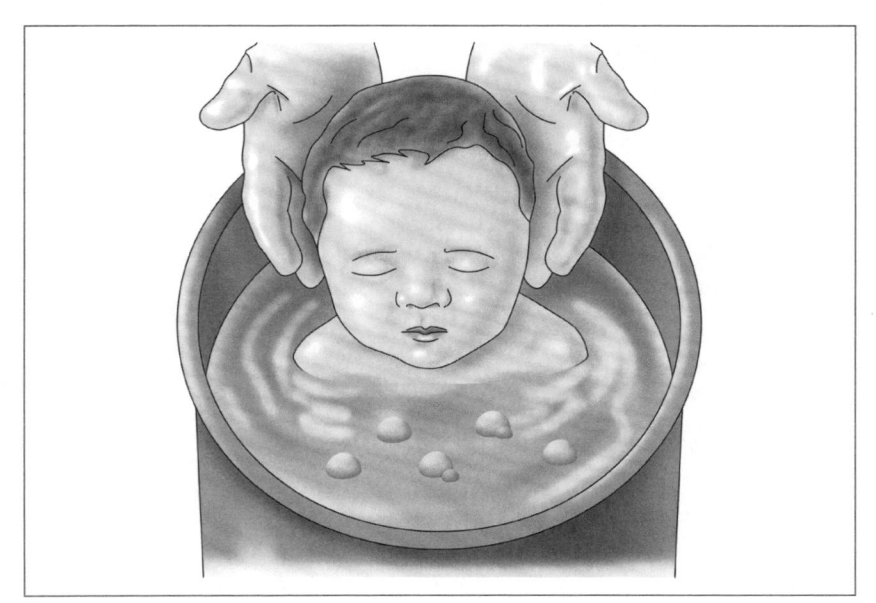

Figura 7.3 – *Banho no balde (ofurô), em recém-nascido ou lactente.*

Há modelos de balde tradicional ou especialmente desenhado para esse fim. A água quente (37 °C a 38 °C) é relaxante, simula o ambiente intrauterino e melhora a agitação e insônia, diminuindo, inclusive, episódios de cólica intestinal.

Atentar para o fato de que a água no banho de balde esfria lentamente, em razão da menor superfície de contato com o ar.

Para segurar o RN na posição adequada, colocar uma das mãos abaixo dos glúteos e a outra no pescoço, ou as duas mãos na região dorsal ou cervical. O bebê flutua. Quando o balde for compartilhado, um saco plástico descartável deve forrar sua parte interna; o balde deve ser lavado e desinfetado após cada uso.

Em ambiente extra-hospitalar, os banhos de ofurô podem ser dados desde o primeiro dia de vida, no RN estável. Com o crescimento, pode ser necessário um ofurô, propriamente dito, mas um balde de tamanho grande possibilita a técnica em criança com até cerca de 6-8 meses. Nas primeiras semanas, pode ser necessário receber ajuda para ensaboar a criança.

Se for de preferência dos pais, o bebê pode usar o ofurô só para relaxar, depois de um banho na banheira tradicional e pode ser ser banhado enrolado em tecido macio.

Troca de fraldas

A troca de fralda deve acontecer após a micção ou evacuação, ou conforme a necessidade de controle do débito urinário. As fraldas devem ser trocadas a intervalos, a fim de evitar o desenvolvimento de lesões de pele, do tipo dermatite, causadas pelo contato da pele com urina, enzimas pancreáticas (proteases e lipases) intestinais (urease fecal) e amônia, e pelo atrito proporcionado por fraldas descartáveis ásperas e úmidas. A urina recente não causa inflamação.

A dermatite das fraldas pode ser:

✓ Leve: causada por fricção, a pele apresenta eritema e descamação na região da fralda;

✓ Moderada: a pele apresenta pápula e maceração;

✓ Grave, amoniacal ou ulcerativa: a pele apresenta pápula e ulcerações disseminadas.

A amamentação protege a pele, uma vez que as enzimas fecais são mais ácidas (bacilos *bífidus*), enquanto o leite artificial promove alcalinização das fezes, mais irritantes para a pele.

Em domicílio, o uso de fraldas de algodão é desejável. A umidade é maior do que as descartáveis, mas o tecido favorece a evaporação e a ventilação. Embora pouco práticas, o contato da pele com o tecido natural e hipoalergênico compensaria o trabalho com sua manutenção. O lixo gerado pelo uso das fraldas descartáveis deveria ser considerado, pois uma criança utiliza 5-7 unidades/dia durante 36 meses, em média. Assim, sugerimos a substituição das fraldas industrializadas, ao menos em um dia por semana ou por mês, como medida de conforto para a criança e para reduzir a quantidade de lixo. Sua reciclagem já é possível, em países europeus; entretanto, a tecnologia utilizada requer altos investimentos, o que inviabiliza sua implantação.

Quando necessário o uso de fraldas descartáveis, preferir as superabsorventes, com maior capacidade de manter a área mais seca.

A higiene perineal com água morna e e tecido macio ou bolas de algodão são suficientes na limpeza diária da urina. Para as fezes, sabonetes brandos são recomendados, no entanto, não devem ser usados a cada troca.

Não é necessário o uso rotineiro de preparações tópicas para prevenir dermatite perineal, para a maioria das crianças com a pele normal. Os aditivos dessas preparações têm o potencial de causar sensibilização de contato, irritação e/ou toxicidade percutânea. Uma pasta de água com amido de milho pode substituir as preparações comerciais.

Em caso de dermatite (assadura) manter o local limpo e seco, fazer compressas com chá de camomila e expor a região para aeração e, após as primeiras semanas de vida, ao sol fraco (antes das 10h ou após as 16h), por cerca de 10 minutos. Pode-se, ainda, trocar a marca da fralda descartável para observar possível alergia e utilizar uma pomada cicatrizante, prescrita pelo pediatra.

Os lenços umedecidos de limpeza comuns, apesar de práticos, não são recomendados, devido ao risco de remover o filme lipídico da pele e causar sensibilização, além de traumatizar a pele, por fricção. Por mais inócuos que pareçam, lembrar que esses lenços possuem perfume e conservante, além de gerarem mais resíduos sólidos. Seria adequado o enxágue da pele, após uso.

Para a troca da fralda, recomendam-se os passos:

- ✓ Higienizar as mãos;
- ✓ Calçar luvas de procedimento;
- ✓ Abrir a fralda suja, e retirar o excesso de fezes, se presentes, com as bordas;

> *Trocar as fraldas rolando o bebê para as laterais*

- ✓ Observar a integridade da pele na região perineal;

✓ Colocar o RN em decúbito lateral. Não elevar os membros inferiores, para prevenir os aumentos da pressão intra-abdominal, com o consequente risco de refluxo gastroesofágico, da pressão torácica (desconforto respiratório) e da pressão intracraniana, que pode favorecer hemorragia, em bebês prematuros;

✓ Realizar a higiene íntima com algodão ou pequena compressa, umedecido em água morna, como descrita adiante, mudando o decúbito, caso seja necessária uma visualização completa da área a ser limpa; lenços umedecidos, sem álcool, não são utilizados em ambiente hospitalar;

✓ Secar;

✓ Deixar o neonato sem fralda, pelo maior tempo possível, favorecendo a transpiração e aeração da pele; aplicar pomada para prevenir assaduras, se recomendado pelo pediatra ou enfermeiro, ou óleo de sementes (barreira protetora e melhora da reepitelização);

✓ Colocar a fralda limpa, ajustando-a de modo que o coto umbilical permaneça exposto, para favorecer a sua mumificação;

✓ Atentar para não comprimir a região, deixando espaço suficiente para a expansão abdominal (folga de dois dedos);

Para a troca de fraldas nos meninos, realizar limpeza no sentido anteroposterior (de cima para baixo), com movimentos amplos, observando a região escrotal e períneo; não friccionar o prepúcio, retrai-lo de forma delicada e sem forçar, para evitar o edema de glande. Limpar com algodão umedecido em água morna e retornar à posição inicial. Manter a fralda descartável cobrindo o pênis, para evitar micção espontânea durante a troca.

Em meninas afastar os grandes lábios e higienizar os pequenos lábios, utilizando várias bolas de algodão umedecidas em água morna, no sentido anteroposterior, com movimentos longitudinais amplos para evitar contaminação do meato uretral e vaginal, especialmente se houver presença de fezes. Trocar o algodão a cada movimento. Após a evacuação, pode ser necessário lavar a região glútea com água.

Caso sejam percebidas camadas de pomada, retirar apenas o excesso, sem esfregar.

Lembrar que o uso de grandes quantidades de pomadas com medicamentos, especialmente corticoides e antifúngicos, que permanecem ocluídos pela fralda, potencializa a sua absorção e os efeitos tornam-se sistêmicos.

Existem diversos modelos de fraldas descartáveis no mercado: cavados, largos, para prematuros, com gel de alta absorção e com abertura para acomodar o coto umbilical, entre outras variações. Quando não existir tamanho de fralda apropriado para o RN, recortá-la, para ajuste do tamanho, evitando a abdução exagerada do quadril.

Curativo do coto umbilical

Após o nascimento, o cordão é seccionado e laqueado. Sua aparência inicial é gelatinosa e amolecida, tornando-se ele seco, escurecido e endurecido, em processo de mumificação, até o seu desprendimento da parede abdominal e queda, por volta do quarto ao oitavo dia de vida, podendo estender-se por até 14 dias.

Caso o coto apresente hiperemia, exsudato purulento, odor fétido, sangramento ou granuloma, o RN deve ser avaliado pelo pediatra.

O coto umbilical é limpo a cada troca de fralda e após o banho, com haste flexível (ou gaze) umedecida em álcool a 70%, com movimentos circulares únicos, em um só sentido, na base onde o coto está inserido no abdômen (Figura 7.4). Retirar secreções, trocando a haste ou gaze, a cada movimento. Limpar o restante do coto, da direção proximal para distal (de baixo para cima). Utilizar luvas descartáveis.

A limpeza regular do coto com clorexedina 0,5% pode reduzir o risco de infecção; retirar os resíduos do antisséptico com solução fisiológica 0,9% estéril, para evitar o risco de irritação e queimadura da pele, principalmente nos recém-nascidos prematuros.

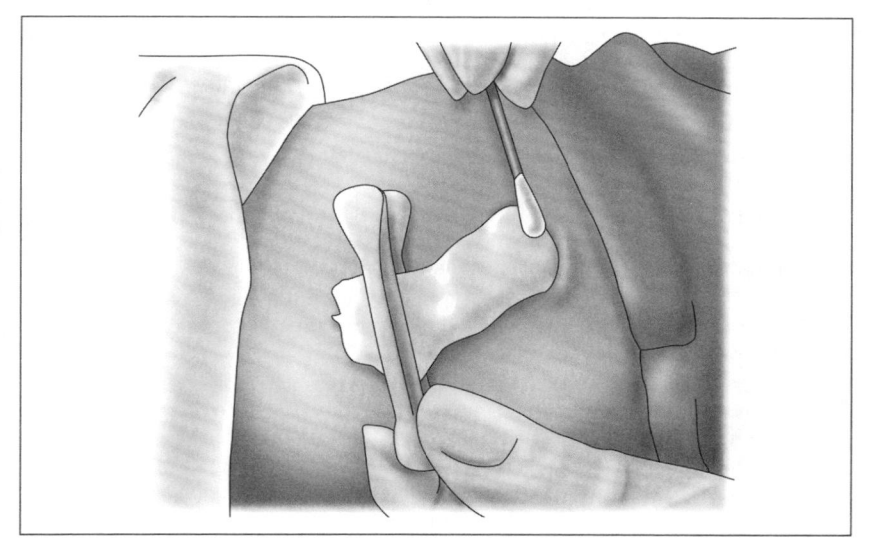

Figura 7.4 – *Curativo na base do coto umbilical com movimentos unidirecionais.*

O procedimento é indolor e deve ser prorrogado por uma semana, ou mais, após a queda, uma vez que o tecido ainda está em processo de cicatrização.

Observar o coto quanto ao grau de mumificação, presença de sangue, secreções, odor e aspecto da área periumbilical; comunicar as anormalidades ao enfermeiro e registrar os achados na anotação de enfermagem. Crenças populares como o enfaixamento abdominal e a colocação de moeda, para evitar o aparecimento de hérnia, e o uso de fumo sobre a pele, para favorecer a cicatrização podem precipitar uma infecção local. Assim, apesar de respeitadas, essas devem ser contraindicadas pela equipe. É importante, também, que a área seja mantida livre de fezes e urina. O cuidador deve higienizar as mãos antes e após a troca.

Evitar, ao máximo, o uso de curativos adesivos, pelo risco de lacerar a pele, que é muito fina. Se seu uso for realmente necessário, convém utilizar pedaços pequenos e removê-los, delicadamente, após umedecer com água ou emoliente.

O cuidado com a higiene, troca de fraldas e com o coto umbilical é demonstrado aos pais, que devem realizá-los sozinhos, sob a supervisão profissional, antes da alta.

Referências

1. Adam R. Skin care of the diaper area. Pediatr Dermatol. 2008;25:427-33.

2. Afsar FS. Skin care for preterm and term neonates. Clin Exp Dermatol. 2009;34:855-8.

3. Ahmed AS, Saha SK, Chowdhury MA, Law PA, Black RE, Santosham M, et al. Acceptability of massage with skin barrier-enhancing emollients in young neonates in Bangladesh. J Health Popul Nutr. 2007;25:236-40.

4. Araújo BF, Zatti H. Neonatologia: guia de rotinas. Caxias do Sul: Educs; 2004.

5. Arruda C. Banho de balde-ofurô: sim! [acesso em 10 jun 2015]. Disponível em: http://www.bemgerar.com.

6. Baranda L, Gonzalo-Amaro R, Torres-Alvares B, Alvares C, Ramírez V. Correlation between pH and irritant effect of cleansers marked for dry skin. International Journal of Dermatology, Philadelphia (PA). 2002;41:494-9.

7. Bhutta ZA, Darmstadt GL, Hasan BS, Haws RA. Community-based interventions for improving perinatal and neonatal health outcomes in developing countries: a review of the evidence. Pediatrics. 2005;115:519-617.

8. Blume-Peytavi U, Cork MJ, Faergemann J, Szczapa J, Vanaclocha F, Gelmetti C. Bathing and cleansing in newborns from day 1 to first year of life: recommendations from a European round table meeting. J Eur Acad Dermatol Venereol. 2009;23:751-9.

9. Bowden VR, Greenberg CS. Banho do bebê. In: Bowden VR, Greenberg CS. Procedimentos de Enfermagem Pediátrica. Rio de Janeiro: Guanabara Koogan; 2005.

10. Catanzaro J, Smith J. Propylene glycol dermatitis. J Am Acad Dermatol.1991;24:90.

11. Carvalho VO, Markus JR, Abagge KT, Giraldi S, Campos TB. Consenso de cuidado com a pele de recém-nascido. Sociedade Brasileira de Pediatria, 2015.

12. Cetta F, Lambert GH, Ros SP. Newborn chemical exposure from over-thecounter skin care products. Clin Pediatr (Phila). 1991;30:286-9.

13. Cunha MLC, Procianoy RS. Banho e colonização da pele do pré-termo. Rev Gaúcha Enferm, Porto Alegre (RS). 2006 [acesso em 10 jun 2015];27(2):203-8. Disponível em: http://www.seer.ufrgs.br/index.php/RevistaGauchadeEnfermagem/article/view/4597/2518

14. Dyer JA. Newborn skin care. Seminars in perinatology. 2013;37(1):3-7.

15. Dizon MV, Galzote C, Estanislao R, Mathew N, Govindarajan R. Opportunities for mild and effective infant cleansing beyond water alone. Poster Presented at the 65th Annual Meeting of the American Academy of Dermatology, Washington, DC, USA. 2-6 February 2007.

16. El-Moneim AA, El-Dawela RE. Survey of skin disorders in newborns: clinical observation in na Egyptian medical centre nursery. Eastern Mediterranean health journal. 2012;18(1):49-55.

17. Fernandes JD, Machado MCR, Oliveira ZNP de. Prevenção e cuidados com a pele da criança e do recém-nascido. An. Bras. Dermatol. 2011 [acesso em 10 jun 2015];86(1):102-10. Disponível em: http://www.scielo.br/scielo.php?script=sci_arttext&pid=S0365-05962011000100014.

18. Fernandes JD, Machado MC, Oliveira ZNP de. Quadro clínico e tratamento da dermatite da área das fraldas - Parte II. An. Bras Dermatol. 2009;84:47-54.

19. Franck LS, Quinn D, Zahr L. Effect of less frequent bathing of preterm infants on skin flora and pathogen colonization. Journal of Obstetrics, Gynecology and Neonatal Nursing, Philadelphia (PA). 2000 Nov/Dec; 29(6):584-9.

20. Garcia Bartels N, MLeczko A, Schink T, Proquitte H, Wauer R-R,Blume-Peytavi U. Influence of bathing or washing on skin barrier function in newborns during the first four weeks of life. Skin Pharmacol Physiol. 2009;22:248-57.

21. Gardner SL, Carter BS. Merenstein e Gardner's Handbook of Neonatal Care. 7ª ed. USA: Mosby Elsevier; 2011.

22. Gelmetti C. Skin cleansing in children. J Eur Acad Dermatol Venereol. 2001;15, Suppl1:12–1

23. Grupo de Apoio à Maternidade Ativa (GAMA). Balde ofurô para banho do bebê [acesso em 10 jun 2015]. Disponível em: http://www.maternidadeativa.com.br/ balde.html.

24. Hahn LP. Pele do recém-nascido prematuro [monografia]. Paraná: Universidade Federal do Paraná; 2001 [acesso em 10 jun 2015]. Disponível em: http:// www.hc.ufpr.br/acad/pediatria/visitas/luciana.htm.

25. Kyle T. Enfermagem Pediátrica. Rio de Janeiro: Guanabara Koogan; 2011. p. 309-33. [Trad. Cosendey CH, Gomes IL.]

26. Loden M, Buraczewska I, Edlund F. Irritation potential of bath and shower oils before and after use: a double-blind randomized study. Br J Dermatol. 2004;150:1142-7.

27. Loffler H, Happle R. Profile of irritant patch testing with detergents: sodium lauryl sulfate, sodium laureth sulfate and alkyl polyglucoside. Contact Dermatitis. 2003;48:26-32.

28. Lund C, Kuller J, Lane A, Lott JW, Raines DA. Neonatal skin care: the scientific basis for practice. J Obstet Gynecol Neonatal Nurs. 1999;28:241-54.

29. MacDonald MG, Getson PR, Glasgow AM, Miller MK, Boeckx RL, Johnson EL. Propylene glycol increased incidence of seizures in low birth weight infants. Pediatrics. 1987;79-622.

30. Mao-Qiang M, Feingold K, Thornfeldt C, Elias P. Optimization of physiological lipid mixtures for barrier repair. J Invest Dermatol.1996;106:1096-1101.

31. Ministério da Saúde (Brasil), Secretaria de Atenção à Saúde, Departamento de Ações Programáticas e Estratégicas. Atenção à saúde do recém-nascido: guia para os profissionais de saúde / Ministério da Saúde, Secretaria de Atenção à Saúde, Departamento de Ações Programáticas e Estratégicas. Brasília: Ministério da Saúde; 2011. 4 v.:il. [Série A. Normas e Manuais Técnicos].

32. Moreira ACA, Carvalho JLM. Ocorrência de Klebsiella pneumoniae e outros coliformes em sabão neutro líquido utilizado em um berçário de hospital. R. Ci. Méd. Biol., Salvador, 2006, 5(3):245-52.

33. Mullany LC, Darmstadt GL, Katz J et al. Risk factors for umbilical cord infection among newborns of thern Nepal. Am J Epidemiol. 2007;165: 203-11.

34. Mullany LC, Darmstadt GL, Tielsch JM. Safety and impact of chlorhexidine antisepsis interventions for improving neonatal health in developing countries. Pediatr Infect Dis J. 2006;25:665-75.

35. Organização Mundial da Saúde (OMS). Thermal Protection of the newborn: a summary guide. [acesso 10 jun 2015]. Disponível em: http://www.merck.com/mmhe/sec18/ch214/ ch214a.html.

36. Richetto AM, Souza ABG. A higiene do bebê e cuidados com o coto umbilical. In: Souza ABG. Enfermagem Neonatal: cuidado integral ao recém-nascido de baixo risco. 2ª. ed. São Paulo: Atheneu, 2014. p. 87-94.

37. Ringer AS, Gray JE. Procedimentos neonatais 57. comuns. In: Cloherty JP, et al. Manual de Neonatologia. 6ª ed. Rio de Janeiro: Guanabara Koogan; 2010. p. 532-44.

38. Rodrigues FPM, Magalhães M. Normas e Condutas em Neonatologia: Serviço de Neonatologia do Departamento de Pediatria da Santa Casa de São Paulo, Faculdade de Ciência Médicas da Santa Casa de São Paulo. Atheneu: São Paulo; 2008. p. 77-9.

39. Shachor-Meyouhas Y, Galbraith R, Shavit I. Application of topical analgesia in triage: a potential for harm. J Emerg Med. 2008;35:39-41.

40. Taddio A, Lee CM, Parvez B et al. Contact dermatitis and bradycardia in a preterm infant given tetracaine 4% gel. Ther Drug Monit. 2006;28:291-4.

41. Tamez RN. Enfermagem na UTI neonatal: Assistência ao Recém-nascido de Alto Risco. 5ª ed. Rio de Janeiro: Guanabara Koogan; 2013.

42. Trotter S. Neonatal skincare: why change is vital. RCM Midwives. 2006;9:134-8.

CAPÍTULO 8

Testes de Triagem no Recém-nascido

Aspásia Basile Gesteira Souza

O diagnóstico precoce, o tratamento adequado e o acompanhamento de algumas doenças congênitas, no período neonatal, podem evitar complicações e sequelas no recém-nascido (RN) portador. Os testes de triagem neonatal identificam algumas dessas condições.

Metodologias do tipo triagem são bastante úteis em ações primárias de saúde, pois separam os casos suspeitos dos não suspeitos, possibilitando o encaminhamento dos indivíduos para diagnóstico e acompanhamento.

Assim, com o objetivo de promover, implantar e implementar uma política no âmbito do Sistema Único de Saúde (SUS), visando o acesso universal, integral e equânime, foi criado, em 2001, o Programa Nacional de Triagem Neonatal (PNTN), que contemplou, a princípio, testes para identificar alguns erros inatos do metabolismo (EIM).

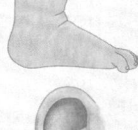

Ao longo da década, outros exames foram incluídos no Programa, que, a partir de dezembro de 2014 passou a contemplar cinco testes:

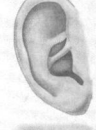

- ✓ Triagem neonatal por amostra biológica (TNB) - "teste do pezinho";
- ✓ Triagem neonatal auditiva (TNA ou TAN) – "teste da orelhinha";

- ✓ Triagem neonatal ocular (TNO ou TON) – "teste do olhinho";
- ✓ Triagem para doença cardíaca – "teste do coraçãozinho";

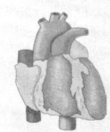

- ✓ Avaliação do frênulo lingual – "teste da linguinha".

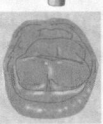

A reformulação do Programa Nacional de Triagem Neonatal, pelo Ministério da Saúde criou os Serviços Operacionais de Monitoramento e Acompanhamento em Triagem Neonatal (SOMA-TN), objetivando a regulação do fluxo das triagens que envolvem a realização de testes, retestes, busca ativa, encaminhamento para diagnóstico, monitoramento de indicadores e acompanhamento dos casos detectados.

O Decreto N.º 7.612, de 17 de novembro de 2011, institui o Plano Nacional dos Direitos da Pessoa com Deficiência – Plano Viver sem Limite, e a Portaria N.º 793/GM/MS, de 24 de abril de 2012, preconiza o desenvolvimento de ações de prevenção e de identificação precoce de deficiências na fase pré, peri e pós-natal.

Teste de triagem por amostra biológica

Popularmente conhecido como "teste do pezinho", esse exame possibilita a triagem de uma série de doenças. É realizado a partir de uma amostra de sangue colhida em papel-filtro especial, com a finalidade de rastrear a presença de doenças metabólicas, hematológicas, infecciosas e genéticas, em recém-nascidos. O teste realizado depois do período neonatal (28 dias de vida), é considerado tardio e o tratamento de possíveis alterações pode não evitar a presença de sequelas já instaladas.

As pesquisas para a identificação de doenças, utilizando metodologias simples e acessíveis, tiveram início nos Estados Unidos, ao final da década de 1950, com o médico microbiologista Robert Guthrie (1926-1995), que, após tornar-se pai de um menino com deficiência mental e tio de uma menina diagnosticada com fenilcetonúria (PKU, do inglês Phenylketonuria), dedicou-se ao estudo das doenças que provocavam o retardo mental e suas causas tratáveis, direcionando suas pesquisas para aquele erro inato do metabolismo (EIM). Até então, essa anomalia congênita era diagnosticada pela presença de ácido fenilpirúvico na urina usando uma reação com cloreto férrico. Guthrie cria um método mais simples para identificá-la.

Assim, utilizando estudos anteriores, com culturas bacterianas para identificar antimetabólitos em células cancerígenas, adaptou essa metodologia para diagnosticar um antagonista da fenilalanina (Beta-2-thienylanina) em culturas com *Bacillus subtilis*, verificando a presença daquele aminoácido.

Com o avanço das pesquisas, o método foi substituído por outros mais precisos, como a espectrometria de massa, e outras patologias foram adicionadas ao teste.

Ainda hoje o exame e conhecido pela sigla PKU, embora ele contemple diferentes doenças.

Na década de 1960, a Organização Mundial da Saúde (OMS) recomendou a realização dos programas de triagem neonatal, em especial nos países em desenvolvimento.

No Brasil, a primeira iniciativa para estabelecer um programa de triagem neonatal aconteceu em 1976, na cidade de São Paulo, a partir de uma iniciativa do médico Benjamin Schmidt, por meio da Associação de Pais e Amigos dos Excepcionais (Apae), para o diagnóstico da fenilcetonúria; em 1980 foi incorporada a detecção do hipotireoidismo congênito (HC). Na mesma década, os estados de São Paulo e Paraná implementaram um programa similar, mas somente com a lei federal no 8.069, de 13 de julho de 1990 (Estatuto da Criança e do Adolescente), houve a tentativa de formalizar o exame, em todo território nacional.

A Portaria GM/MS N.° 22, de 15 de janeiro de 1992, tornou obrigatória a inclusão do Programa de Diagnóstico Precoce de Fenilcetonúria e Hipotireoidismo Congênito no planejamento das ações de saúde, em todas as esferas do poder público e privado.

Em setembro de 1999, foi fundada a Sociedade Brasileira de Triagem Neonatal (SBTN), com a finalidade de reunir profissionais e entidades envolvidos em estudos ligados a essa área.

O Ministério da Saúde, em 6 de junho (dia nacional do teste do pezinho) de 2001, por meio da Portaria GM/MS N.° 822, instituiu o Programa Nacional de Triagem Neonatal (PNTN), que ampliou os testes existentes, incluindo a detecção da anemia falciforme e outras hemoglobinopatias e a fibrose cística (FC).

O PNTN foi implantado de forma diferente nos estados da federação, de acordo com os recursos materiais e humanos disponíveis. Assim, foram criadas três fases, de acordo as doenças triadas: I- PKU e hipotireoidismo; II- PKU, HC e hemoglobinopatias; III- PKU, HC, hemoglobinopatias e fibrose cística. A Portaria N.° 2.829, de 14 de dezembro de 2012, instituiu a Fase IV do programa, acrescentando dois exames: para hiperplasia adrenal congênita e deficiência de biotinidase.

Devido ao surto de infecção pelo Zika vírus (ZIKV), que ocorreu no primeiro semestre de 2015, especialmente na região nordeste do País, e as centenas de casos de microcefalia que acometeram recém-nascidos de mães infectadas na gestação, a pesquisa do vírus no teste de triagem por amostra sanguínea vem sendo realizada, nos casos suspeitos.

Com a criação do PNTN, os recursos públicos foram destinados ao pagamento integral de todos os exames, incluindo os confirmatórios e tardios, bem como o tratamento e o acompanhamento das crianças, nos Serviços de Referência de Triagem Neonatal (SRTN).

A Secretaria de Atenção a Saúde, do Ministério da Saúde, propôs um amplo processo de reformulação para o triênio 2012-2014. Essa ação está associada ao "Programa Viver Sem Limite" e conta com o apoio técnico da Universidade Federal de Minas Gerais.

O teste de triagem ampliado, para outras doenças metabólicas raras e infecciosas é oferecido em serviços privados e em laboratórios de pesquisa públicos ou filantrópicos credenciados, conforme solicitação médica para investigação. Recentemente, foi incluída a detecção da cegueira congênita no teste. Podem ser rastreadas mais de quarenta diferentes alterações, nos testes mais completos.

Apesar dos esforços empreendidos, a cobertura do teste ainda não é satisfatória. Os dados do Ministério da Saúde mostram que a cobertura nacional foi de 83,1%, em 2012. Os estados de Minas Gerais, Santa Catarina e Paraná possuem os melhores índices do País.

Quando o nascimento ocorrer em instituições de saúde, a responsabilidade da coleta e do encaminhamento da amostra para um laboratório credenciado pelo SUS é da própria instituição; caso haja alguma impossibilidade, cabe a ela encaminhar o neonato e a família à Unidade Básica de Saúde (UBS). Nos partos domiciliares, a coleta é realizada na UBS.

Embora o período ideal para a coleta do exame seja entre o terceiro e o quinto dias de vida, 37,8% foram realizado após a primeira semana, o que pode impactar nos resultados obtidos quando o tratamento precoce não é instituído. A coleta é feita, rotineiramente, antes da alta hospitalar e após 48 horas de vida, para aumentar a cobertura.

Os testes realizados em recém-nascidos internados em Unidade de Terapia Intensiva Neonatal (UTIN) podem originar falsos positivos ou falsos negativos, devido à utilização de inúmeros fármacos e transfusão de hemocomponentes, e pela presença da hemoglobina fetal aumentada no RN prematuro (RNPT), que podem influenciar os resultados, sendo considerados fatores restritivos para a triagem da anemia falciforme e outras hemoglobinopatias. Assim, a recoleta do exame será realizada após 90-120 dias do nascimento ou da última transfusão. A primeira coleta, ao redor do sétimo dia de vida, pode ser considerada.

A coleta para diagnosticar o hipotireoidismo no RN prematuro deve obedecer a alguns critérios: coletar uma segunda amostra na 2.ª semana de vida para os nascidos com 1.000 g-1.500 g ou para os bebês com menos de 32 semanas de idade gestacional; e na 4.ª semana de vida para os nascidos com menos de 1.000 g.

Se a coleta do teste do pezinho for tardia, o exame para o HC é realizado com amostra em papel filtro e também em tubo seco.

Se o RN for transfundido ou receber nutrição parenteral (NP) ou, ainda, se for submetido a tratamento com drogas do tipo corticoides e dopamina deve-se coletar uma primeira amostra, antes de 48 horas de vida, para triagem de hemoglobinopatias e hipotireoidismo congênito, e também uma 2.ª amostra após 48 horas, como de rotina, para outras doenças.

No caso da NP, se não for possível uma coleta prévia à instalação, desliga-se a infusão por duas horas ou mais e coleta-se uma amostra. Nesse intervalo administrar solução glicosada prescrita e monitorar os níveis de glicemia, para prevenir episódio de hipoglicemia.

O papel-filtro especial, também conhecido como cartão de Guthrie, no qual o sangue será coletado deve ser fornecido pelo laboratório que realizará a análise, garantindo a padronização dos exames. O papel deve manter suas características para possibilitar uma absorção adequada do sangue, além de facilitar a eluição (separar partículas) na análise laboratorial. O papel não pode ser estocado por longos períodos; o calor e a umidade excessivos provocam alterações significativas na qualidade do filtro, sendo causa frequente de resultados alterados e necessidade de recoleta; deve ser mantido em recipiente fechado, em local fresco e bem ventilado; evitar ambientes como os berçários, devido a temperatura ser mantida acima da ideal para o papel.

As seis doenças triadas pelo SUS compreendem os erros inatos do metabolismo e as hemoglobinopatias mais prevalentes no Brasil.

> *Atenção ao odor da urina*

Fenilcetonúria

A fenilcetonúria é um EIM raro, autossômico recessivo. Sua prevalência varia de acordo com o grupo étnico. No Brasil é de um caso em 13.500 a 21.000 nascidos vivos. O defeito genético encontra-se no cromossomo 12q22-q24, o que provoca a ausência ou déficit da enzima hepática fenilalanina hidroxilase, responsável pela conversão do aminoácido essencial fenilalanina (FAL), obtido pela alimentação, em outro aminoácido, a tirosina. A não conversão da FAL leva ao seu acúmulo na circulação e nos tecidos. A FAL elevada é neurotóxica e tem como consequência o retardo mental.

Após o RN receber proteína, repetidamente, por meio da amamentação, dieta enteral ou parenteral haverá acúmulo da substância nos portadores de fenilcetonúria, sendo possível identificar seus sinais como: irritabilidade, convulsões, odor alterado na urina (odor de mofo, ou de rato, pela excreção de ácido fenilacético) e microcefalia, por fusão precoce das suturas cranianas na vida fetal. O tratamento da doença é baseado em restrição de fenilalanina, por tempo indeterminado. O aleitamento materno é contraindicado e o bebê receberá fórmula livre de FAL, provida pelo Ministério da Saúde.

Hipotireoidismo congênito

É a mais frequente entre as doenças triadas, e alcança uma prevalência de 1: 2.000 a 4.000 nascidos vivos. O HC consiste em uma alteração na síntese (total ou parcial) dos hormônios tireoidianos T4 (tiroxina ou tetraiodotironina) e T3 (tri-iodotironina), essenciais ao crescimento celular e ao desenvolvimento mental. Durante a gestação, os hormônios tireoidianos da mãe atravessam a placenta, suprindo as necessidades do feto.

Pode ser classificado em:

✓ HC primário: mais comum, ocorre quando a glândula tireoide não é capaz de produzir hormônios tireoidianos, devido a um defeito na formação ou posição da glândula, durante a embriogênese;

✓ HC central: mais raro, ocorre quando há deficiência de hormônios tireoidianos por falta de estímulo do hormônio estimulador da tireoide (TSH), hipofisário, ou do hormônio liberador da tireotrofina (TRH), hipotalâmico, ou, ainda, por erros do metabolismo da síntese dos hormônios tireoidianos.

O RN apresenta alguns sinais característicos, que podem levantar a suspeita da alteração, entre eles: choro rouco, macroglossia (língua flácida e grande), hipotonia, flacidez muscular, hérnia umbilical, edema facial, suturas interparietais abertas, rendilhamento cutâneo (pele marmorada), icterícia, dificuldade respiratória, cianose, constipação, hipotermia, sonolência excessiva, mixedema, sopro cardíaco. Após algumas semanas é possível perceber a progressão da doença nas crianças não tratadas, que evoluem para déficit no crescimento, bócio, atraso na dentição, retardo na maturação óssea e retardo mental.

O tratamento é realizado com a reposição oral de levotiroxina (T4) em comprimido, administrada após diluição na dose de 10-15 mcg/dia e iniciado, preferencialmente, antes dos 14 dias de vida, o que nem sempre é possível, já que o resultado do teste do pezinho raramente é liberado nesse período. O tratamento é permanente, e as doses são ajustadas de acordo com o peso e com o resultado dos exames hormonais.

Hemoglobinopatias

> *Atenção: checar protocolo para hemotransfusão*

É um grupo de doenças onde uma alteração genética, do tipo homozigótica, afeta a hemoglobina (Hb), molécula responsável, principalmente, por transportar oxigênio para os tecidos. Estima-se que 7% da população mundial seja portadora de algum gene alterado, mas nem sempre a hemoglobinopatia é manifestada.

As alterações das hemoglobinas podem ser agrupadas em: alterações estruturais, representadas pela doença falciforme (DF), cujo gene prevalece no continente africano, e alterações quantitativas, representada pelas talassemias, cujo gene prevalece no continente europeu.

A DF é a doença hereditária mais prevalente no Brasil, dado o grande número de afrodescendentes, com cerca de um caso para cada 4.800 nascimentos.

A molécula da hemoglobina normal é denominada A (Hb AA, com um alelo da mãe e outro do pai). Uma mutação no gene beta da globina daquela molécula, agora denominada S (Hb SS, com um alelo da mãe e outro do pai), altera a forma dos glóbulos vermelhos, até então arredondada, para uma forma mais alongada (de "foice") tornando-os rígidos, disformes e aglutinadores.

O termo "anemia falciforme" foi empregado, pela primeira vez, em 1922 (Hb SS) e, no ano seguinte, foi introduzido o conceito de "traço falciforme" (Hb AS), para caracterizar os casos heterozigóticos (um alelo normal recebido de um dos pais, e um alelo alterado recebido de um dos pais portador).

Os sinais clínicos variam de leves a graves, com complicações que podem resultar em morte. No RN, os sinais são inespecíficos, uma vez que ele possui grandes quantidades de Hb fetal, o que proporciona proteção contra os efeitos da Hb S. É comum encontrar: anemia e palidez; icterícia, por aumento da bilirrubina decorrente da hemólise aumentada; esplenomegalia; edema (dactilite); baixa imunidade; cansaço; choro devido a dor em articulações e por isquemia periférica. O quadro vascular oclusivo, produzido pela anomalia genética, acomete ossos, músculos, pulmões e baço.

O tratamento é profilático e visa aliviar os sintomas e melhorar a anemia provocada pela hemólise das células defeituosas. Em geral, a criança faz uso de antibioticoterapia, suplementação com ácido fólico, vitaminas, transfusões. A esplenectomia pode ser indicada nos casos de destruição maciça das hemácias, o denominado "sequestro esplênico" recorrente.

Outra medicação introduzida em situações específicas e no meio intra-hospitalar é a hidroxiureia (HU), um mielossupressor que apresenta um efeito citotóxico que, ao inibir a enzima ribonucleotídeo redutase, produz vários efeitos benéficos nos pacientes com DF, tais como: aumento da produção de HbF, aumento da hidratação do glóbulo vermelho, aumento da taxa hemoglobínica, maior produção de óxido nítrico e diminuição da expressão de moléculas de adesão. É considerada a terapia farmacológica de maior sucesso para a DF.

Devido aos seus possíveis efeitos teratogênicos e carcinogênicos, a HU é usada com cautela em menores de três anos de idade. A droga, em pó, está disponível em cápsulas gelatinosas, contendo 500 mg do princípio ativo, sendo diluída em 10 mL de água destilada. O preparo da medicação é realizado pela equipe de quimioterapia, com rigorosos critérios. Indica-se utilizar máscara, óculos de proteção e luvas no manuseio para a sua administração, evitando, assim, que o profissional entre em contato acidental com a droga (proteger pele e mucosas).

O RN com a doença falciforme deve receber as vacinas de rotina.

Fibrose cística

> Atenção
> para ausência
> de mecônio

A fibrose cística ou mucoviscidose (como era conhecida) é uma doença autossômica recessiva rara, causada por uma mutação no gene regulador de condutância transmembranar da fibrose cística (CFTR) recebido de ambos os pais, portadores da alteração. Estima-se que 20% ou mais da população portadora do gene defeituoso não manifestem a doença, e que 2% da população mundial possuam essa mutação.

Sua prevalência varia de acordo com a etnia. É raríssima entre a população asiática e mais frequente entre brancos não miscigenados. No Brasil gira em torno de 1:7.000 nascidos vivos.

Mais de 1.900 mutações já foram descritas nesse gene, sendo quase impossível a confirmação da doença utilizando técnicas de análise molecular. As mutações no cromossomo 7 impossibilitam a decodificação da proteína responsável pelo transporte iônico de cloro entre as membranas celulares. Tais alterações afetam as glândulas exócrinas, responsáveis pela formação de suor, enzimas pancreáticas e muco, tornando as secreções de 30 a 60 vezes mais espessas, o que impede seu transporte e eliminação, levando a complicações, principalmente, no trato respiratório e digestivo.

A obstrução dos ductos pancreáticos, pela viscosidade da secreção, impede que as enzimas digestivas sejam lançadas no intestino, o que desencadeia a má absorção de nutrientes e o baixo ganho de peso.

As fezes tornam-se volumosas, gordurosas (esteatorreia) e com odor intenso. Essa obstrução também pode acometer os ductos biliares, o que favorece a hepatite não viral.

Os sinais observados no RN são: íleo meconial por obstrução intestinal, presente em 10%-18% dos casos; prolapso retal; esteatorreia. Ao longo de algumas semanas, a criança apresentará pneumonias de repetição, tosse crônica produtiva e suor salgado. Sinusopatia crônica está presente em quase 100% dos pacientes. Portadores do sexo masculino apresentarão azoospermia na adolescência, em 95%-98% dos casos e as meninas terão dificuldade para engravidar, devido ao muco cervical ser muito espesso.

A alteração do transporte iônico compromete a reabsorção de cloro, o que retêm água e sódio, e torna o suor mais salgado.

Após o diagnóstico pelo teste do pezinho e outros testes sanguíneos, realiza-se duas dosagens diferentes de sódio e cloro no suor (valores acima de 60 mEq/l) e testes moleculares, para a confirmação diagnóstica. A coleta do material inclui o estímulo da sudorese (iontoforese com pilocarpina em gel) e o acondicionamento em tubo microbore (tipo serpentina).

A doença não tem cura. As medidas de controle têm melhorado a qualidade de vida e a sobrevida dos afetados, com: sessões de fisioterapia respiratória; suplementação de enzimas pancreáticas (como a pancreatina); dieta calórica; reposição de vitaminas lipossolúveis (A, D, E, K); antibióticos, mucolíticos e expectorantes; e esquema vacinal especial. Outro tratamento disponível é o uso da alfadornase (ou dornase-alfa), uma solução purificada de desoxirribonuclease recombinante humana para uso inalatório, que reduz a viscosidade do muco, por hidrólise do DNA extracelular derivado do núcleo de neutrófilos degenerados, presente no muco dos pacientes, e um dos responsáveis pelo aumento da sua viscosidade. O Ministério da Saúde subsidia o tratamento.

Hiperplasia adrenal congênita

> *Observar sinais de desidratação*

Hiperplasia adrenal congênita, hiperplasia congênita da suprarrenal ou síndrome adrenogenital engloba um conjunto de síndromes transmitidas de forma autossômica recessiva, que se caracteriza por diferentes deficiências enzimáticas que interferem na síntese de hormônios produzidos por aquelas glândulas e que são essenciais à vida. As suprarrenais apresentam duas zonas distintas: o córtex e a medula.

O córtex adrenal é subdividido em três zonas diferentes:

✓ Zona glomerulosa, mais externa, que secreta os mineralocorticoides, cujo principal representante é a aldosterona;

✓ Zona fasciculada, secretora dos glicocorticoides, como o cortisol, cortisona e corticosterona;

✓ Zona reticular, que produz os hormônios sexuais: os andrógenos, como a dehidro-epiandrosterona (DHEA) e a androstenediona, os estrógenos e a progesterona.

A medula adrenal é a região central da glândula e sintetiza as catecolaminas: dopamina, adrenalina e noradrenalina (epinefrina e norepinefrina).

A principal causa da hiperplasia adrenal está na deficiência total ou parcial da enzima 21-hidroxilase (CYP21A2), em aproximadamente 95% dos casos, responsável pela síntese do cortisol, levando a um aumento central do hormônio adrenocorticotrófico (ACTH), que estimula a produção de esteroides adrenais, sobretudo os androgênicos, com consequente virilização dos fetos, bastante evidente nos do sexo feminino.

A alteração provoca déficit de cortisol, déficit de aldosterona e excesso de andrógenos.

O cortisol está envolvido no metabolismo de carboidratos, proteínas e lipídeos; possui um potente efeito anti-inflamatório e está relacionado com vários sistemas: muscular, ósseo, conjuntivo, vascular, imunológico, renal e nervoso central.

A deficiência pode apresentar-se como a forma clássica perdedora de sal, forma clássica não perdedora de sal e a forma não clássica.

O tipo perdedor de sal apresenta diminuição na secreção de aldosterona, responsável pelo equilíbrio de sódio e potássio, com consequente desidratação, hipotensão, hiponatremia e hipercalemia; presente já nos primeiros dias de vida, sendo urgente a administração de hormônios mineralocorticoides, como a aldosterona.

A forma clássica não perdedora de sal ou virilizante é acompanhada por masculinização da genitália externa de meninas (genitália ambígua), como mencionado, e aumento de pênis, nos meninos.

A forma não clássica é leve e pode ser assintomática, até a adolescência.

No Brasil, a incidência da HAC na forma perdedora de sal esta entre 1:7.500 e 1:10.000 nascidos vivos.

A triagem neonatal para a doença tem como objetivos: detectar a forma grave e perdedora de sal; prevenir choque, dano cerebral ou morte ao implementar o tratamento antes dos primeiros sinais; conhecer a taxa real de prevalência e incidência da doença na população; e evitar ou reduzir a atribuição de sexo incorreto que pode ocorrer em meninas afetadas, confundidas como pertencentes ao sexo masculino.

A ocorrência de resultados laboratoriais falso-positivos nas crianças em estado crítico, recém-nascidos pré-termo ou com baixo peso gera algumas dificuldades no diagnóstico.

O tratamento é instituído no período neonatal, com a administração de cortisona, objetivando a liberação central de ACTH e é mantido indefinidamente. Medidas cirúrgicas auxiliam a recompor o aspecto anatômico da genitália, nas meninas.

Em RN e lactentes pequenos, devido a menor sensibilidade renal aos mineralocorticoides, pode ser necessário o uso de doses diárias elevadas de fludrocortisona oral e a administração de 1-3 g/dia de sal suplementar, com 1g de sal diluído em 10 mL oferecido entre as mamadas.

Como o resultado do teste pode levar mais do que de 15 dias, alguns bebês não diagnosticados morrem, antes do tratamento ser instituído.

Deficiência de biotinidade

Pacientes com esta deficiência são incapazes de reciclar a vitamina biotina endógena, ou de usar a biotina ligada às proteínas oriundas da dieta; consequentemente, a biotina é perdida pela urina. A biotina ou vitamina H, pertence ao complexo B e é importante como coenzima para o metabolismo proteico, lipídico e energético do organismo. Os valores normais situam-se acima de 70 unidades (U).

É uma doença genética e hereditária rara, de herança autossômica recessiva, onde um dos pais tem, pelo menos, uma cópia do gene alterado. Se o casal for heterozigoto (somente um dos pais é portador) a cada gestação corre-se o risco ter um filho afetado, na proporção de 25%. Sua prevalência está entre 1:60.000 e 1:90.000. Estima-se um número menor do que 3.500 casos identificados, no Brasil.

Os sinais podem estar presentes ao nascimento, mas, em geral, por volta da sétima semana de vida surgem as alterações neurológicas como convulsões de difícil controle, hipotonia, microcefalia, atraso no desenvolvimento neuropsicomotor, alterações cutâneas (dermatite eczematoide, candidíase e alopecia), apneia, hepato e esplenomegalia, letargia e coma. Com a progressão da doença, instala-se o retardo mental e a perda auditiva.

O diagnóstico clínico é difícil, o que torna o teste de triagem neonatal essencial para levantar os casos suspeitos, que serão confirmados por exame no plasma. Sua incorporação ao teste básico gratuito foi iniciada em 2013.

Os pacientes são classificados em três tipos: deficiência profunda, quando a atividade média da biotidinase é inferior a 10%; deficiência parcial, com níveis de biotinidase entre 10%-30% do normal; com diminuição da afinidade da biotinidase pela biocitina, caso em que os pacientes tem atividade enzimática normal.

O tratamento consiste na suplementação da vitamina com administração oral de biotina 10 mg/dia (5 mg a 20 mg/dia), na forma livre, continuamente; a medicação é disponibilizada sob a forma de cápsula, comprimidos ou solução líquida. A Portaria N.º 34, de 27 de setembro de 2012, incorporou o medicamento, conforme Protocolo Clínico e Diretrizes Terapêuticas (PCDT), do Ministério da Saúde, da Comissão Nacional de Incorporação de Tecnologias no Sistema Único de Saúde (Conitec).

Outras alterações de menor incidência, ainda não fazem parte dos testes básicos e gratuitos; dentre elas, destacam-se a deficiência de glicose 6-fosfato desidrogenase (G6PD), a galactossemia e a leucinose. Em um futuro próximo, essas doenças comporão o teste de triagem oferecido pelo SUS.

Material

- ✓ Luvas de procedimento;
- ✓ Lanceta estéril (com ponta triangular), de aproximadamente 2 mm de comprimento, ou caneta lancetadora, que possibilita uma perfuração com pressão constante;
- ✓ Recipiente com álcool 70%, para a assepsia;
- ✓ Gaze estéril;
- ✓ Papel-filtro especial (em perfeitas condições) e cartão de identificação.

Procedimento

O RN deve ser colocado ao colo de um assistente ou familiar, em posição de eructação, quando possível, preferencialmente com o pé a ser puncionado em posição inferior ao coração, para aumentar o fluxo sanguíneo na região.

A coleta é realizada na região plantar lateral do calcanhar (Figura 8.1), traçando-se uma linha imaginária do centro do calcanhar até o meio do hálux, e entre o quarto e o quinto artelho. A região externa a essa linha é a área a ser puncionada, para evitar lesão do osso calcâneo.

O profissional permanece sentado, de frente para o assistente, com todo o material à disposição sobre uma bancada. Segurar o pé e o tornozelo do RN, envolvendo-os entre o dedo indicador e o polegar, com a mão não dominante (Figura 8.2).

Informar o familiar responsável sobre a coleta; sua presença, apesar de desejável pode ser dispensada (por medo, risco para queda, mãe no período puerperal pós-cesariana);

✓ Preencher corretamente a ficha, certificando-se dos cuidados referentes à idade gestacional, drogas infundidas, se o RN completou 48 horas de vida etc. Atenção para partos múltiplos, prematuros e para as crianças internadas em UTIN;

✓ Registrar antecedentes familiares para as doenças triadas;

✓ Colocar o material necessário próximo ao local da coleta;

✓ Higienizar as mãos e calçar as luvas de procedimento;

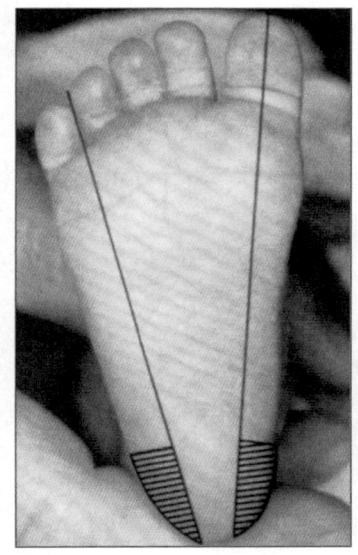

Figura 8.1 – *Delimitação da área a ser puncionada.*
Fonte: Manual do PNTN, Ministério da Saúde.

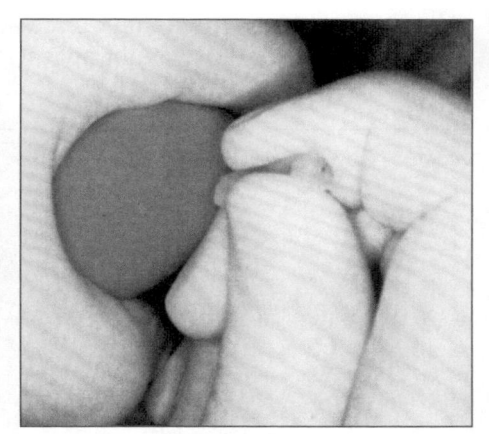

Figura 8.2 – *Contenção do pé para a punção.*
Fonte: Manual do PNTN, Ministério da Saúde.

✓ Massagear a região do calcâneo para ativar a circulação e a vasodilatação local. Em dias frios, pode-se aquecer o pé com bolsa de água morna sobre a meia ou macacão;

✓ Realizar antissepsia do calcanhar a ser puncionado, utilizando gaze ou algodão (estéril), levemente embebido em álcool a 70%;

✓ Aguardar a secagem do antisséptico;

✓ Puncionar a região com um movimento único e rápido, utilizando uma lanceta fina (trifacetada) de 2-3 mm×0,3 mm ou caneta lancetadora; pode ser necessário mobilizar a lanceta para as laterais direita e esquerda, aumentando a punção;

✓ O sangue deve escoar continuamente, mas não de forma abundante, para não ser absorvida pelo filtro, em grande quantidade;

✓ Aguardar a formação da primeira gota de sangue, que deverá ser desprezada, utilizando gaze ou algodão seco estéril; alguns laboratórios não indicam essa etapa;

✓ Preencher os círculos do papel-filtro pela mesma face (Figura 8.3);

✓ Encostar o filtro no sangue e realizar movimentos circulares para facilitar o seu espalhamento de forma homogênea, e impedindo que coagule no local da punção, ou no papel;

✓ Aguardar que o sangue seja absorvido, naturalmente;

✓ Preencher os círculos sequencialmente; não retornar a um círculo previamente preenchido, evitando, a sobreposição de camadas de sangue, o que prejudicará a qualidade da amostra;

✓ Após a coleta, comprimir a região com gaze, até a hemostasia, por mais de um minuto; aplicar curativo, opcionalmente.

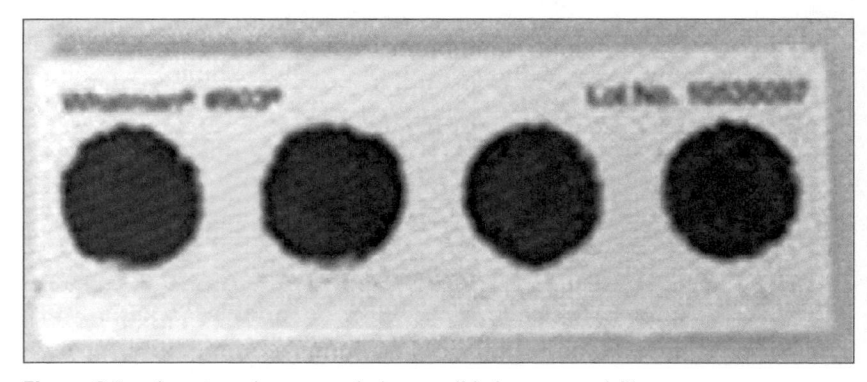

Figura 8.3 – *Amostras de sangue de boa qualidade, em papel-filtro.*
Fonte: Manual do PNTN, Ministério da Saúde.

Cuidados pós-coleta

A amostra de sangue no papel-filtro deve secar em temperatura ambiente, por aproximadamente três horas, dependendo do clima, na posição horizontal, posicionado em uma prateleira, sem tocar em outra amostra ou qualquer superfície. Não é permitida a secagem forçada, por exposição ao sol, em estufas de secagem, em micro--ondas, ventiladores etc.

Os círculos preenchidos com as gotas de sangue devem ter aspecto homogêneo e os seus limites não devem ser ultrapassados, pois essa demarcação é uma referência para que não ocorra uma sobreposição de amostras, o que inviabilizaria o exame.

Se houver alguma dúvida sobre a qualidade da coleta, repetir todo o procedimento, em um novo cartão.

Após a secagem completa, as amostras tornam-se marrom-aver-melhadas e podem ser armazenadas, até o envio ao laboratório, o que deve ocorrer o mais breve possível. A armazenagem é feita em geladeira a uma temperatura entre 2 °C e 8 °C, com os cartões em-balados totalmente em papel laminado e acondicionados em um saco plástico que é colocado em uma caixa plástica, com tampa hermética. O transporte é realizado em caixa térmica.

As amostras fora das especificações serão devolvidas e o RN reconvocado. O laboratório considera inadequada uma amostra insufi-ciente, com círculos parcialmente preenchidos; úmida, com coloração avermelhada; concentrada, com sangramento excessivo, e círculos agrupados; hemolisada, onde o papel-filtro apresenta um anel de soro, prejudicando a uniformidade, o que ocorre, em geral, quando o álcool utilizado para a assepsia não foi totalmente seco, ou por contaminação do papel-filtro por outros líquidos.

Triagem auditiva neonatal

> Checar se o
> teste da orelhinha
> foi realizado

A audição é fundamental para a aqui-sição e o desenvolvimento da fala e da linguagem. O desenvolvimento auditivo segue etapas graduais de complexidade, tendo início já na vida intrauterina.

A realização da Triagem Auditiva Neonatal (TAN), conhecido como "teste da orelhinha", é a única estratégia de rotina, capaz de detectar alterações precocemente.

Considera-se perda auditiva um *déficit* de até 35 decibéis, no melhor ouvido. A metade dos casos poderia ser prevenida e seus efeitos mini-mizados, se a intervenção fosse iniciada nas primeiras semanas de vida.

O teste foi instituído pela Lei N.° 12.303, em 02 de agosto de 2010, e garante a avaliação a todo o neonato, na primeira semana de vida.

Em abril de 2013, o Ministério da Saúde divulgou as Diretrizes de Atenção da Triagem Auditiva Neonatal, sugerindo o uso de protocolos diferenciados para os recém-nascidos de baixo e de alto risco. A elaboração das Diretrizes foi uma ação conjunta de diversas áreas técnicas do Ministério da Saúde e das secretarias estaduais de saúde, assim como de sociedades científicas que contribuíram com sugestões acerca da metodologia a ser utilizada.

A triagem pode ser universal (TANU), quando aplicada a todos os neonatos e crianças, ou seletiva, quando aplicada às do grupo de risco. O diagnóstico de surdez varia de 1 a 3 casos/1.000 nascimentos sem complicações; já nos internados em UTI Neonatal, essa variação é de 2 a 6 casos/1.000. A avaliação limitada aos neonatos de risco é capaz de identificar apenas 50% dos casos de perda auditiva.

A TAN deve ser realizada por médicos e fonoaudiólogos devidamente registrados nos conselhos profissionais de suas regiões.

A acuidade auditiva pode também ser observada com a presença do reflexo cócleo-palpebral (piscamento de olhos), ou reflexo de estremecimento, em resposta a emissão de ruído próximo ao ouvido (palmas, estalos). O RN acorda na presença de sons fortes; a criança até os três meses se acalma com sons moderados e músicas.

Os neonatos ou lactentes com indicadores de risco para deficiência auditiva (IRDA) são aqueles que apresentam os seguintes fatores: antecedente familiar de surdez permanente, com início desde a infância; permanência em UTI neonatal ou pediátrica, por mais de cinco dias; uso de ventilação extracorpórea, ventilação assistida, exposição a drogas ototóxicas como antibióticos aminoglicosídeos e/ou diuréticos de alça; hiperbilirrubinemia; anóxia perinatal grave; boletim de APGAR (vide Capítulo 1: *Assistência e Avaliação do Recém-nascido na Sala de Parto*), de 0 a 4 no 1.° minuto, ou 0 a 6 no 5.° minuto; peso ao nascer inferior a 1.500 gramas; infecções virais congênitas de transmissão vertical (toxoplasmose, rubéola, citomegalovírus, herpes, sífilis, HIV); infecções bacterianas ou virais pós-natais (citomegalovírus, herpes, sarampo, varicela e meningite); anomalias craniofaciais envolvendo orelha e osso temporal; síndromes genéticas que usualmente expressam deficiência auditiva (Waardenburg, Alport, Pendred, entre outras); distúrbios neurodegenerativos (ataxia de Friedreich, síndrome de Charcot-Marie-Tooth); traumatismo craniano; uso de quimioterapia.

A triagem consiste no teste e reteste, com medidas fisiológicas e eletrofisiológicas da audição.

Na deficiência auditiva permanente, o diagnóstico funcional e a intervenção iniciada antes dos seis meses de vida possibilitam melhores resultados para o desenvolvimento da função auditiva, da linguagem, da fala, do processo de aprendizagem e, consequentemente, a inclusão no mercado de trabalho e melhor qualidade de vida.

A TAN faz parte de um conjunto de ações que devem ser realizadas para a atenção integral à saúde auditiva na infância, a saber: triagem, monitoramento e acompanhamento do desenvolvimento da audição e da linguagem, diagnóstico e reabilitação. Desta forma é integrada à rede de cuidados à pessoa com deficiência e às ações de acompanhamento maternoinfantil.

A triagem deve ser realizada, preferencialmente, entre 24-48 horas de vida, na maternidade e, no máximo, durante o primeiro mês de vida, exceto quando a condição clínica da criança não permita a realização dos exames.

Nos casos de nascimento fora do ambiente hospitalar ou em maternidades sem triagem auditiva, o teste deverá ocorrer no primeiro mês de vida, na Unidade Básica de Saúde.

A presença ou ausência de indicadores de risco orienta o protocolo a ser utilizado.

Para os neonatos e lactentes sem risco, utiliza-se o exame de Emissões Otoacústicas Evocadas (EOAE). Caso não se obtenha resposta satisfatória (falha), repete-se o teste. Se a falha persistir, realiza-se, de imediato, o Potencial Evocado Auditivo de Tronco Encefálico (PEATE-Automático ou em modo triagem).

Para os neonatos e lactentes com algum indicador de risco, utiliza-se o teste de PEATE-Automático ou em modo triagem, uma vez que esse diminui os índices de falso-positivos por alterações na orelha média, ou presença de vérnix nos condutos auditivos.

As emissões otoacústicas foram primeiramente relatadas por David Kemp, em 1978, ao descobrir que as células ciliadas externas do ouvido interno de pessoas com audição normal tem a capacidade de reemitir a energia sonora em direção ao ouvido externo quando estimulado por um som.

O PEATE avalia a condução eletrofisiológica do estímulo auditivo da porção periférica até o tronco encefálico. Com a evolução tecnológica, surge o PEATE-Automático, mais rápido e adequado.

O RN pode permanecer dormindo. O canal auditivo deve estar livre de líquido amniótico e vérnix. Uma pequena sonda com microfone é introduzida no introito da tuba e o aparelho emite um som que estimula as células cocleares que, quando intactas, produzem uma vibração sonora que é captada de volta pelo equipamento (EOAE). Tanto um método quanto o outro possuem índices de sensibilidade e especificidade aceitáveis para serem usados nos testes, sendo complementares no diagnóstico audiológico.

Triagem ocular neonatal

Entre os programas instituídos pelo Ministério da Saúde voltados para a saúde da criança, a triagem de acuidade visual, conhecido como "teste do olhinho" é realizada na primeira semana de vida.

O teste utiliza a luz do oftalmoscópio e busca verificar a presença do reflexo do olho vermelho (ROV) ou reflexo de Bruckner, coloração dada pelos vasos retinianos quando o cristalino e outras estruturas são translúcidos.

O teste é uma ferramenta de rastreamento de alterações, tais como: catarata (alteração da transparência do cristalino), que pode levar à cegueira por ausência de estímulo luminoso; glaucoma (alteração por lesão do nervo óptico); toxoplasmose (alteração da transparência do vítreo, pela inflamação); retinoblastoma (alteração da transparência do vítreo, pelo tumor intraocular); os descolamentos de retina tardios. Assim, uma pupila esbranquiçada deve ser investigada.

A primeira lei que que tornou obrigatória a realização do teste do reflexo vermelho, ainda na maternidade, foi aprovada em 5 de setembro de 2002 no estado do Rio de Janeiro, e, em São Paulo, a Lei Estadual N.° 12.551 de 5 de março de 2007. A partir de 2013, a Portaria MS/MEC N.° 2.299 de 03 de outubro de 2012, que redefine o Projeto "Olhar Brasil" e a Portaria SAS N.° 1.229 de 30 de outubro de 2012, regulamentam o teste, em todo o País.

Apesar da escassez de dados, levantamentos em escolas para pessoas com deficiência visual e em serviços de baixa visão apontam como causas de déficit visual no Brasil a retinocoroidite por toxoplasmose, a catarata infantil, o glaucoma congênito, a retinopatia da prematuridade, as alterações do nervo óptico e a deficiência visual de origem cortical. A detecção precoce do retinoblastoma é primordial, embora não seja uma causa de cegueira importante, uma vez que tem grande impacto na sobrevida do paciente.

O teste deve ser realizado nas primeiras 48 horas de vida por qualquer pediatra treinado, utilizando-se um oftalmoscópio direto, a 30 cm do olho da criança, em sala escurecida. Não é necessário o uso de colírios. Todos os recém-nascidos devem ser submetidos ao teste antes da alta da maternidade e, pelo menos, duas a três vezes ao ano, nos três primeiros anos de vida. As alterações identificadas são encaminhadas para o oftalmologista e acompanhadas até os 16 anos de idade.

Observar a presença de comportamentos normais do RN como piscar os olhos diante de *flash* luminoso e de luz intensa.

Triagem para doença cardíaca – Oximetria de pulso

> *Aquecer as extremidades antes de instalar o oxímetro*

De grande valor diagnóstico, a avaliação da saturação periférica de oxigênio (SpO$_2$) faz parte do PNTN e é realizada de rotina, na maioria dos estados brasileiros, entre 24-48 horas de vida, nos neonatos com IG maior do que 34 semanas. Objetiva identificar cardiopatias cianóticas e cardiopatias críticas que ainda não se manifestaram nesse período, especialmente as vinculadas ao fechamento do ducto (ou canal) arterial, como a atresia pulmonar e a transposição das grandes artérias. Popularmente, é conhecida por "teste do coraçãozinho".

O teste é realizado com a colocação de um eletrodo sensor no membro superior direito e outro em um dos membros inferiores. Para a adequada aferição, é necessário que as extremidades estejam aquecidas e o monitor evidencie uma onda de traçado homogêneo.

Se a saturação periférica obtida for maior ou igual a 95% em ambos os membros, e a diferença entre as medidas for menor que 3%, o resultado é considerado normal.

Caso uma das medidas da SpO$_2$ seja menor que 95% ou houver uma diferença igual ou maior que 3%, entre os membros, uma nova aferição deverá ser realizada, após uma hora. Ao se confirmarem esses valores, o resultado é considerado anormal e um ecocardiograma deverá ser realizado nas próximas 24 horas.

O teste apresenta sensibilidade de 75% e especificidade de 99%, o que significa que algumas cardiopatias críticas podem não ser detectadas, como a coartação de aorta, por exemplo, o que torna a ultrassonografia imprescindível.

> *Observar a sucção*

Avaliação do frênulo lingual

Também conhecido por "teste da linguinha", foi implantado com a Lei N.° 13.002, de 20 junho de 2014, com aplicação a partir de dezembro do mesmo ano, onde obriga a realização do Protocolo de Avaliação do Frênulo da Língua em recém-nascido por hospitais e maternidades, tornando possível identificar se o frênulo limita os movimentos da língua ("língua presa"), que são importantes para sugar, mastigar, engolir e, futuramente, falar. Com a aprovação dessa lei, o Brasil torna-se o primeiro país a oferecer esse teste.

O exame deve ser realizado por profissionais habilitados e com treinamento técnico adequado para garantir a integração das etapas entre a triagem, o diagnóstico e o tratamento. Um estudo realizado em 2013, na Universidade de São Paulo, encontrou uma ocorrência de 22,54% de alterações do frênulo lingual em bebês (1:225 nascidos) superando a incidência das patologias detectadas pelo teste do pezinho e da orelhinha.

Essa pequena porção de tecido, que deveria ter desaparecido durante o desenvolvimento fetal permanece na porção inferior da língua, limitando-a. Existem graus variados de frênulo encurtado (Figura 8.4) que podem indicar, em casos específicos, a necessidade da realização de frenulectomia (pique no frênulo), por médico ou odontólogo.

As dificuldades na amamentação decorrentes da alteração podem levar à perda de peso e, principalmente, ao desmame precoce mas, em geral, a própria amamentação possibilitará o alongamento do frênulo.

O teste, proposto pela fonoaudióloga Roberta C. Martinelli, em 2013, é realizado por meio da aplicação de um protocolo, graduado em escores e dividido em história clínica, avaliação anatomofuncional e avaliação da sucção não nutritiva e nutritiva. O protocolo pode ser aplicado em etapas, até o 6.º mês de vida.

As crianças com frênulo curto apresentam os lábios entreabertos, quando em repouso, a língua não se eleva, durante o choro, e, na amamentação, ocorrem poucas sucções com pausas longas.

Posicionar o recém-nascido no colo do cuidador. A elevação da língua é realizada com os dedos indicadores enluvados, por suas margens laterais, sem forçar a abertura da mandíbula. A avaliação anatomofuncional é feita na maternidade, para diagnosticar os casos mais severos. Um escore ≥ 7 indica que o frênulo interfere no movimento da língua. Em casos duvidosos, pode ser necessário o reteste, em 30 dias.

A Sociedade Brasileira de Pediatria não considera a necessidade do teste, pois essa avaliação faz parte do exame físico geral.

Apesar de não fazerem parte do PNTN é interessante que os profissionais se certifiquem de que a manobra de Ortolani, para detectar

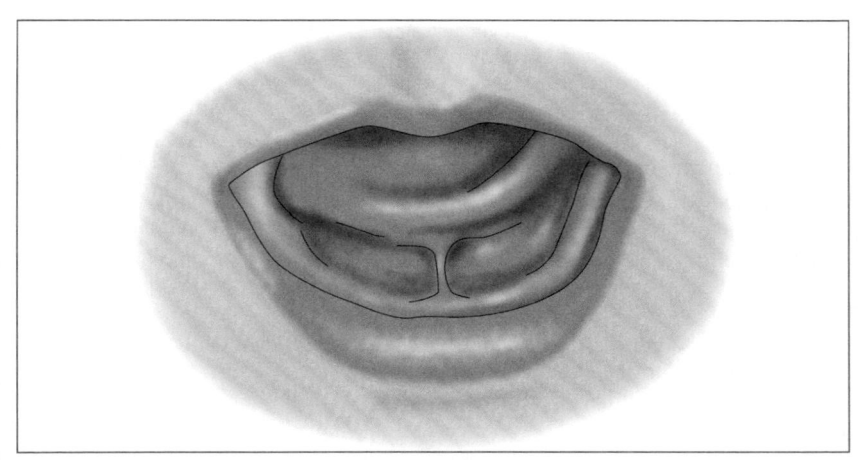

Figura 8.4 – *Frênulo lingual curto e anterior, que impede a elevação da língua.*

alterações do quadril (ver Capítulo 4: *Anamnese e Exame Físico em Neonatologia*) e a tipagem sanguínea do bebê foram realizados.

Muitas alterações presentes ao nascimento podem ser diagnosticadas no período neonatal, por meio dos testes de triagem, que se mostram como importantes estratégias para a prevenção de complicações evitáveis.

Referências

1. Agostini OS. Teste da linguinha. Cartilha do Teste da Linguinha: para mamar, falar e viver melhor. São José dos Campos, SP: Pulso Editorial, 2014. [acesso em 10 jun 2015]. Disponível em: http://www.abramofono.com.br/wp-content/uploads/2014/10/ testelinguinha_2014_livro.pdf

2. Associação dos Pais e Amigos dos Excepcionais de São Paulo (APAE). Teste do pezinho. [acesso em 10 jun 2015]. Disponível em: http://www.apaesp.org.br/ OQue Fazemos/ParaAPrevencaoDaDeficienciaIntelectual/Documents/manual%20 instrucoes_site_set2012.pdf.

3. Bongers-Schokking JJ, Koot HM, Wiersma D, Verkerk PH, de Muinck Keizer--Schrama SM. Influence of timing and dose of thyroid hormone replacement on development in infants with congenital hypothyroidism. J Pediatr. 2000 Mar [acesso em 10 jan 2015];136(3):292-7. Disponível em: http://www.ncbi.nlm.nih. gov/pubmed/ 10700683.

4. Cavarzere P, Camilot M, Teofoli F, Tato L. Neonatal screening for congenital adrenal hyperplasia in North-Eastern Italy: a report three years into the program. Horm Res. 2005;63:180-6.

5. Colombo C, Fredella C, Russo MC, Faelli N, Motta V, et al. Efficacy and tolerability of Creon for Children in infants and toddlers with pancreatic exocrine insufficiency caused by cystic fibrosis: an open-label, single-arm, multicenter study. Pancreas. 2009;38(6):693-9.

164 • Capítulo 8

6. Corbetta C, Weber G, Cortinovis F, Calebiro D, Passoni A, Vigone MC, et al. A 7-year experience with low blood TSH cutoff levels for neonatal screening reveals an unsuspected frequency of congenital hypothyroidism. Clin Endocrinol (Oxf). 2009; 71:739-45.

7. Grosse SD, Van Vliet G. How many deaths can be prevented by newborn screening for congenital adrenal hyperplasia? Horm Res. 2007;67:284-91.

8. Grupo de Apoio à Triagem Auditiva Neonatal Universal (GATANU). Triagem. Disponível em: http://www.gatanu.org/secoes/programa-de-tratamento/itens/triagem

9. Joint Committee on infant hearing (US JCIH). Position statement: principles and guidelines for early hearing detection and intervention programs. Pediatrics. 2007;120:898-921.

10. Lewis DR, Marone SAM, Mendes BCA, Cruz OLM, Nóbrega M. Comitê multiprofissional em saúde auditiva: COMUSA. Braz. J. of Otorhinolaryngol. São Paulo, 2010;76(1): 121-28.

11. Martinelli RLC. Relação entre as características anatômicas do frênulo lingual e as funções de sucção e deglutição em bebês [dissertação]. Faculdade de Odontologia de Bauru, Universidade de São Paulo. 2013.

12. Martinelli RLC, Marchesan IQ, Berretin-Felix G. Protocolo de avaliação do frênulo lingual para bebês: relação entre aspectos anatômicos e funcionais. Rev Cefac 2013;15(3):599-610.

13. Menkes JH, Hurst PL, Craig JM. A new syndrome: progressive familial infantile cerebral dysfunction associated with an unusual urinary substance. Pediatrics. 1954; 14(5):462-7.

14. Ministério da Saúde (Brasil), Secretaria de Assistência a Saúde, Coordenação Geral de Atenção Especializada. Portaria GM/MS no 822/GM, de 06 de junho de 2001. Brasília: Diário Oficial da União; 07 de junho de 2001, seção 1, p. 162.

15. Ministério da Saúde (Brasil), Secretaria de Atenção a Saúde, Departamento de Atenção Especializada. Manual de normas técnicas e rotinas operacionais do Programa Nacional de Triagem Neonatal / Secretaria de Atenção a Saúde, Departamento de Atenção Especializada. 2ª. ed. ampl. Brasília: Ministério da Saúde; 2004.

16. Ministério da Saúde (Brasil). Lei 12.303 de 02 de agosto de 2010. Dispõe sobre a obrigatoriedade de realização do exame denominado Emissões Otoacústicas Evocadas nos hospitais e maternidades. Brasília, DF.

17. Ministério da Saúde (Brasil). Secretaria de Atenção à Saúde. Departamento de Ações Programáticas Estratégicas. Diretrizes de Atenção da Triagem Auditiva Neonatal / Ministério da Saúde, Secretaria de Atenção à Saúde, Departamento de Ações Programáticas Estratégicas e Departamento de Atenção Especializada. – Brasília: Ministério da Saúde, 2012.

18. Ministério da Saúde (Brasil). Portaria interministerial no 2.299, de 3 de outubro de 2012. Redefine o Projeto Olhar Brasil. [acesso em 10 jun 2015]. Disponível em: http://bvsms.saude.gov.br/bvs/saudelegis/gm/2012/pri2299_03_10_2012.html

19. Ministério da Saúde (Brasil). Portaria no 1.229, de 30 de outubro de 2012. Regulamenta o parágrafo único do art. 4° e o inciso I do art. 6° da Portaria Interministerial n° 2299/MS/MEC, de 3 de outubro de 2012, que redefine o Projeto Olhar Brasil. [acesso em 10 jun 2015]. Disponível em: http://bvsms. saude. gov.br/bvs/saudelegis/sas/2012/prt1229_30_10_2012.html

20. Ministério da Saúde (Brasil). Indicadores do Programa Nacional de Triagem Neonatal. Relatórios. Brasília. 2013.

21. Ministério da Saúde (Brasil). Programa Nacional de Triagem Neonatal. Brasília. [acesso 10 set 2016]. Disponível em: <http://portalsaude.saude.gov.br/index.php/o--ministerio/principal/secretarias/956-sas-raiz/dahu-raiz/sangue-e-hemoderivados/l3-sangue-e-hemoderivados/13377-rhemo>.

22. Ministério da Saúde (Brasil). Secretaria de Atenção à Saúde. Departamento de Ações Programáticas Estratégicas. Diretrizes de Atenção à Saúde Ocular na Infância: detecção e intervenção precoce para prevenção de deficiências visuais. Brasília: Ministério da Saúde, 2013. 40 p.: il.

23. Ministério da Saúde (Brasil), Secretaria de Ciência, Tecnologia e Insumos Estratégicos. Portaria no 34, de 27 de setembro de 2012. Torna pública a decisão de incorporar o medicamento Biotina para o Tratamento da Deficiência de Biotinidase no Sistema Único de Saúde (SUS), Comissão Nacional de Incorporação de Tecnologias no SUS – CONITEC.

24. National Center for Hearing Assessment and Management (NCHAM). Disponível em: http://www.infanthearing.org/

25. Núcleo de Ações e Pesquisa em Apoio Diagnóstico-NUPAD. Diagnóstico Situacional do Programa Nacional de Triagem Neonatal nos estados brasileiros: relatório técnico / Núcleo de Ações e Pesquisa em Apoio Diagnóstico – NUPAD. Belo Horizonte: NUPAD; 2013. 34 p.

26. Quan JM, Tiddens AWM, Sy JP, McKenzie SG, Montgomery MD, Robinson PJ, Wohl MEB, Konstan MW. A two-year randomized, placebo-controlled trial of dornase alfa in young patients with cystic fibrosis with mild lung function abnormalities. J Pediatr. 2001;139:813-20.

27. Raskin S, Pereira-Ferrari L, Reis FC, Abreu F, et al. Incidence of cystic fibrosis in five different states of Brazil as determined by screening of p.F508del, mutation at the CFTR gene in newborns and patients. J Cyst Fibros. 2008;7(1):15-22.

28. Shak S. Aerosolized recombinant human DNase I for treatment of cystic fibrosis. Chest. 1995 Feb;107(2 Suppl):65S-70S.

29. Silva AM, Souza ABG. O Teste de Triagem Neonatal. In: Souza ABG, et al. Enfermagem Neonatal. São Paulo: Martinari; 2011. p. 129-41.

30. Silveira EL, dos Santos EP, Bachega TA, van der Linden Nader I, Gross JL, Elnecave RH. The actual incidence of congenital adrenal hyperplasia in Brazil may not be as high as inferred - an estimate based on a public neonatal screening program in the state of Goias. J Pediatr Endocrinol Metab. 2008 May;21(5):455-60.

31. Sociedade Brasileira de Triagem Neonatal (SBTN). Doenças e tratamentos. [acesso em 10 jun 2015]. Disponível em: http://www.sbtn.org.br/.

32. Sociedade Portuguesa de Pediatria. Consenso para o tratamento nutricional da leucinose. Acta Pediatr Port. 2007;38(3):120-8.

33. Souza ABG, Cervellini MP. Triagem neonatal por amostra biológica: teste do pezinho. In: Souza ABG. Enfermagem Neonatal: cuidado integral ao recém--nascido de baixo risco. 2ª ed. São Paulo: Atheneu, 2014. p.105-16.

34. Souza ICN. Triagem urinária para erros inatos do metabolismo em crianças com atraso no desenvolvimento. [dissertação]. São Paulo: Escola Paulista de Medicina – Universidade Federal de São Paulo, 2002.

CAPÍTULO 9

Administração de Medicamentos no Recém-nascido

Gisela Mayumi Takeiti • *Daniela Cristina Sandy Turole* •
Cristiane Ferreira Mendes Sanches • *Elenice Valentim Carmona*

Nas últimas décadas, as mudanças na atenção obstétrica e neonatal têm viabilizado a sobrevivência de recém-nascidos extremamente prematuros e/ou com alterações morfológicas e funcionais até então incompatíveis com a vida. O emprego de novas tecnologias em equipamentos, medicamentos, exames diagnósticos, procedimentos, dentre outros, resultou em considerável melhora da sobrevida dos recém-nascidos egressos da Unidade de Terapia Intensiva Neonatal (UTIN).

A utilização de medicamentos em recém-nascidos enfrenta desafios adicionais em função da inadequação dos fármacos às especificidades neonatais, considerando formulação, dosagem, apresentação, osmolaridade, vias de administração ou excipiente utilizado. Especificidades que se relacionam à anatomia e fisiologia inerentes ao estágio de desenvolvimento, o que acarreta modificações nos perfis farmacocinético e farmacodinâmico.

A regulamentação do uso de medicamentos no Brasil é realizada pela Agência Nacional de Vigilância Sanitária (Anvisa). Para tanto, é necessária a avaliação de estudos clínicos, com métodos muito difíceis de serem realizados no período neonatal, inclusive por fatores éticos. A alternativa é o emprego de medicamentos *off-label* ou não licenciados, aprovados para serem utilizados em outras faixas etárias ou até mesmo por vias de administração diferentes das regulamentadas. O seu emprego é de responsabilidade do corpo clínico e única alternativa encontrada, dada a escassez de estudos com recém-nascidos e lactentes. Existe forte relação entre maior gravidade do recém-nascido (RN) e aumento da necessidade de prescrição de medicamentos *off-label*, o que demonstra a necessidade de estudos que comprovem a eficácia e a segurança na administração de medicamentos em neonatologia.

Outro desafio para a equipe de enfermagem neonatal diz respeito à via de administração de um fármaco, uma vez que muitas técnicas são aplicadas com base em experiências bem estabelecidas para outras faixas etárias, o que torna mandatória a avaliação da segurança para o recém-nascido, bem como investigar os seus efeitos em vias de administração ainda sem comprovação de eficácia.

As indicações e os cuidados apresentados nesse capítulo estão baseados em estudos recentes e na prática assistencial das autoras. Serão abordadas as vias frequentemente utilizadas no período neonatal, no ambiente hospitalar e em domicílio, a saber: oral/gástrica; enteral; subcutânea; intramuscular; intranasal; inalatória; ocular e retal. A administração por via intravenosa será abordada no Capítulo 10: *Terapia Intravenosa em Neonatologia*.

As barreiras de segurança na administração de medicamentos

No Brasil, a produção de fórmulas farmacêuticas não atende às necessidades de dose e concentração para o RN, exigindo, assim, que os medicamentos utilizados em adultos sejam manipulados, antes da administração. Erros nesses processos podem ocasionar efeitos adversos graves, inclusive letais.

Encontrar medidas que constituam barreiras de segurança no processo de prescrição, dispensação e administração de medicamentos é o desafio das instituições de saúde para tornarem os procedimentos mais seguros.

Entre os processos de trabalho e fluxos utilizados como barreira de segurança destacamos o adotado pelo Centro de Atenção Integral à Saúde da Mulher – CAISM, da Universidade Estadual de Campinas (Unicamp), demonstrado na Figura 9.1.

As vantagens do processo de trabalho adotado são apontadas a seguir:

✓ Os Sistemas de Prescrição eletrônica permitem o emprego de filtros de segurança para o prescritor que relacionam dose, diluente, velocidade de administração, concentração e via de administração para cada medicamento cadastrado. Também são utilizados na dispensação de medicamentos, permitindo a conferência e rastreabilidade na entrega;

✓ A prescrição médica digitalizada aumenta a segurança para o leitor da prescrição, diminuindo a possibilidade de troca de nome e número de registro, além de diminuir o erro por interpretação de palavras inelegíveis;

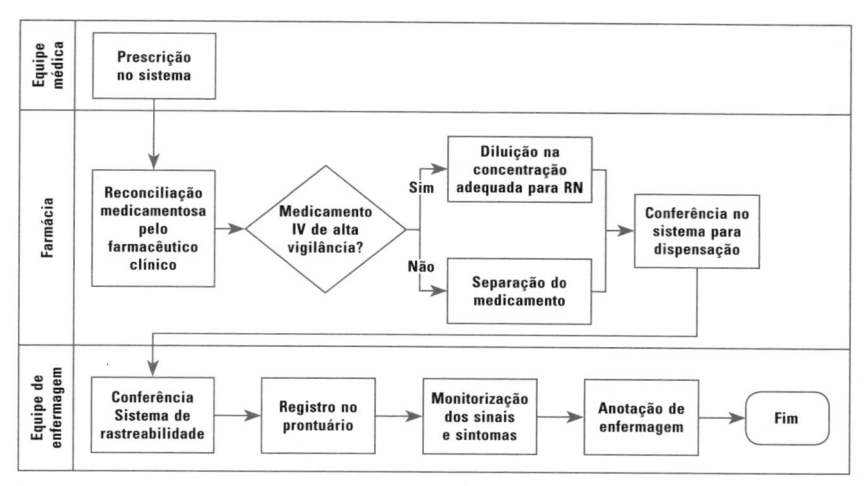

Figura 9.1 – *Fluxo de trabalho para a administração de medicamentos na unidade neonatal.*
Fonte: CAISM/Unicamp.

✓ A dispensação, pela farmácia, de doses de medicamentos de alta vigilância em concentração segura para administração em recém-nascidos diminui o risco de erros de diluição. O profissional de enfermagem não reconstitui ou dilui novamente o medicamento na unidade;

✓ A reconciliação medicamentosa pelo farmacêutico clínico permite a análise de todas as prescrições e avaliação da terapêutica, dose, compatibilidade, diluente, etc., antes da dispensação do medicamento;

✓ A rastreabilidade eletrônica facilita a checagem pelo profissional sobre cliente, medicamento, dose, validade, via, velocidade de infusão, apresentação, concentração, horário, diluente, entre outros dados importantes, antes da administração;

✓ O registro adequado de medicamentos administrados possibilita o armazenamento dos dados do lote, podendo ser resgatado, posteriormente.

A reconstituição medicamentosa, a diluição na concentração adequada e o preparo da dose são momentos críticos desse processo. Para administrar os medicamentos, em determinadas situações, é necessário realizar cálculos sobre a dose prescrita, o que demanda exercícios específicos e treinamento da equipe (vide exercícios em Apêndice A: *Casos Clínicos e Exercícios Práticos*). Todos os cuidados implementados ocorrem para as boas práticas da assistência, evitando efeitos adversos e iatrogenias.

Via oral

O trato gastrintestinal é amplamente utilizado para a administração de medicamentos ao RN, pela sua facilidade de acesso e manutenção, menor risco de infecções e menor custo. No entanto, a administração de soluções por via oral para o recém-nascido deve ser precedida de minuciosa avaliação da coordenação entre a sucção, deglutição e a respiração, visto que existe alto risco de aspiração de conteúdo gástrico ao trato respiratório. Recém-nascidos menores de 34 semanas de Idade Gestacional (IG) e/ou com peso menor de 2.000 gramas devem ter uma avaliação ainda mais cautelosa, antes do início da ingestão por via oral.

> A dupla checagem diminui o risco de erros

Não há consenso, na literatura, sobre um método eficaz e seguro para fazer a administração oral, cabendo à equipe que assiste o recém-nascido testar e acompanhar os sinais indicativos de incoordenação, como: presença de tosse, engasgo, diminuição da saturação de oxigênio ($SatO_2$), taquipneia, dispneia, alteração da frequência cardíaca, cianose, entre outros. Qualquer alteração deve ser observada pelo profissional e reavaliada a necessidade de interromper a administração pela via oral.

Todo medicamento administrado por essa via, no período neonatal deve estar na forma líquida, e o seu preparo deve considerar sua estabilidade e a absorção pelo estômago em recém-nascidos. O farmacêutico responsável deve orientar os cuidados para essa formulação. Algumas instituições orientam a diluição de comprimidos em água estéril para a administração. No entanto, essa prática deve ser reavaliada considerando a impossibilidade de diluição de certos comprimidos e a instabilidade da solução. Idealmente toda solução oral deve ser preparada para a administração na forma líquida.

A presença de desconforto respiratório, anóxia neonatal, cardiopatias, fenda labial e/ou palatina, assim como fístulas traqueoesofágicas alteram a coordenação da sucção, deglutição e respiração.

A impossibilidade de administrar soluções por essa via demanda a inserção de cateter gástrico para administração segura de medicamentos e leite. O correto posicionamento do cateter antes da administração de qualquer solução é um cuidado imprescindível para prevenção de broncoaspiração e complicações adicionais. Embora a mensuração do pH também seja mencionada como uma estratégia confiável (devendo estar abaixo de 6), o RN permanece por dias ou semanas com um pH do suco gástrico acima do valor mencionado e é difícil precisar quando torna-se ácido. Até o momento, o retorno de conteúdo gástrico é o método mais fácil e disponível para verificação do posicionamento de cateter gástrico.

A absorção do medicamento pelo trato gastrintestinal depende do tempo de esvaziamento gástrico. No RN esse tempo é irregular e maior em relação ao indivíduo adulto. Condições que lentificam o esvaziamento no recém-nascido são: prematuridade, anóxia neonatal, refluxo gastresofágico, desconforto respiratório, além das malformações congênitas. A utilização de agentes procinéticos e o aleitamento materno auxilia na motilidade gastrointestinal promovendo esse esvaziamento. Essa característica altera a farmacocinética e a farmacodinâmica dos medicamentos. Quando há necessidade de início de ação rápido, essa via pode estar contraindicada.

Outra característica importante ao nascer, é o pH básico ou ligeiramente alcalino do estômago, pela presença de líquido amniótico. Dessa forma, a preparação administrada ao recém-nascido deve considerar a diferença de acidez do estômago, quando comparado com crianças acima de dois meses.

A floral bacteriana está em fase inicial de proliferação, o que altera a motilidade gástrica e o metabolismo de medicamentos. O início da alimentação oral, principalmente com o leite materno, promove a colonização bacteriana adequada do trato gastrintestinal, constituindo barreira importante para infecções e prevenção de enterocolite necrotizante.

Em virtude da ampla variação de apresentação e composição das formas farmacêuticas dos diferentes laboratórios, o farmacêutico, que aprova e dispensa o medicamento, deve solicitar ao fabricante as recomendações de utilização para o recém-nascido, considerando tanto as características neonatais quanto a formulação do medicamento. Cada item produzido deve ser avaliado individualmente em relação à presença ou ausência de revestimentos, osmolaridade, veículo de suspensão e estabilização, entre outras características físico-químicas. Essa análise é fundamental para que se alcance o efeito desejado. A cada troca de fornecedor essas informações devem ser amplamente apresentadas aos profissionais, pois existem diferentes formas farmacêuticas para um mesmo princípio ativo comercializado. As informações de compatibilidade de fármacos também devem levar em consideração o produto de cada laboratório.

É de responsabilidade do médico, enfermeiro e farmacêutico clínico a contínua investigação e atualização junto à indústria farmacêutica sobre a compatibilidade dos medicamentos administrados por essa via, de acordo com as caraterísticas do recém-nascido citadas.

Material

✓ Medicamento prescrito (verificar compatibilidade com a via enteral);

✓ Seringa descartável estéril, de 3 ou 5 mL, para medir o volume do medicamento, de preferência do tipo dosadoras (Oralpack®), já que elas não se encaixam em dispositivos vasculares e previnem, assim, a administração inadvertida na via venosa. Não utilizar outros tipos de dosadores como colheres e copinhos, mesmo os que acompanham as embalagens dos medicamentos, por não serem confiáveis;

✓ Seringa de 3 mL para aspiração gástrica;

✓ Tampa para seringa;

✓ Etiqueta adesiva para identificação da dose;

✓ Gaze estéril;

✓ Luvas descartáveis;

✓ Bandeja.

> *Orientar a família a não utilizar colher ou copinho dosador*

Procedimento por via oral

Nos recém-nascidos capazes de deglutir, seguir as etapas:

1. Fazer desinfecção do balcão com produto à base de quaternário de amônia e higienizar as mãos, para reduzir o risco de contaminação;

2. Reunir o material sobre o balcão de preparo de medicamentos, de forma a organizar o processo de trabalho;

3. Ler a prescrição médica atentamente, verificando: nome do recém-nascido, leito, medicamento, horário, dose, diluição, forma farmacêutica, via de administração, aspecto (conservação) e validade. Para as unidades onde há rastreabilidade eletrônica, esse passo pode ser realizado pelo sistema. Essas medidas reduzem o risco de erros;

4. Aspirar, com exatidão, a dose prescrita com seringa ou separar a dose unitária dispensada pela farmácia hospitalar;

5. Identificar a seringa com nome, leito, medicamento, dose, e via de administração;

6. Descartar o material não utilizado, mantendo a organização do ambiente;

7. Higienizar as mãos e reunir todo o material em bandeja à beira do leito, evitando interrupções no procedimento por ausência de material necessário e manuseio desnecessário do recém-nascido;

8. Explicar o procedimento para os pais;

9. Conferir a identificação do paciente, validando os dados com o familiar, e comparando-a com o bracelete, a prescrição médica e etiqueta;

10. Higienizar as mãos com álcool glicerinado;

11. Caso o RN esteja em incubadora, abrir lentamente as suas portinholas, com uso dos cotovelos. Este cuidado tem o objetivo de promover a estabilidade emocional e fisiológica do RN, bem como reduzir o risco de contaminação das mãos;

12. Calçar as luvas de procedimento;

13. Movimentar o RN com suavidade, favorecendo a estabilidade emocional e fisiológica;

> *Usar seringas do tipo dosadora*

14. Segurar o bebê em posição semissentada, para prevenir a broncoaspiração e facilitar a deglutição;

15. Oferecer o conteúdo da seringa gotejando-o lentamente na boca do recém-nascido. Aguardar a deglutição e respiração antes de prosseguir o gotejamento, certificando-se de que o RN consegue coordenar deglutição e respiração. Em caso de qualquer sinal de desconforto, interromper a administração;

16. Manter o bebê em posição confortável no leito e com a cabeceira elevada a 30°, minimizando o desconforto relacionado ao procedimento;

17. Desprezar o material em lixo adequado, zelando pela segurança do paciente e da equipe de saúde;

18. Remover as luvas e desprezá-las em lixo apropriado, para evitar a contaminação cruzada e do ambiente;

19. Higienizar as mãos;

20. Checar a prescrição médica e realizar anotações em prontuário. Registrar intercorrências e comunicar o médico responsável. Este cuidado visa garantir o acompanhamento das respostas do paciente ao tratamento proposto e a busca pelas melhores práticas na instituição de saúde.

Procedimento por cateter gástrico

Nos recém-nascidos com dificuldades para coordenar deglutição e respiração, assim como nos pacientes intubados, seguir as etapas mencionadas anteriormente para o procedimento oral do passo 1 ao 14. Posteriormente:

1. Checar a integridade da fixação do cateter orogástrico, o nível da marcação e o seu comprimento externo, com o objetivo de certificar-se de que o cateter está em posição gástrica;
2. Calçar as luvas não estéreis para proteção individual;
3. Conectar a seringa ao cateter e aspirar ao conteúdo gástrico, confirmando o seu posicionamento;
4. Devolver o conteúdo aspirado; retirar a seringa e pinçar a sonda;
5. Conectar a seringa com o medicamento e injetar toda a dose lentamente;
6. Pinçar a sonda; aspirar 1 mL de ar na seringa vazia e injetar na sonda, para garantir a chegada de todo o volume prescrito ao estômago, bem como evitar obstrução da sonda. A administração de água estéril após é controversa na literatura. Para a adoção dessa prática, as equipes devem considerar: peso do recém-nascido, visto que os menores de 1.000 g podem necessitar de restrição de volume; volume total administrado em 24 horas, já que o cálculo diário auxilia a distribuição do volume levando-se em consideração a água após o medicamento; material de constituição do cateter gástrico. O poliuretano, por exemplo, possui baixa aderência pelas soluções; interação, uma vez que medicamentos que interagem com o leite podem ter sua absorção alterada; comprimento do cateter, visto que é necessário maior volume para cateteres mais longos.
7. Desprezar o material em lixo adequado, zelando pela segurança do paciente e da equipe de saúde;
8. Remover as luvas e desprezá-las em lixo apropriado, para evitar a contaminação cruzada e do ambiente;
9. Higienizar as mãos;
10. Checar a prescrição médica e realizar anotações em prontuário. Registrar intercorrências e comunicar o médico responsável. Este cuidado visa garantir o acompanhamento das respostas do paciente ao tratamento proposto e a busca pelas melhores práticas na instituição de saúde.

Via enteral

A via enteral é utilizada para recém-nascidos que apresentam gastroparesia, refluxo gastroesofágico importante ou outras alterações que impossibilitam a absorção pelo estômago. Para a certificação do correto posicionamento desse cateter, o método mais seguro é a visualização através de exame de imagem.

Após a confirmação da ponta do cateter em posição enteral, ou seja, pós-pilórica, mensurar o seu comprimento externo e anotar em local de fácil visualização por toda a equipe.

O pH do intestino do recém-nascido é alcalino, devendo a forma farmacêutica ser compatível com esse meio. A secreção de enzimas pancreáticas e hepáticas no recém-nascido é diminuída, o que altera a ação das drogas dependentes destas enzimas.

As soluções administradas por cateteres pós-pilóricos devem ser formuladas especificamente para essa via, levando-se em consideração o calibre do cateter inserido, o pH do intestino e as características da forma farmacêutica. As apresentações desenvolvidas para administração oral ou gástrica nem sempre são compatíveis com a via enteral, devendo o fabricante recomendar ou não a sua utilização.

Material

- ✓ Medicamento prescrito (verificar compatibilidade com a via enteral);
- ✓ Seringa descartável estéril, de 3 mL ou 5 mL, do tipo dosadora, para medir o volume do medicamento já que não se encaixam em dispositivos vasculares e previnem, assim, a administração inadvertida na via venosa;
- ✓ Tampa para seringa;
- ✓ Água destilada estéril;
- ✓ Etiqueta adesiva para identificação da dose;
- ✓ Gaze estéril;
- ✓ Luvas descartáveis;

> *Atenção redobrada ao conectar a seringa na via correta*

Procedimento

As etapas iniciais para administrar medicamentos por via enteral são semelhantes à utilização por via oral e gástrica, considerando os passos 1 ao 14 descritos no procedimento de administração de medicamentos por via oral.

Após o preparo do medicamento, conferência da identificação e posicionamento do RN:

1. Checar a integridade da fixação do cateter pós-pilórico e confirmar seu posicionamento: avaliar a radiografia, conferir o comprimento;
2. Abrir a sonda, conectar a seringa com água estéril e lavar o cateter com 0,5 mL para evitar a obstrução; e fechar a sonda;

3. Abrir a sonda, conectar a seringa com o medicamento e injetar toda a dose lentamente;

4. Pinçar a sonda e conectar a seringa com água estéril; lavar o cateter com 0,5 mL ou uma vez e meia o volume suficiente para preenchê-lo, caso não haja restrição de volume; fechar a sonda;

5. Manter o RN em posição confortável;

6. Desprezar o material e as luvas em lixo apropriado, para evitar a contaminação cruzada;

7. Higienizar as mãos; checar a prescrição médica e realizar anotações em prontuário. Registrar intercorrências e comunicar o médico responsável.

Via subcutânea

Essa via é utilizada para a introdução de medicamentos no tecido subcutâneo, quando é desejável uma absorção lenta e prolongada. Por ser o tecido subcutâneo menos vascularizado, a taxa de absorção é mais lenta e estável que na via intramuscular.

A pequena massa de tecido subcutâneo do recém-nascido limita a escolha dessa via como uma opção para administrar medicamentos. Assim, o volume máximo a ser administrado não deve ultrapassar 0,5 mL, enquanto se verifica na prática clínica que, em função da idade gestacional (prematuridade) e do peso de nascimento, alguns bebês não apresentam tecido subcutâneo que suporte além de 0,3 mL.

Outro aspecto relevante é o tipo de solução a ser administrada por essa via, que deve ser isotônica, e com pH fisiológico, de forma a não causar danos aos tecidos. São exemplos de medicamentos administrados no subcutâneo: heparina de baixo peso molecular, insulina, hormônios e algumas vacinas.

Em recém-nascidos, os locais de aplicação de injeção subcutânea limitam-se a: face externa lateral da coxa e parede abdominal. No contexto da assistência neonatal brasileira, técnicos de enfermagem e enfermeiros podem realizar a administração de medicamentos por esta via.

Material

✓ Medicamento prescrito (diluir, se necessário, segundo protocolo institucional e orientações do fabricante);

✓ Seringa descartável estéril, de 1 mL, para administrar o medicamento;

✓ Agulha descartável estéril, 30×0,8 mm ou 40×1,2 mm, para aspirar o medicamento;

✓ Agulha descartável estéril, 13×0,45 mm, para administrar o medicamento;

✓ Etiqueta adesiva para identificação da dose;

✓ Gaze estéril;

✓ Solução de clorexidina alcóolica;

✓ Luvas de procedimento não estéreis;

✓ Bandeja limpa.

Procedimento

1. Fazer desinfecção do balcão com produto à base de quaternário de amônia e higienizar as mãos, para reduzir o risco de contaminação;

2. Reunir o material sobre o balcão de preparo de medicamentos, de forma a organizar o processo de trabalho;

3. Atentar para o fato que, mesmo após abrir as embalagens estéreis e manusear os itens, estes devem ser mantidos dentro dos invólucros de origem, para diminuir o risco de contaminação;

4. Ler a prescrição médica atentamente, verificando: nome do recém-nascido, leito, medicamento, horário, dose, diluição, forma farmacêutica, via de administração, aspecto (conservação) e validade. Para as unidades onde há rastreabilidade eletrônica, esse passo pode ser realizado pelo sistema. Essas medidas reduzem o risco de erros;

5. Aspirar, com exatidão, a dose prescrita com seringa ou separar a dose unitária dispensada pela farmácia hospitalar;

6. Trocar a agulha de aspiração pela agulha subcutânea 13×0,45 mm, utilizando técnica asséptica;

7. Identificar a seringa com nome, leito, medicamento, dose, e via de administração;

8. Descartar o material não utilizado, mantendo a organização do ambiente;

9. Higienizar as mãos e reunir todo o material em bandeja à beira do leito, evitando interrupções no procedimento por ausência de material necessário e manuseio desnecessário do recém-nascido;

10. Explicar o procedimento para os pais;

11. Conferir a identificação do paciente, validando os dados com o familiar, e comparando-a com a pulseira de identificação, a prescrição médica e a identificação do medicamento;

12. Higienizar as mãos com álcool glicerinado;

13. Calçar as luvas de procedimento;

14. Caso o RN esteja em incubadora, abrir lentamente as suas portinholas, com uso dos cotovelos. Esse cuidado tem o objetivo de diminuir ruídos, promover a estabilidade emocional e fisiológica, bem como reduzir o risco de contaminação das mãos;

15. Movimentar o RN com suavidade;

16. Inspecionar o local selecionado para aplicação do medicamento: face externa lateral da coxa ou parede abdominal, evitando-se a pele adjacente ao coto ou cicatriz umbilical (cerca de 1 cm), o que diminui a chance de puncionar vasos umbilicais;

17. Oferecer contenção elástica com as mãos e/ou ninho, mantendo a área desejada exposta e o recém-nascido em posição fetal, com membros inferiores fletidos. A contenção auxilia o recém-nascido a organizar-se, durante e após o procedimento doloroso e pode ser realizada pelos pais, se o desejarem e liberados pela equipe;

18. Implementar outras ações não farmacológicas para alívio da dor (vide Capítulo 5: *Avaliação e Manejo não Farmacológico da Dor no Período Neonatal*);

19. Rodiziar os locais de aplicação quando se tratar de medicamento de uso frequente, de forma a prevenir lesão tecidual e hematomas;

20. Realizar a antissepsia da pele no local selecionado com gaze estéril e clorexidina alcoólica 0,5% (movimento de forma circular, de dentro para fora), e aguardar secagem; não tocar o local. Repetir o procedimento se necessário;

21. Fazer prega cutânea com o dedo indicador e polegar (Figura 9.2); introduzir a agulha em ângulo de 45°, para evitar que o tecido muscular seja atingido. A depender do volume de tecido hipodérmico, a angulação da agulha em relação à pele pode ser de 90°. Entretanto, a avaliação do volume do tecido é algo bastante subjetivo, sem o auxílio de exames de imagem como a ultrassonografia. Mesmo o cálculo do índice de massa corpórea (IMC= peso/altura^2), considerado como um dado diretamente relacionado à espessura do estrato subcutâneo e muscular, ainda é algo subjetivo para direcionar tal decisão;

22. Atentar para o fato de que as agulhas utilizadas para esse tipo de injeção possuem 13 mm de comprimento e que a espessura dos estratos até o tecido subcutâneo gira em torno de 6 mm;

23. Introduzir a agulha e injetar o medicamento lentamente, mantendo a prega cutânea mais frouxa, evitando a injeção sob pressão. Não aspirar ao êmbolo para verificar a punção acidental de pequenos vasos, visto que são poucos nesse tecido e se aumenta o risco de formação de hematomas, especialmente no caso da administração de heparina;

24. Aguardar em torno de 5 segundos antes de retirar a agulha para evitar que o líquido reflua;

25. Retirar a agulha da pele; pressionar o local com gaze estéril seca, apenas se houver sangramento;

26. Não massagear o local para não alterar a absorção da droga;

27. Desprezar o material e as luvas em lixo apropriado, para evitar a contaminação cruzada e acidentes com material perfurocortante;

28. Higienizar as mãos; checar a prescrição médica e realizar anotações em prontuário. Registrar intercorrências e comunicar o médico responsável.

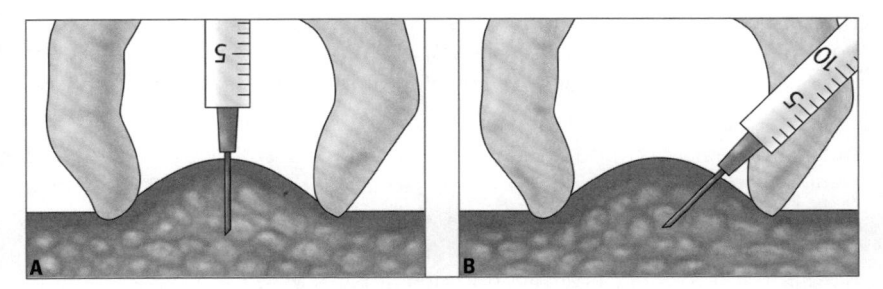

Figura 9.2 A e B – *Prega cutânea para injeção subcutânea.*

Ainda são questões controversas: a escolha da agulha, seu ângulo de inserção na pele, a formação ou não de prega cutânea para a administração do medicamento e massagem local após a aplicação; assim, a experiência clínica dos enfermeiros neonatais ainda norteiam os procedimentos adotados ao se administrar injeções por via subcutânea.

Existem poucas evidências científicas para dar suporte às recomendações sobre como realizar a administração de medicamentos por via subcutânea. Os estudos são geralmente focados nos medicamentos e em seus efeitos, com pouca ou nenhuma informação sobre o aspecto técnico do procedimento. Assim, a experiência clínica dos profissionais que utilizam essa via precisa ser descrita de forma sistematizada, bem como as complicações relacionadas. Diferenças entre as taxas de complicações advindas de uma determinada técnica em relação a outra precisam ser investigadas e divulgadas por meio de artigos científicos, respeitando-se os preceitos éticos, para subsidiar decisões sobre as melhores práticas clínicas.

Via intramuscular

A via intramuscular (IM) é utilizada para a introdução de medicamentos dentro do ventre muscular. Para isto, o músculo deve apresentar algumas características como: corpo bem desenvolvido, fácil acessibilidade e principalmente, ausência de grandes vasos e nervos situados superficialmente. Também é necessário considerar: o tipo e a irritabilidade do fármaco; atividade e idade do paciente; espessura do tecido adiposo; calibre e comprimento da agulha; compatibilidade entre estrutura muscular e volume a ser injetado. Baseando-se nesses aspectos, a escolha do local para a aplicação deve priorizar aquele onde há menor risco de eventuais complicações.

A via intramuscular apresenta maior absorção quando comparada às vias intradérmica e subcutânea, por ser uma região bem vascularizada. As regiões mais indicadas para aplicação nos neonatos são: ventroglútea e face anterolateral da coxa. Por suas vantagens e menor risco, considera-se a região ventroglútea como a de primeira escolha.

Introduzir medidas para alívio da dor, estimulando a sucção não nutritiva e administrando 1-2 mL de sacarose a 25% por via oral, 1-2 minutos antes do procedimento. Os efeitos da sucção não nutritiva estão associados ao aumento na oxigenação, à melhora nas funções respiratória e gastrintestinal e à diminuição da frequência cardíaca e do gasto energético, promovendo descanso e analgesia (vide Capítulo 5: *Avaliação e Manejo não Farmacológico da Dor no Período Neonatal*).

Região ventroglútea (VG)

O plano muscular da região ventroglútea é constituído pelos músculos glúteo médio e mínimo, que se localizam sob o músculo glúteo máximo. Esta região é considerada pela literatura como o local mais seguro e adequado para a aplicação de medicamentos IM em adultos, criança e neonatos. O que se dá devido às suas peculiaridades: maior espessura dos ventres musculares, local livre de vasos e nervos importantes e menor espessura de tecido subcutâneo, além do fácil acesso tanto em decúbito ventral, dorsal ou lateral.

A direção de suas fibras musculares previne o deslizamento do material injetado para a região do nervo isquiático (ciático), livrando-o de irritações. Acrescenta-se também a vantagem de que a epiderme nesta região tem menor concentração de germes patogênicos anaeróbios quando comparada a dorso-glútea (DG), pois é menos passível de ser contaminada com fezes e urina. Apesar de a técnica ter sido introduzida em 1954, pelo anatomista suíço Von E. Hoschstetter, a região ainda é pouco utilizada pelos profissionais de saúde, devido à insegurança em localizar o sítio de punção, principalmente em recém-nascidos e crianças.

Na prática empírica é habitual usar a mão como ferramenta tradicional para delimitar a área da região VG o que pode incorrer em erros e distorções na localização do sítio exato de punção, pois o tamanho da mão do profissional é desproporcional ao biotipo do paciente neonatal e pediátrico.

Assim, baseando-se no conceito de planos anatômicos, da anatomia palpatória e dos recursos da geometria foi possível relacionar as estruturas da porção lateral do quadril com a localização do sítio de punção da região VG com precisão considerável. O que será apresentado ao longo da descrição da técnica.

Material

✓ Medicamento prescrito;

✓ Seringa descartável estéril de 1 mL;

✓ Agulha descartável estéril para administrar o medicamento – 13×0,45 mm;

✓ Agulha descartável estéril para aspirar ao medicamento – 30×0,8 mm;

✓ Etiqueta adesiva para identificação;

✓ Gaze estéril;

✓ Solução de clorohexidine alcoólico 0,5%;

✓ Luva de procedimento não estéril;

✓ Bandeja limpa.

Procedimento

1. Fazer desinfecção do balcão com produto à base de quaternário de amônia e higienizar as mãos, para reduzir o risco de contaminação;

2. Reunir o material sobre o balcão de preparo de medicamentos, de forma a organizar o processo de trabalho;

3. Atentar para o fato que, mesmo após abrir as embalagens estéreis e manusear os itens, estes devem ser mantidos dentro dos invólucros de origem, para diminuir o risco de contaminação;

4. Ler a prescrição médica atentamente, verificando: nome do recém-nascido, leito, medicamento, horário, dose, diluição, forma farmacêutica, via de administração, aspecto (conservação) e validade. Para as unidades onde há rastreabilidade eletrônica, esse passo pode ser realizado pelo sistema. Essas medidas reduzem o risco de erros;

5. Aspirar, com exatidão, a dose prescrita com seringa ou separar a dose unitária dispensada pela farmácia hospitalar;

6. Trocar a agulha de aspiração pela agulha subcutânea 13×0,45 mm, utilizando técnica asséptica;

7. Identificar a seringa com nome, leito, medicamento, dose, e via de administração;

8. Descartar o material não utilizado, mantendo a organização do ambiente;

9. Higienizar as mãos e reunir todo o material em bandeja à beira do leito, evitando interrupções no procedimento por ausência de material necessário e manuseio desnecessário do recém-nascido;

10. Explicar o procedimento para os pais;

11. Conferir a identificação do paciente, validando os dados com o familiar, e comparando-a com a pulseira de identificação, a prescrição médica e a identificação do medicamento;

12. Higienizar as mãos com álcool glicerinado;

13. Calçar as luvas de procedimento;

14. Caso o RN esteja em incubadora, abrir lentamente as suas portinholas, com uso dos cotovelos. Este cuidado tem o objetivo de diminuir ruídos, promover a estabilidade emocional e fisiológica, bem como reduzir o risco de contaminação das mãos;

15. Movimentar o RN com suavidade;

16. Posicionar o bebê em decúbito lateral direito ou esquerdo e, com o auxílio de um cueiro proceder ao enrolamento do RN com os membros superiores fletidos em direção ao tórax;

17. Inspecionar o local selecionado para aplicação do medicamento;

18. Oferecer contenção elástica com as mãos e/ou ninho, mantendo a área desejada exposta e o recém-nascido em posição fetal, com membros inferiores fletidos. A contenção auxilia o recém--nascido a reorganizar-se e a diminuir seu estresse, durante e após o procedimento doloroso e pode ser realizada pelos pais, se o desejarem;

19. Rodiziar os locais de aplicação quando se tratar de medicamento de uso frequente, de forma a prevenir lesão tecidual e hematomas;

20. Delimitar a área, por meio do "modelo geométrico", traçando linhas imaginárias que se unem entre os seguintes referenciais ósseos (vértices): crista ilíaca antero-superior; margem posterior do tubérculo ilíaco e trocanter maior do fêmur; cujo segmento de reta, em direção cefálica, deverá coincidir com o plano coronal central e tangenciar a margem posterior do tubérculo ilíaco. A união dos vértices descritos configurará um triângulo que, salvo variações anatômicas do quadril, terá amplitude bem limitada. A seguir, determinar o seu baricentro (ponto onde se cruzam as medianas) que caracterizará o sítio de punção (Figura 9.3).

21. Realizar a antissepsia da pele no baricentro do triângulo com gaze estéril e clorexidina alcoólica 0,5% (movimento circular, de dentro para fora), e aguardar secagem; não tocando o local. Repetir o procedimento se houver necessidade de tocar o local antes de inserir a agulha;

22. Inserir a agulha formando um ângulo de 90° em relação à pele do RN;

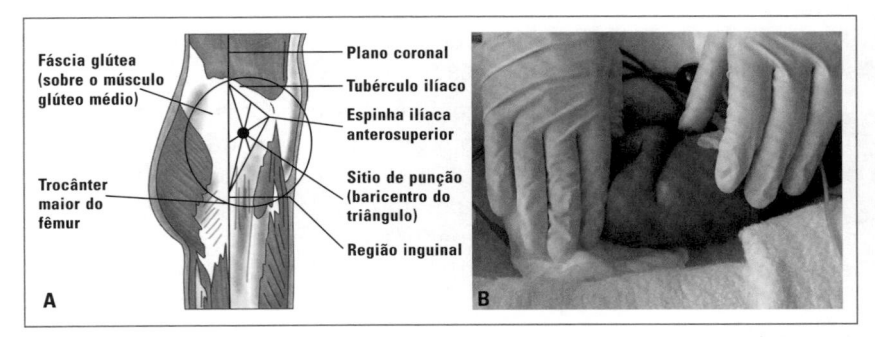

Figura 9.3 A e B – *Delimitação do baricentro para a punção ventroglútea (técnica de Hochstetter).*

Fonte da Figura 9.3B: Acervo da UTI Neonatal do Centro de Atenção Integral à Saúde da Mulher da Universidade Estadual de Campinas (CAISM/Unicamp).

23. Movimentar o êmbolo da seringa, aspirando lentamente para verificar se houve punção acidental de um vaso sanguíneo; se positivo, retirar a agulha, desprezar o medicamento e reiniciar o processo evitando, dessa forma, a ocorrência de vasoespasmo, embolia ou necrose tecidual;

24. Injetar lentamente o medicamento a uma velocidade aproximada de 0,1 mL-0,2 mL/segundo.

25. Aguardar cerca de 5 segundos antes de retirar a agulha, para evitar o refluxo do medicamento;

26. Retirar a agulha da pele; pressionar o local com gaze estéril seca, pois nessa fase, o antisséptico poderá causar ardor e sangramento;

27. Não massagear o local para não alterar a absorção do medicamento;

28. Manter o RN em posição confortável no leito;

29. Desprezar o material utilizado e as luvas em lixo apropriado, evitando contaminação cruzada e acidentes com material perfurocortante;

30. Higienizar as mãos; checar a prescrição médica e realizar anotações em prontuário, mencionando o local da injeção. Registrar intercorrências e comunicar o médico responsável.

Região do vasto lateral da coxa

O músculo vasto lateral é o maior dos componentes do quadríceps femoral, e se localiza na face anterolateral da coxa. A utilização dessa região foi recomendada desde 1920, em vista das contraindicações às regiões dorso-glútea. É considerada como uma área livre de vasos ou nervos importantes, de fácil acesso e com musculatura bem desenvolvida em neonatos e crianças.

Assim como na injeção ventroglútea, as condutas iniciais são: realizar a desinfecção do balcão com produto à base de quartenário de amônia e higienizar as mãos, para reduzir o risco de contaminação; reunir o material sobre o balcão de preparo de medicamentos e ler a prescrição médica atentamente, verificando: nome do recém-nascido, leito, medicamento, horário, dose, diluição, forma farmacêutica, via de administração, aspecto (conservação), e a validade. Para as unidades onde há rastreabilidade eletrônica, esse passo pode ser realizado pelo sistema. Essas medidas reduzem o risco de erros.

De modo geral, e na dependência da massa muscular e do peso, o volume máximo administrado por injeção IM deve variar entre 0,25 mL e 0,5 mL em RN prematuro e entre 0,5 mL e 1,0 mL em RN a termo, embora haja discordância sobre esses volumes na literatura, na prática clínica não se ultrapassa 0,5 mL por sítio de injeção. Volumes superiores devem ser subdivididos em duas punções e em músculos diferentes.

Material

✓ Medicamento prescrito;

✓ Seringa descartável estéril de 1 mL;

✓ Agulha descartável estéril para a injeção (13×0,45 mm);

✓ Agulha descartável estéril para aspiração (30×0,8 mm);

✓ Etiqueta adesiva para identificação;

✓ Gaze estéril;

✓ Solução de clorohexidine alcoólico 0,5%;

✓ Luva de procedimento não estéril;

✓ Bandeja limpa.

Procedimento

Para a administração de medicamentos nos músculos da região da coxa, executar as mesmas ações de 1 a 15 para o procedimento em região ventroglútea e após:

1. Inspecionar o local selecionado para aplicação do medicamento;

2. Posicionar o RN com o auxílio de um cueiro e proceder ao enrolamento com os membros superiores fletidos em direção ao tórax e, de preferência, ao colo dos pais ou de outro colaborador. A posição vertical parece estar relacionada à melhora do desconforto e da dor. Tanto a contenção elástica quanto o enrolamento auxiliam o recém-nascido a reorganizar-se e a diminuir seu estresse, durante e após o procedimento doloroso;

3. Rodiziar os locais de aplicação quando se tratar de medicamento de uso frequente, de forma a prevenir lesão tecidual e hematomas;

4. Delimitar a área e fixar o membro: a injeção deve ser realizada no músculo vasto lateral (Figura 9.4). Abrir a fralda para expor completamente a área e permitir a identificação anatômica;

5. Realizar a antissepsia da pele com gaze estéril e clorexidina alcoólica 0,5% (movimento de dentro para fora), e aguardar secagem; não tocando o local. Repetir o procedimento de an-

tissepsia, se houver necessidade de tocar o local onde a agulha será inserida;

6. Inserir a agulha com calibre adequado, em ângulo de 90° em relação à pele do RN;

7. Movimentar o êmbolo da seringa, aspirando lentamente para verificar se houve punção acidental de um vaso sanguíneo; se positivo, retirar a agulha, desprezar o medicamento e reiniciar o processo evitando, dessa forma, a ocorrência de vasoespasmo, embolia ou necrose tecidual;

8. Injetar lentamente o medicamento a uma velocidade aproximada de 0,1 mL-0,2 mL/segundo.

9. Aguardar cerca de 5 segundos antes de retirar a agulha, para evitar o refluxo do medicamento;

10. Retirar a agulha da pele; pressionar o local com gaze estéril seca, pois nessa fase, o antisséptico poderá causar ardor e sangramento;

11. Não massagear o local para não alterar a absorção do medicamento;

12. Manter o RN em posição confortável no leito;

13. Desprezar o material utilizado e as luvas em lixo apropriado, evitando contaminação cruzada e acidentes com material perfurocortante;

14. Higienizar as mãos; checar a prescrição médica e realizar anotações em prontuário, mencionando o local da injeção. Registrar intercorrências e comunicar o médico responsável.

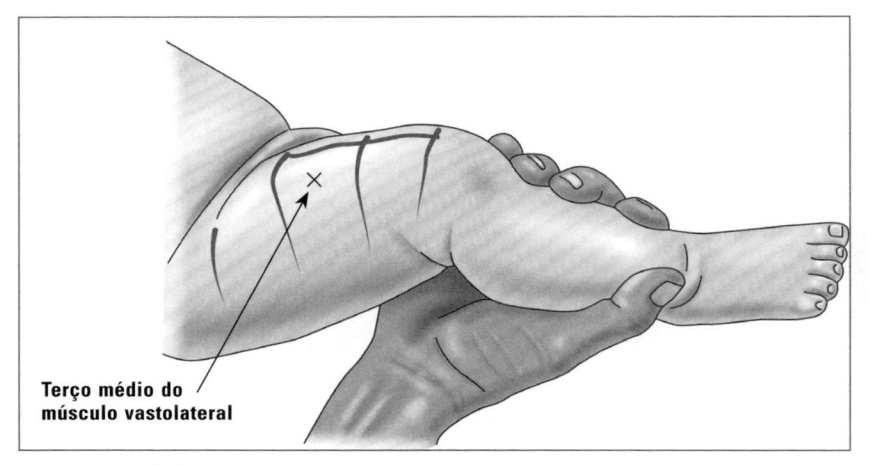

Terço médio do músculo vastolateral

Figura 9.4 – *Delimitação da área para injeção intramuscular em vastolateral.*

Via intranasal

A via intranasal (IN) oferece uma forma eficiente de administrar alguns tipos de medicamentos. A superfície da mucosa nasal (conchas nasais) possui um leito vascular amplo, o que permite rápida absorção, quando comparada, em alguns casos, à observada pela via endovenosa. Suas vantagens são: início rápido da ação, principalmente no sistema nervoso central, assim como segurança e conforto ao paciente. As principais desvantagens estão relacionadas à limitação na quantidade de fármacos que podem ser utilizados por esta via e na diminuição de seus efeitos nos casos de epistaxe, coriza, infecção e etc. Embora a literatura sustente essa prática, tem sido pouco utilizada nas unidades neonatais, devido à ocorrência de crises convulsivas logo após a administração de midazolam.

Material

- ✓ Medicamento prescrito;
- ✓ Fralda de algodão ou cueiro;
- ✓ Seringa estéril descartável de 1 mL;
- ✓ Tampa para seringa;
- ✓ Agulha estéril descartável 25×0,8 mm;
- ✓ Gaze estéril;
- ✓ Luvas de procedimento não estéreis.

Procedimento

1. Fazer desinfecção do balcão com produto à base de quaternário de amônia e higienizar as mãos, para reduzir o risco de contaminação;
2. Reunir o material sobre o balcão de preparo de medicamentos, de forma a organizar o processo de trabalho;
3. Ler a prescrição médica atentamente, verificando: nome do recém-nascido, leito, medicamento, horário, dose, diluição, forma farmacêutica, via de administração, aspecto (conservação) e validade. Para as unidades onde há rastreabilidade eletrônica, esse passo pode ser realizado pelo sistema. Essas medidas reduzem o risco de erros;
4. Aspirar, com exatidão, a dose prescrita com seringa ou separar a dose unitária dispensada pela farmácia hospitalar e proteger a seringa com a tampa;
5. Identificar a seringa com nome, leito, medicamento, dose, e via de administração;

6. Descartar o material não utilizado, mantendo a organização do ambiente;

7. Higienizar as mãos e reunir todo o material em bandeja à beira do leito, evitando interrupções no procedimento por ausência de material necessário e manuseio desnecessário do recém-nascido;

8. Explicar o procedimento para os pais;

9. Conferir a identificação do paciente, validando os dados com o familiar, e comparando-a com a pulseira de identificação, a prescrição médica e a identificação do medicamento;

10. Higienizar as mãos com álcool glicerinado;

11. Caso o RN esteja em incubadora, abrir lentamente as suas portinholas, com uso dos cotovelos. Este cuidado tem o objetivo diminuir ruídos, promover a estabilidade emocional e fisiológica, bem como reduzir o risco de contaminação das mãos;

12. Calçar as luvas de procedimento;

13. Movimentar o RN com suavidade e promover o enrolamento com cueiro ou fralda para acalmá-lo;

14. Posicionar o bebê em decúbito dorsal com a cabeça levemente inclinada para trás, favorecendo a entrada do medicamento;

15. Instilar o medicamento de acordo com a dose prescrita, não excedendo 0,5 mL em cada narina, posicionando a seringa na concha nasal, suavemente. O volume deve ser pequeno para que entre em contato com a mucosa nasal e não nasofaringe. Não é desejável que seja deglutido;

16. Limpar a região perinasal com gaze estéril, sem friccionar, com o objetivo de remover o medicamento que tenha se exteriorizado para a pele;

17. Manter o RN em posição confortável no leito;

18. Desprezar o material e luvas em lixo apropriado, para evitar contaminação cruzada;

19. Higienizar as mãos; checar a prescrição médica e realizar anotações em prontuário;

20. Registrar intercorrências e comunicar o médico responsável.

Via inalatória

O uso de medicamentos por via inalatória é um dos tratamentos básicos para os problemas respiratórios. A ação direta dos medicamentos sobre a mucosa respiratória tem possibilitado efeito máximo com dosagens menores, melhor relação risco-benefício e baixas concentrações séricas. Além disso, apresenta como vantagens: rápida absorção, baixo custo, além de poder ser utilizada em pacientes sedados ou inconscientes.

O surgimento dos inaladores pressurizados dosimetrados permitiu otimizar a oferta de medicamentos para a área pulmonar e diminuir os efeitos colaterais tanto locais quanto sistêmicos.

A forma mais comum de administrar medicamentos por essa via se dá pela inalação convencional (Figura 9.5), por meio de nebulizador e máscara. Apesar de baixa complexidade, o procedimento pode ocasionar reações adversas, de acordo com o medicamento utilizado como ipratróprio (Atrovent®), fenoterol (Berotec®) e salbutamol, que podem aumentar a frequência cardíaca.

Inalação convencional
Material

Observar a adaptação da máscara à face

- ✓ Medicamento prescrito;
- ✓ Diluente: solução fisiológica 0,9%;
- ✓ Inalador completo (extensão, copo dosador e máscara no tamanho pediátrico);
- ✓ Fluxômetro conectado à rede de O_2 ou ar comprimido, conforme a necessidade do RN;
- ✓ Papel toalha ou compressa;
- ✓ Luvas de procedimento não estéreis.

Procedimento

1. Fazer desinfecção do balcão com produto à base de quaternário de amônia e higienizar as mãos, para reduzir o risco de contaminação;
2. Reunir o material sobre o balcão de preparo de medicamentos, de forma a organizar o processo de trabalho;
3. Ler a prescrição médica atentamente, verificando: nome do recém-nascido, leito, medicamento, horário, dose, diluição, forma farmacêutica, via de administração, aspecto (conservação) e validade. Para as unidades onde há rastreabilidade eletrônica, esse passo pode ser realizado pelo sistema. Essas medidas reduzem o risco de erros;
4. Aspirar, com exatidão, a dose prescrita do diluente ou separar a dose unitária dispensada pela farmácia hospitalar e transferir para o copo dosador;

5. Adicionar ao copo dosador o número de gotas do medicamento prescrito e o volume do diluente, e fechar o sistema com a sua tampa e conectar a máscara;

6. Identificar o copo dosador com nome, leito, medicamento, dose, e via de administração;

7. Descartar o material não utilizado, mantendo a organização do ambiente;

8. Higienizar as mãos e reunir todo o material em bandeja à beira do leito, evitando interrupções no procedimento por ausência de material necessário e manuseio desnecessário do recém-nascido;

9. Explicar o procedimento para os pais;

10. Conferir a identificação do paciente, validando os dados com o familiar, e comparando-a com a pulseira de identificação, a prescrição médica e a identificação do medicamento;

11. Higienizar as mãos com álcool glicerinado;

12. Conectar a extremidade distal da extensão (chicote) no fluxômetro de oxigênio ou ar comprimido;

13. Abrir o fluxômentro em 5 litros/ minuto;

14. Higienizar as mãos com álcool glicerinado;

15. Caso o RN esteja em incubadora, abrir lentamente as suas portinholas, com uso dos cotovelos. Este cuidado tem o objetivo diminuir ruídos, promover a estabilidade emocional e fisiológica, bem como reduzir o risco de contaminação das mãos;

16. Movimentar o RN com suavidade e promover o enrolamento para acalmá-lo;

17. Posicionar o bebê em decúbito elevado ou ao colo dos pais ou de um colaborador, para facilitar a deposição da solução nos campos pulmonares;

18. Posicionar o conjunto de forma que a solução não derrame; proteger o tórax, se necessário;

19. Acoplar a máscara na face do RN de forma a cobrir as narinas e a boca, evitando perda do medicamento;

20. Monitorar a frequência cardíaca e a saturação de oxigênio para detectar reações adversas;

21. Observar o neonato durante o tratamento;

22. Fechar o fluxômetro ao término da solução;

23. Manter o RN em posição confortável no leito ou no colo dos pais;

24. Encaminhar o conjunto completo de inalação para a sala de utilidade, a fim de encaminhar o equipamento para o processo de desinfecção;
25. Retirar as luvas e higienizar as mãos;
26. Checar a prescrição médica; realizar as anotações de enfermagem no prontuário, comunicando intercorrências para a equipe médica.

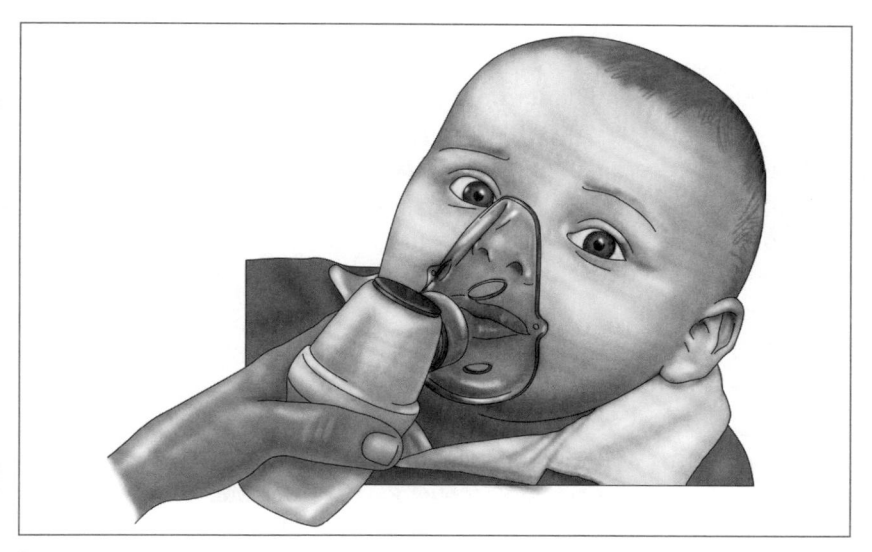

Figura 9.5 – *Administração de medicamento por via inalatória convencional.*

Inalador pressurizado dosimetrado

Material

- ✓ Medicamento prescrito;
- ✓ Fralda de algodão ou cueiro para enrolamento;
- ✓ Espaçador + máscara;
- ✓ Gaze estéril;
- ✓ Água destilada estéril;
- ✓ Luvas de procedimento não estéreis.

Procedimento

1. Fazer desinfecção do balcão com produto à base de quaternário de amônia e higienizar as mãos, para reduzir o risco de contaminação;

2. Reunir o material sobre o balcão de preparo de medicamentos, de forma a organizar o processo de trabalho;

3. Ler a prescrição médica atentamente, verificando: nome do recém-nascido, leito, medicamento, horário, dose, diluição, forma farmacêutica, via de administração, aspecto (conservação) e validade. Para as unidades onde há rastreabilidade eletrônica, esse passo pode ser realizado pelo sistema. Essas medidas reduzem o risco de erros;

4. Higienizar as mãos e reunir todo o material em bandeja à beira do leito, evitando interrupções no procedimento por ausência de material necessário e manuseio desnecessário do recém-nascido;

5. Explicar o procedimento para os pais;

6. Conferir a identificação do paciente, validando os dados com o familiar, e comparando-a com a pulseira de identificação, prescrição médica e a identificação do medicamento;

7. Higienizar as mãos com álcool glicerinado;

8. Acoplar o aerossol ao espaçador com máscara, mantendo o reservatório voltado para cima e a saída para baixo;

9. Higienizar as mãos com álcool glicerinado e calçar as luvas;

10. Caso o RN esteja em incubadora, abrir lentamente as suas portinholas, com uso dos cotovelos. Este cuidado tem o objetivo diminuir ruídos, promover a estabilidade emocional e fisiológica, bem como reduzir o risco de contaminação das mãos;

11. Movimentar o RN com suavidade e promover o enrolamento para acalmá-lo;

12. Colocar o RN em posição semissentada (colo ou no leito), mantendo coluna cervical e torácica retificadas;

13. Agitar o frasco do aerossol dosimetrado, retirar a tampa e posicionar a saída do bocal na vertical;

14. Colocar a máscara na face, cobrindo o nariz e a boca para evitar escape de ar e ajustar a coordenação entre o disparo e a inspiração (Figura 9.6);

15. Disparar o dispositivo, contar seis a dez respirações e depois retirar a máscara da face do RN. O que promove tempo necessário para que ocorra a inalação de todo o medicamento disponível no espaçador;

16. Se houver outra dose, repetir após 1 minuto o mesmo procedimento. O que também favorece que o RN se acalme;

17. Realizar higiene oral com água destilada, imediatamente após aplicação do medicamento. Este cuidado diminui efeitos colaterais locais (monilíase) e sistêmicos em longo prazo (retardo do crescimento, diminuição da mineralização óssea entre outros);

18. Manter o RN em posição confortável no leito ou no colo dos pais, o que promove a estabilidade fisiológica e comportamental e retirar as luvas;

19. Higienizar as mãos, prevenindo contaminação;

20. Checar a prescrição médica, garantindo a continuidade da assistência e a segurança do paciente;

21. Higienizar o espaçador, com água morna corrente, uma vez/semana ou se necessário, sem o uso de escovas ou outro material. Deixar de molho em 1 litro de água com duas gotas de detergente neutro, por 30 minutos. Proceder ao enxague em água corrente e secar naturalmente.

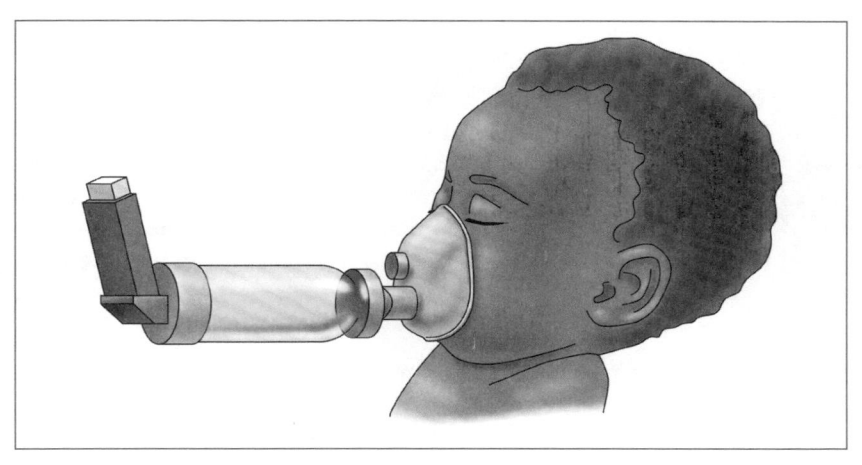

Figura 9.6 – *Posicionamento do inalador pressurizados dosimetrado + espaçador com máscara.*

Via ocular

A via ocular é utilizada para administração de soluções ou pomadas no intuito de tratar afecções oftalmológicas, como infecções, aliviar dor e desconforto, bem como instilar medicamentos que promovam melhor visualização das estruturas oculares em exames, como em prematuros que são submetidos rotineiramente à avaliação oftalmológica devido ao risco de retinopatia. As soluções e pomadas introduzidas nos olhos devem ser estéreis.

Esse procedimento pode ser realizado tanto pelo técnico de enfermagem quanto pelo enfermeiro. A anotação deve contemplar a checagem da prescrição médica, o que traz o horário em que ocorreu a administração do medicamento, tipo e dosagem e o olho em que foi instilado.

Material

✓ Gaze estéril;
✓ Medicamento prescrito;
✓ Água destilada estéril;
✓ Luvas de procedimento não estéreis.

Procedimento

1. Fazer desinfecção do balcão com produto à base de quaternário de amônia e higienizar as mãos, para reduzir o risco de contaminação;

2. Reunir o material sobre o balcão de preparo de medicamentos, de forma a organizar o processo de trabalho;

3. Ler a prescrição médica atentamente, verificando: nome do recém-nascido, leito, medicamento, horário, dose, diluição, forma farmacêutica, via de administração, aspecto (conservação) e validade. Para as unidades onde há rastreabilidade eletrônica, esse passo pode ser realizado pelo sistema. Essas medidas reduzem o risco de erros;

4. Aspirar, com exatidão, a dose prescrita e ou separar a dose unitária dispensada pela farmácia hospitalar;

5. Identificar a seringa ou o frasco do medicamento com nome, leito, medicamento, dose, e via de administração;

6. Descartar o material não utilizado, mantendo a organização do ambiente;

7. Higienizar as mãos e reunir todo o material em bandeja à beira do leito, evitando interrupções no procedimento por ausência de material necessário e manuseio desnecessário do recém-nascido;

8. Explicar o procedimento para os pais;

9. Conferir a identificação do paciente, validando os dados com o familiar, e comparando-a com a pulseira de identificação, a prescrição médica e a identificação do medicamento;

10. Higienizar as mãos com álcool glicerinado;

11. Caso o RN esteja em incubadora, abrir lentamente as suas portinholas, com uso dos cotovelos. Este cuidado tem o objetivo diminuir ruídos, promover a estabilidade emocional e fisiológica, bem como reduzir o risco de contaminação das mãos;

12. Movimentar o RN com suavidade e promover o enrolamento para acalmá-lo;

13. Calçar luvas de procedimento não estéreis, protegendo as mãos do profissional do contato com mucosa e secreções corporais do paciente;

14. Posicionar o RN em decúbito dorsal, com a cabeça ligeiramente inclinada para trás, e de forma a evitar que solução ou lágrima flua de um olho para o outro, prevenindo contaminação contralateral durante o procedimento;

15. Limpar a região ocular com gaze embebida em solução salina estéril, do canto interno para o externo, o que previne que detritos sejam levados para o canal lacrimal e interior do olho quando a pálpebra inferior for afastada e o saco conjuntival exposto;

16. Usando a polpa digital do dedo indicador, puxar a pálpebra inferior para baixo, com cuidado, expondo o saco conjuntival, evitando que o medicamento seja instilado diretamente na córnea;

17. Instilar o medicamento, conforme prescrição, no saco conjuntival inferior, sem tocar a pálpebra ou o globo ocular com o conta-gotas ou seringa, prevenindo desconforto ou lesão ocular;

18. Limpar o excesso de medicamento com gaze para evitar irritação cutânea;

19. Manter o RN em posição confortável, promovendo estabilidade fisiológica e comportamental;

20. Remover luvas e desprezá-las em lixo adequado, evitando contaminação cruzada e do ambiente;

21. Guardar o medicamento no gabinete da incubadora ou berço: manter o frasco de colírio ou a pomada como de uso individual, sempre que possível, para diminuir o risco de infecção cruzada;

22. Higienizar as mãos para prevenir transmissão de micro-organismos ao profissional ou a outros pacientes;

23. Checar o medicamento na prescrição médica, de forma a evitar erros e garantir a continuidade da assistência;

24. Fazer anotação de enfermagem em caso de intercorrência e comunicar a equipe médica.

Via retal

A via retal é utilizada para administração de supositórios, os quais são utilizados para promover evacuação ou outros fins terapêuticos como analgesia, sedação e controle de temperatura. A literatura descreve algumas vantagens características dessa via como: meio rápido e eficiente de absorção medicamentosa; via útil quando acesso venoso não está disponível em situações emergenciais e favorecimento de nível sérico de alguns medicamentos tão alto quanto o obtido por administração intravenosa.

Porém, a via retal não é a de escolha na assistência neonatal, visto que a absorção retal é bastante variável no recém-nascido e os níveis séricos terapêuticos podem não ser alcançados. Uma vez que a mucosa retal neonatal é frágil e sua área é relativamente pequena quando comparada à do intestino, o uso de supositórios não é recomendado especialmente para prematuros de baixo peso. Os estudos a respeito são inconclusivos e alguns deles associam o uso desta via a enterocolite necrotizante. Assim, a rotina de administração de medicamentos por via retal é desencorajada em recém-nascidos.

A administração de medicamentos em recém-nascidos é um processo complexo que exige interação das equipes envolvidas, contemplando avaliação da eficácia terapêutica, segurança da dispensação, administração e monitorização das drogas. As equipes devem estabelecer desafios contínuos para tornar seus processos mais viáveis, tanto nos aspectos de eficácia terapêutica e segurança, quanto no aspecto financeiro.

Além disso, é essencial reconhecer complicações potenciais, como dor e lesões advindas da administração dos medicamentos. Nesse sentido, a equipe de enfermagem deve ter uma abordagem ativa, avaliando o paciente de forma individualizada, prevenindo agravos e atendendo prontamente suas necessidades.

Por mais que a administração de medicamentos possa ser considerada uma atividade rotineira para a equipe de enfermagem, vale salientar que a literatura ainda se mostra escassa quanto às evidências científicas que ofereçam suporte consistente às recomendações sobre como determinados procedimentos devem ser realizados em recém--nascidos. Assim, esforços devem ser estimulados para desenvolver tais evidências e buscar as melhores práticas.

Referências

1. Agência Nacional de Vigilância Sanitária (Anvisa). Registro de medicamento: Como a Anvisa vê o uso off-label de medicamentos. 2005. [acesso 20 set

2015]. Disponível em: http://www.anvisa.gov.br/medicamentos/registro/registro_offlabel.htm

2. Annersten M, Willman A. Performing subcutaneous injections: a literature review. Worldviews on Evidence-Based Nursing, 2005; 2(3):122-130.

3. Baker A, Knight L. Procedure for the administration of medication by injection via the intramuscular route or the subcutaneous route. Quality and Governance Service. October 2012. Review 2014. [acesso 20 set 2015]. Disponível em: http:// www.wirralct.nhs.uk/attachments/article/28/MMSOP05ProcedureforIMS-CRouteversion2finalforintranet.pdf

4. Brown TL. Especificidades pediátricas das intervenções de enfermagem. In: Hockenberry MJ, Wilson D. Wong, Fundamentos de enfermagem pediátrica. 8ª. ed. Rio de Janeiro: Elsevier; 2011. p.703-71.

5. Carvalho CG, Ribeiro MR, Bonilha MM, Fernandes Jr M, Procianoy RS, Silveira RC. Uso de medicamentos off-label e não licenciados em unidade de tratamento intensivo neonatal e sua associação com escores de gravidade. J. Pediatr. (Rio J.), Porto Alegre. 2012;88(6):465-70.

6. Crowe L, Chang A, Wallace K. Instruments for assessing readiness to commence suck feeds in preterm infants: effects on time to establish fulloral feeding and duration of hospitalisation. Cochrane Database Syst Rev. 2012;18;(4).

7. Dalmolin IS, Freitas VL, Petroni S, Badke MR. Injeções intramusculares ventroglútea e a utilização pelos profissionais de enfermagem. Rev Enferm UFSM. 2013; 3(2):259-65.

8. Domonoske CD. Pharmacology. In: Verklan MT, Walden M. Core curriculum for neonatal intensive care nursing. 5Th ed. St Louis: Elsevier; 2015. p.216-34.

9. Ellsbury DL, Ursprung R. A quality improvement approach to optimizing medication use in the neonatal intensive care unit. Clin Perinatol, Florida - USA. 2012;39(1):1-10.

10. Hensel D, Morson GL, Preuss E. Practices in newborn injections. 2013;38(3):163-67.

11. Hunter J. Subcutaneous injection technique. Nursing Standard. 2008; 22(2): 41-44.

12. Hunter J. Intramuscular injection technique. Nursing Standard. 2008; 22(24):35-40.

13. Jain L. O enigma do uso de medicamentos off-label e não licenciados na neonatologia. J. Pediatr. (Rio J.), Porto Alegre. 2012; 88(6):449-51.

14. Lima BSLS, Pinto EA, Santos RM dos. Estudo ultrassonográfico da região de Hoschstetter em recém-nascidos e lactentes: uma contribuição da Enfermagem. Rev Enferm UFPE, Recife. 2013;7(10):5843-50.

15. Livingston MH, Shawyer AC, Rosenbaum PL, Williams C, Jones AS, Walton JM. Glycerin enemas and suppositories in premature infants: a meta-analysis. Pediatrics. 2015; 135(6): 1093-106.

16. Malkin B. Are techniques used for intramuscular injection based on research evidence? Nursing Times. 2008;105(50/51):48-51.

17. Muchão FP, Perín SRR, Rodrigues JC, Leone C, Silva Filho LVRF. Avaliação do conhecimento sobre o uso de inaladores dosimetrados entre profissionais de saúde de um hospital pediátrico. J Bras Pneumol. 2008; 34 (1): 4-12.

18. Ogston-Tuck S. Subcutaneous injection technique: an evidence-based approach. Nursing Standard. 2014; 29(3): 53-8.

19. Oliveira RM et al. Implementação de medidas para o alívio da dor em neonatos pela equipe de enfermagem. Esc Anna Nery. 2011;15(2):277-83.

20. Pereira LFF. Temas em revisão: Bases para a escolha adequada dos dispositivos inalatórios. Sociedade Brasileira de Pneumologia e Tisiologia. [acesso 20 set 2015]. Disponível em: http://sbpt.org.br/revisao-1/

21. Presbytero R, Costa MLV da, Santos RCAS. Os enfermeiros da unidade neonatal frente ao recém-nascido com dor. Rev. Rene Fortaleza. 2010; 11(1):125-32.

22. Robinson MW. Guide to I.M. injections in newborns. Nursing made Incredibly Easy. September/October. 2010; 8:14-17.

23. Silva PS da, Vidal SV. As relações anatômicas envolvidas na administração de medicamentos por via intramuscular: um campo de estudo do enfermeiro. Revista Enfermeria Global. 2013;30:170-82.

24. Tamez RN, Silva MJP. Princípios na administração de medicações. Enfermagem na UTI Neonatal: assistência ao recém-nascido de alto risco. 4.ed. Rio de Janeiro: Guanabara Koogan; 2009. p.57-68

25. Tamilia E, Taffoni F, Formica D, Ricci L, Schena E, Keller F, Guglielmelli E. Technological solutions and main indices for the assessment of newborns' nutritive sucking: a review. Sensors (Basel). 2014; 14(1): 634-58.

26. Warren JB, Phillipi CA. Care of the Well Newborn. Pediatrics in Review, 2012;33(1): 4-18.

27. World Health Organization. WHO Best practices for injections and related procedures toolkit. 2010. [acesso 20 set 2015]. Disponível em: http://apps.who.int/iris/bitstream/10665/44298/1/9789241599252_eng.pdf

CAPÍTULO 10

Terapia Intravenosa em Neonatologia

Kátia Rodrigues Menezes • *Ludmylla de Oliveira Beleza* • *Renilde Barros Tavares* • *Aspásia Basile Gesteira Souza*

Desde seu surgimento no século XIX, como uma especialidade, a neonatologia vem alcançando muitos avanços técnico-científicos que permitiram uma assistência mais complexa e cujo resultado mais significativo reside na melhoria da sobrevida dos recém-nascidos. Entre esses avanços, destacam-se a utilização de intervenções invasivas.

Entre os procedimentos mais frequentes nas unidades hospitalares encontra-se o uso da terapia intravenosa (TIV) que, desde a Segunda Guerra Mundial passou a ser de responsabilidade da equipe de enfermagem, o que requereu capacitação constante da categoria, com conhecimentos de anatomia e fisiologia da pele, a técnica de inserção dos cateteres venosos, propriamente dito, e as condutas para prevenção e correção de possíveis complicações.

O enfermeiro, como responsável técnico da equipe deve conhecer profundamente esses aspectos e atualizar os conhecimentos dos colaboradores, periodicamente.

Um dos fatores essenciais para administrar drogas por via intravenosa, como as vasoativas, os antibióticos, e a nutrição parenteral relaciona-se à diluição, infusão e cuidados específicos, apresentados adiante.

No Brasil, a produção de fórmulas farmacêuticas como frascos com pó liofilizado, para suspensão injetável e diluente, ampolas, não atende as necessidades de dose e concentração para o recém-nascido (RN) e lactente. Assim, os medicamentos utilizados para adultos precisam ser manipulados antes da administração naqueles paciente. Erros cometidos nesse processo podem ocasionar efeitos adversos graves e potencialmente letais.

Encontrar medidas que constituam barreiras de segurança na prescrição, dispensação e administração de medicamentos é um desafio para as instituições de saúde.

> *Realizar a dupla checagem dos cálculos de dose*

A reconstituição medicamentosa, a diluição na concentração adequada, o preparo e a administração da dose são momentos críticos desse processo. Assim, o procedimento deve ser realizado pelo farmacêutico hospitalar e equipe treinada sob sua supervisão, sempre que possível.

A reconstituição deve seguir as recomendações do fabricante e, nas situações onde esse preparo é realizado pela equipe de enfermagem, a dupla checagem dos cálculos garante uma maior segurança. Para fazer a equivalência matemática entre a dose prescrita e a dose disponível (geralmente maior), utiliza-se a "regra de três" ou a fórmula:

**Dose prescrita/Dose disponível no estoque × Diluição
= total de mililitros a serem administrados**

Exemplificando: prescrito 80 mg de ampicilina, para administração intravenosa; no estoque há frasco de 500 mg do pó para suspensão injetável e ampola de diluente com 5 mL. Após a mistura do solvente ao pó, com técnica asséptica, aplica-se a fórmula: 80 mg/500 mg × 5 mL = 0,8 mL da solução (vide Apêndice A: *Casos Clínicos e Exercícios Práticos*).

Quando as doses são extremamente pequenas, em relação à dose em estoque, ou impossíveis de aspirar com exatidão (0,11 mL, 0,15 mL) sem o auxílio de seringas especiais, lança-se mão da rediluição, que consiste em separar um mililitro da dose da ampola ou frasco mestre (já preparado) e acrescentando-se 9 mL de soluto (água para injeção), totalizando 10 mL (solução decimal). À partir desse novo preparo, calcular a dose necessária utilizando a regra de três ou a fórmula apresentada.

A via intravenosa é a forma de administração parenteral de medicamentos mais comum, chegando a 85% das ações desenvolvidas pela equipe de enfermagem em Unidade de Terapia Intensiva Neonatal (UTIN), e de pronto atendimento.

Nesse capítulo serão abordados os cuidados com a punção venosa periférica, com o Cateter Central de Inserção Periférica (CCIP) e cateterismo umbilical.

Diferentes dispositivos para a TIV estão disponíveis e o profissional deve indicar seu uso de acordo com alguns critérios e as suas propriedades, tais como o tipo de material, finalidade e tempo de permanência. Entre os materiais utilizados, os mais importantes são: silicone, poliuretano, poliamida, poliéster e o politetrafluoroetileno. Quanto ao tempo de permanência, os cateteres podem ser classificados em cateter de curta permanência, e de longa permanência. Um aspecto importante a se destacar é o uso de agulhas com reencape automático e de conexões seguras, como os que apresentam terminais com travamento, tipo *Luer Lock*®.

Além disso, algumas recomendações devem ser adotadas para evitar os graves erros de conexão (*misconnections*), entre elas:

✓ Orientar a equipe sobre os riscos relacionados aos erros de conexão e as formas de evitá-los;

✓ Seguir o trajeto do tubo ou cateter, do conector terminal ao seu ponto de origem, antes de realizar qualquer manipulação ou infusão;

✓ Não improvisar ou modificar o uso de um conector;

✓ Fixar cateteres e tubos em posições opostas (exemplo: cateter venoso central posicionado para cima e sonda nasoenteral posicionada para baixo). Esta orientação é especialmente importante em unidades neonatais;

✓ Cateteres de alto-risco, como epidural, intratecal, arterial devem ser rotulados e não devem possuir entradas secundárias para injeção, como as dânulas com dua ou três vias;

✓ Manusear as conexões somente em condições adequadas de iluminação;

✓ Informar colaboradores de outros setores, pacientes e seus familiares para não manusearem tubos e conexões;

✓ Notificar os eventos adversos decorrentes de erros de conexão.

Os diagnósticos de Enfermagem, taxonomia NANDA (*North American Nursing Diagnosis Association*), Internacional identificados em pacientes em TIV são: Integridade da pele prejudicada e Risco para infecção.

Punção venosa periférica

Esse tipo de punção consiste em acessar a corrente sanguínea com a introdução de um dispositivo em uma veia periférica com a finalidade diagnóstica ou terapêutica.

Para a sua realização no RN, o enfermeiro deve avaliar, criteriosamente, todos os aspectos envolvidos no procedimento, que exige extrema destreza e técnica do profissional e instituir estratégias que amenizem a dor e o estresse, e que assegurem o sucesso da punção.

Entre as estratégias mais eficazes para a redução de estímulo doloroso no RN estão: promover seu aquecimento; realizar o procedimento em dupla; conter e organizar o bebê em posição aninhada; oferecer 2 mL de sacarose a 25% diluída em água ou glicose a 12,5%, minutos antes do procedimento, para os bebês com mais de 2.500 g e promover a sucção não nutritiva (ver Capítulo 5: *Avaliação e Manejo Não Farmacológico do Dor no Período Neonatal*).

A punção venosa gera intensa mobilização na equipe, dada a relativa dificuldade para a sua realização, uma vez que o pequeno calibre dos vasos torna-se um dificultador da técnica. Além disso, o deslocamento da veia no tecido subcutâneo ("veia bailarina"), também exige do profissional uma habilidade superior. Esses fatores, aliados à percepção do medo e angústia que o procedimento causa na família e a dor provocada no RN acabam por configurar uma situação pouco confortável para o colaborador que realizará a punção.

Assim, na maioria das vezes, a própria equipe elege o colega "bom de veia", pela incerteza do sucesso. Isso acaba por favorecer a destreza e a habilidade daquele profissional que tem a oportunidade de repeti-lo inúmeras vezes.

Tipos de dispositivos periféricos

Ao escolher o tipo de cateter venoso periférico (CVP), o enfermeiro considera, além das condições do RN, o tempo e o tipo da terapêutica prescrita. Para punções de curta (ou curtíssima) duração, como para coleta de sangue ou administração de dose de medicamento pode-se utilizar o cateter agulhado (cateter de agulha rígida), tipo *scalp* ou Butterfly®. Quando o acesso venoso periférico (AVP) objetivar infusões contínuas ou intermitentes é indicado o uso de cateteres sobre agulha (Abocath®, Insyte® ou Angiocath/Jelco®).

Com relação ao calibre do cateter/agulha considerar o tamanho do vaso a ser puncionado e o tipo de solução a ser infundida.

No caso do cateter agulhado são utilizados os calibres n.ºs 27, 25, 23 G (Gauge, escala inglesa para medir calibre interno, onde 19 G corresponde a 1 mm). O cateter mais fino é o 27 G, com 0,4 mm de calibre. Entretanto, esses dispositivos apresentam grande incidência de transfixação e infiltração, recomendando-se que sejam utilizados somente para coleta de sangue.

Os cateteres sobre agulha de plástico diminuem a ocorrência de flebite e permitem a visualização do refluxo sanguíneo. Para esses dispositivos, os calibres 22 G e 24 G são os mais indicados em neonatologia. O cateter n.º 22 G possui um calibre de 0,9 mm e comprimento de 25 mm e é indicado para infusões de até 35 mL/minuto. O cateter n.º 24 G, mais fino e mais comum na assistência ao neonato, possui um calibre de 0,7 mm e comprimento de 19 mm e é indicado para infusões de até 20 mL/minuto.

Já em relação ao cateter flexível com asas tipo borboleta (BD Saf-T--intima®, tipo "por fora da agulha"), utiliza-se o dispositivo com mandril, mais fino (24 G); esse cateter é usado tanto para infusão IV, quanto para infusão subcutânea, a hipodermóclise, técnica conhecida desde 1865, e acessada quando as condições dos vasos são inadequadas e a quantidade de tecido adiposo é suficiente.

Veias

Escolher o vaso ideal para realizar a punção venosa em um RN requer conhecimento de anatomia, fisiologia da pele, sua idade gestacional, e condições clínicas. Os locais de escolha para a punção

> *Escolher o calibre de acordo com a terapêutica*

venosa periférica, em ordem decrescente, são: membros superiores (MMSS), membros inferiores (MMII) e a região cefálica. O profissional deve considerar, também, a durabilidade do acesso, dando preferência para os sítios longe de articulações para evitar transfixação venosa. Respeitar a ordem para a punção, considerando a região mais distal do membro para a região mais proximal, favorecendo futuras punções no mesmo vaso.

As veias de primeira escolha são as do dorso da mão (ou metacarpianas dorsais), seguidas pelas veias do antebraço e braço: cefálica, basílica, intermediária do cotovelo (Figura 10.1). Nos membros inferiores, opta-se pela veia safena e as do arco dorsal do pé (Figura 10.2). Na região da cabeça, destacam-se as veias epicranianas: temporal superior, frontal, occipital e auricular posterior (Figura 10.3). Para não puncionar um vaso arterial checar se este é pulsátil, na palpação. O uso dessas veias deve ser evitado pela dificuldade na fixação e para que não seja necessária a tricotomia local.

A compressão da veia por meio de um torniquete tipo o garrote ou banda elástica pode ser dispensada, se o procedimento for realizado em dupla, onde um dos colaboradores garroteia o membro com uma das mãos.

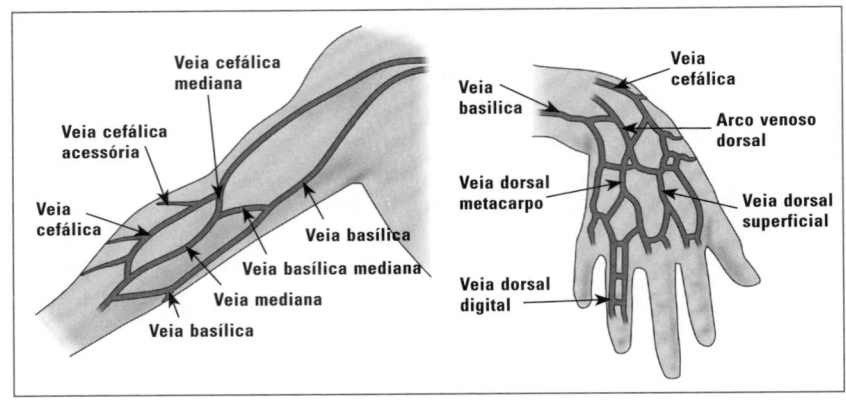

Figura 10.1 – *Rede venosa dos membros superiores.*

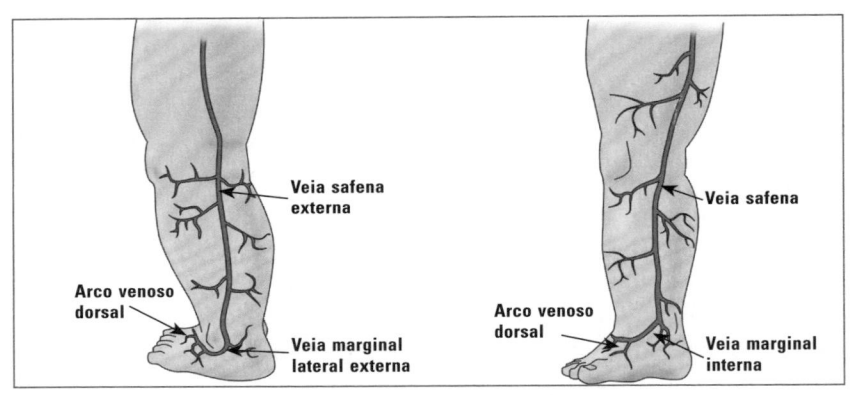

Figura 10.2 – *Rede venosa periférica em membros inferiores.*

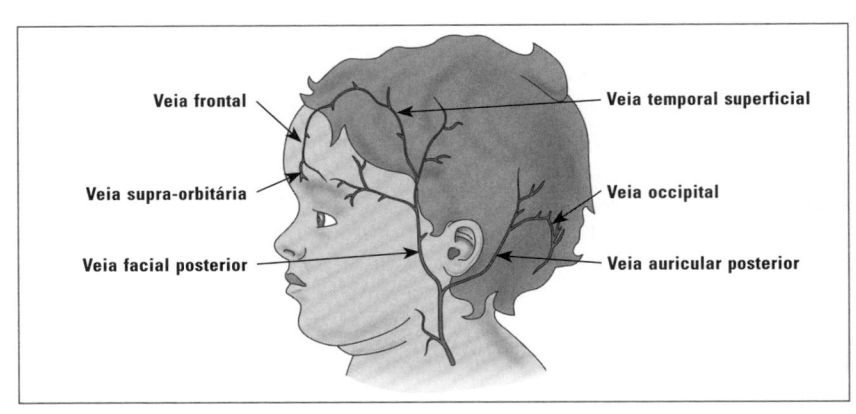

Figura 10.3 – *Rede venosa periférica em região cefálica.*

Material

O material será preparado de acordo com a finalidade e tipo de medicação (soroterapia, injeção direta, etc.), sendo necessário providenciar um equipo com câmara graduada, tipo bureta, para infusões diluídas e fracionadas ou um equipo de soro e uma bomba infusora pré-programada, se for o caso. Em geral, utiliza-se:

✓ Bandeja limpa;

✓ Bolas de algodão ou gaze estéreis, ou almofada (tipo *swab*) para antissepsia;

✓ Solução antisséptica, conforme orientação do Núcleo de Controle de Infecção Hospitalar (álcool 70%, clorexidina aquoso). O uso de solução alcoólica em RN é controverso.

✓ Dispositivo (agulha, cateter sobre agulha, cateter flexível com agulha), nos calibres adequados;

✓ Luvas não estéreis (de procedimento); óculos de proteção e máscara;

✓ Cinta compressiva tipo garrote, sem látex;

✓ Adesivo flexível impermeável, tipo esparadrapo;

✓ Adesivo transparente para curativo (de preferência) ou fita adesiva hipoalergênica;

✓ Extensão com duas vias;

✓ Seringa estéril de 1 mL ou 3 mL;

✓ Flaconetes com Soro Fisiológico (SF) a 0,9%, se necessário;

✓ Tala para imobilização descartável com orifícios para ventilação; evitar improvisações com tala almofadada e o enfaixamento com atadura, que favorece a umidade e aumenta o risco para infecção e crescimento de fungos;

✓ Papel toalha ou campo impermeável;

✓ Foco de luz, se necessário.

O uso de transiluminador para a localização da veia, que se apresenta como uma linha escura pode ser bastante útil. Já a punção guiada por ultrassonografia exige treinamento específico do enfermeiro e essa tecnologia ainda não é uma realidade disponível, na maioria das instituições.

Não há antisséptico totalmente seguro para o recém-nascido. Preferir as soluções não alcoólicas. Recomenda-se a retirada dos resíduos com soro fisiológico ou água estéril, para evitar sua absorção ou queimadura da pele.

Procedimento

✓ Conferir a prescrição médica;

✓ Higienizar as mãos;

✓ Conferir a identificação do RN, utilizando dois identificadores confiáveis (nome e registro; nome do RN e da mãe etc.);

✓ Orientar os pais sobre a necessidade do procedimento, esclarecendo suas dúvidas; em caso de recusa, notificar o médico responsável;

✓ Fazer desinfecção do balcão (álcool, produto à base de quaternário de amônia) e higienizar as mãos, para reduzir o risco de contaminação;

✓ Reunir o material sobre o balcão de preparo de medicamentos, de forma a organizar o processo de trabalho;

✓ Atentar para o fato que, mesmo após abrir as embalagens estéreis e manusear o material, estes devem ser mantidos dentro dos invólucros de origem, para diminuir o risco de contaminação;

✓ Separar o material necessário em bandeja limpa;

✓ Preparar a medicação prescrita ou separar a dose encaminhada pela farmácia hospitalar;

✓ Preencher extensões e rotular o frasco ou seringa (nome, leito, medicamento, dose, via e horário);

✓ Posicionar o RN confortavelmente, certificando-se de que ele estará o mais aquecido e protegido possível; realizar contensão suave;

✓ Implementar medidas não-farmacológicas para o alívio da dor;

✓ Posicionar o foco de luz;

✓ Posicionar-se à altura do leito;

✓ Garrotear o membro, cerca de 5 cm acima do local escolhido utilizando gazes para proteção da pele do RN (Figura 10.4); evitar compressão por mais de 15 segundos (menos de 1 minuto);

✓ Avaliar a rede venosa. Usar outros dispositivos como o visualizador de veias ou ultrassonografia;

✓ Retirar o garrote por 1-3 minutos, favorecendo o reestabelecimento da circulação;

✓ Calçar as luvas não estéreis;

✓ Realizar a antissepsia da pele, com *swab* descartável ou gaze/ algodão estéril umedecidos em álcool 70%, ou conforme orientação do protocolo institucional, utilizando movimentos circulares,

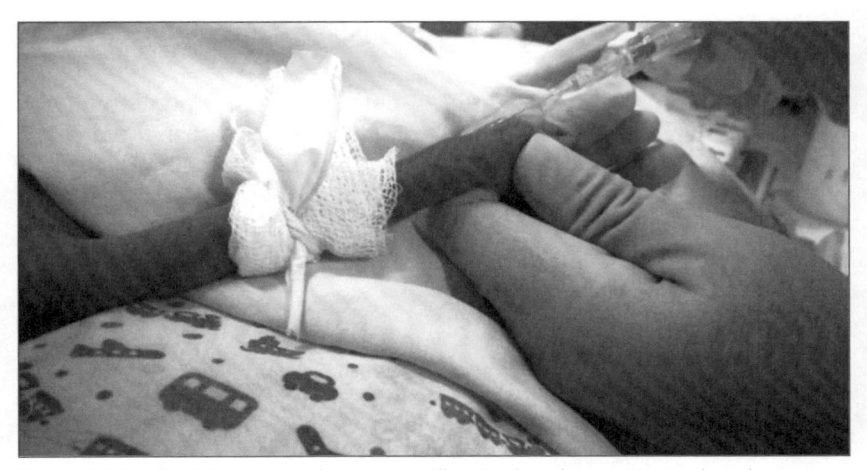

Figura 10.4 – *Posicionamento do garrote e fixação da veia com tração da pele.*
Foto simulação.

de dentro para fora, em espiral, aplicação única (não retornar à área limpa); aguardar a secagem da pele antes da punção;

✓ Distender a pele do RN com a mão não dominante, para facilitar a fixação da veia;

✓ Com a mão dominante, inserir o cateter/agulha na pele, com o bisel votado para cima e lateralmente ao vaso, o que diminui o risco de transfixá-lo, em ângulo de 30° a 45°;

✓ Observar o retorno de sangue;

✓ Reduzir o ângulo do cateter ou agulha para 15° ou 20°; introduzir o dispositivo, suavemente, por 3 mm a 6 mm até que o fluxo venoso seja visualizado. Em caso de erro, realizar, no máximo, duas tentativas, antes de solicitar outro colaborador;

✓ Descomprimir o garrote;

✓ Retirar o guia simultaneamente à introdução do cateter flexível na veia, em toda a sua extensão;

✓ Pressionar, suavemente, a pele sobre o cateter, a fim de interromper o refluxo de sangue;

✓ Fixar uma tira de fita adesiva hipoalergênica no canhão do cateter;

✓ Adaptar as conexões, extensão em Y, e injetar uma mínima quantidade de SF 0,9%, para certificar-se de sua perveabilidade (cerca de um mililitro);

✓ Avaliar a presença de sinais de infiltração e extravasamento de líquidos no local;

✓ Estabilizar e fixar o cateter na pele utilizando um curativo adesivo transparente ou gaze estéril e adesivo hipoalergênico ou, ainda, um adesivo hipoalergênico (procedimento menos eficaz e seguro), na mínima quantidade a fim de manter a integridade cutânea e facilitar sua retirada, posteriormente;

✓ Colocar a tala, se necessário, fixando-a com fita adesiva, sem garrotear o local;

✓ Programar a bomba infusora, se for o caso;

✓ Conectar a solução ou administrar a medicação prescrita;

✓ Identificar o curativo com data, hora, número do cateter e assinatura;

✓ Descartar o material na caixa de materiais perfurocortantes e em lixo apropriado;

✓ Lavar as mãos;

✓ Anotar o procedimento no prontuário do paciente, descrevendo o cateter utilizado, presença de refluxo sanguíneo, possíveis intercorrências e número de tentativas.

Em algumas situações o fluxo pode ser prejudicado quando o cateter adere à parede interna da veia. Nesse caso, sugere-se elevar a conexão (canhão) e colocar um aparato sob esta. A manobra mobiliza a ponta interna do cateter e favorece a infusão.

Uma forma alternativa para fixar o cateter agulhado é envolvê-lo com um pedaço de adesivo impermeável, em espiral. Para isso recortar uma tira de adesivo hipoalergênico e pedaços de esparadrapos (Figura 10.5). Colocar a primeira camada de fixação com a fita microporosa e, em seguida, aplicar a cobertura com o esparadrapo impermeável, envolvendo o canhão (Figura 10.6), podendo-se reforçar a fixação com outro adesivo em "U", de forma espiral (Figura 10.7); certificar-se de que o cateter esteja bem posicionado e fixo. No caso da extensão, fixá-la com uma tira sobre a fixação base e não sobre a pele.

> A fixação deve permitir o monitoramento do local

Preferir o uso de curativo transparente, que facilita a visualização do sítio de punção; o curativo com gaze estéril e adesivo parece prolongar a permanência do AVP, ao contrário da fita adesiva sobre a pele, que apresenta resultado menos eficaz.

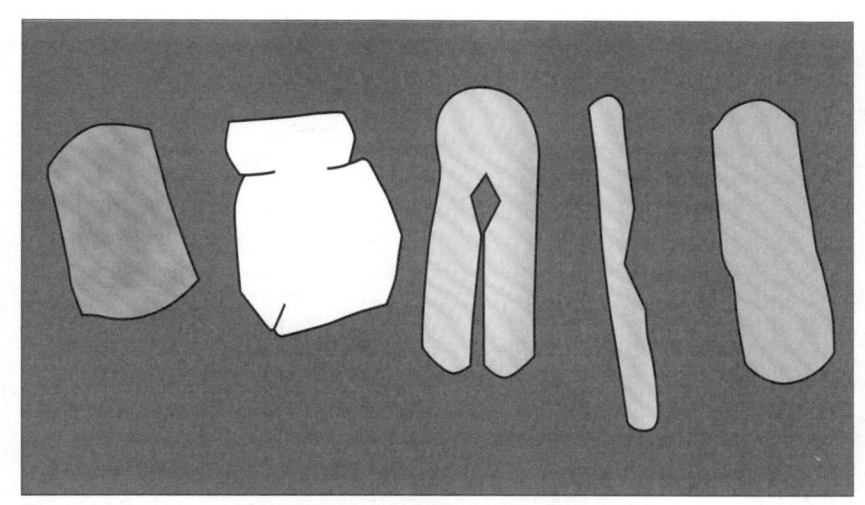

Figura 10.5 – *Material para fixação do cateter agulhado.*

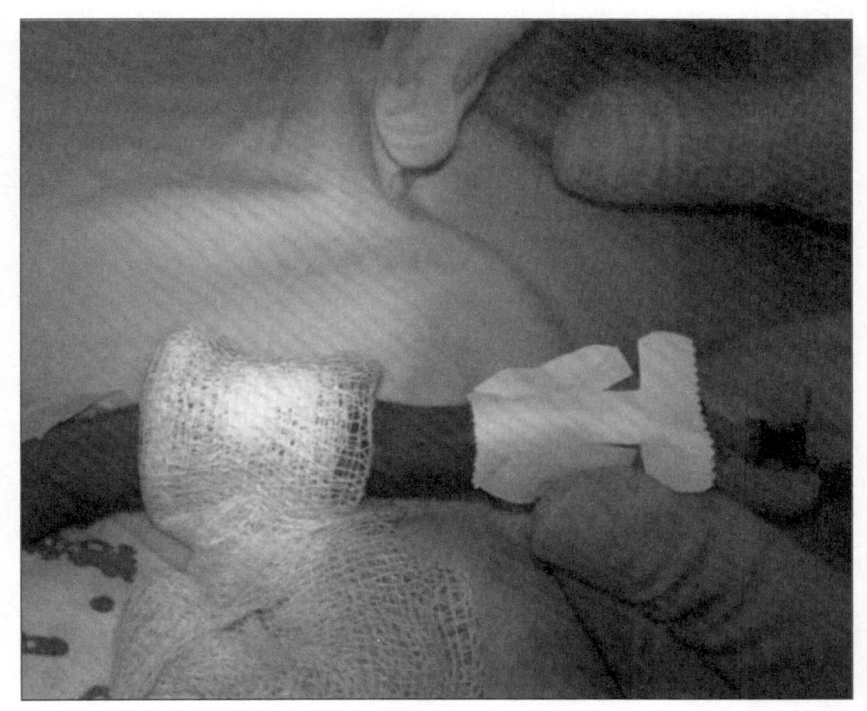

Figura 10.6 – *Fixação do cateter agulhado: adesivo impermeável sobre o adesivo hipoalergênico.*

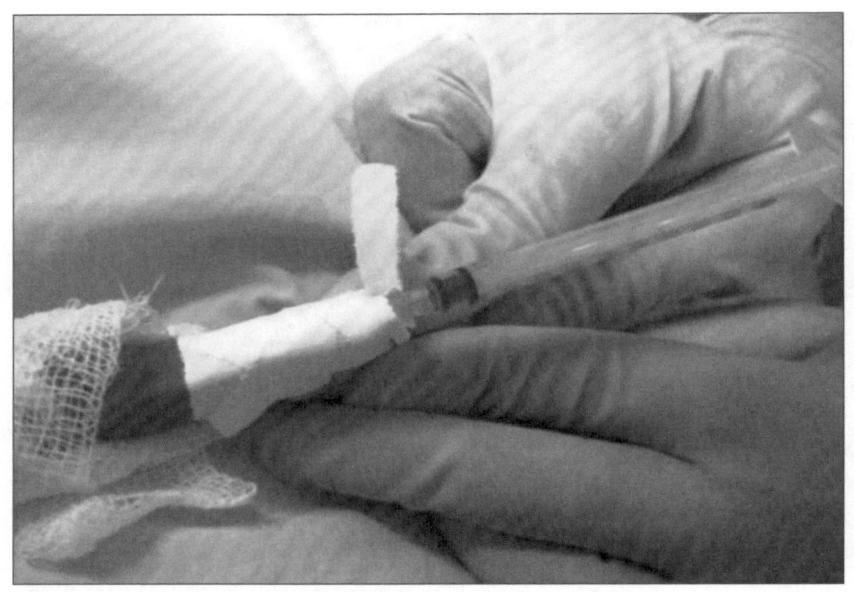

Figura 10.7 – *Fixação adicional de cateter agulhado, em espiral.*

Cuidados de enfermagem

Logo após a punção venosa, o enfermeiro deve avaliar a presença de sinais flogísticos e infiltratórios; orientar o acompanhante sobre a terapia e medicamentos administrados; prescrever os cuidados de acordo com os diagnósticos de Enfermagem identificados.

Um aspecto importante em Neonatologia e Pediatria é a necessidade de troca do dispositivo, sendo que o período ideal de manutenção recomendado pelo *Center for Diseases Control and Prevention* (*Guidelines* 2002/2011) e Ministério da Saúde está entre 72-96 horas. Entretanto, a escassez de vasos de bom calibre, a fragilidade dos vasos, o estresse causado à criança e familiares e o risco de infecção por repetidas punções, além do aumento de trabalho da equipe e dos custos com materiais, torna a troca um fator a ser considerado segundo a sua indicação clínica e não deve ser protocolado. As recomendações para essa prática ainda não são conclusivas.

✓ Avaliar o curativo a cada plantão e trocá-lo de acordo com as normas da instituição (curativo transparente a cada sete dias, curativo com gaze e adesivo, diariamente etc.) e/ou sempre que necessário (suspeita de contaminação, umidade, sujidade, soltura ou com a integridade comprometida); identificar com datar e nome;

✓ O enfermeiro deve examinar o sítio de inserção do cateter a cada troca de plantão, por meio da palpação da cobertura para avaliar a sensibilidade dolorosa e por inspeção através da membrana transparente semipermeável e do trajeto venoso;

✓ Manter boa fixação para evitar tracionamento do cateter;

✓ Proteger a fixação durante o banho, mantendo o local seco e limpo;

> *Observar o local da punção a cada 1-2 horas*

✓ No caso de soroterapia, trocar os equipos, os conectores e as extensões, a cada 96 h para evitar contaminação; intervalos de 72 h podem ser protocolados de acordo com a recomendação da Comissão de Controle de Infecção Hospitalar;

✓ Trocar o local do acesso venoso apenas em casos com indicação clínica (como flebite e infiltração);

✓ Fazer a desinfecção das conexões e dânulas (torneirinhas) utilizando gaze estéril e álcool a 70%, com três ou mais movimentos de fricção, antes de manipular o cateter; realizar a desinfecção, também, antes de abrir frascos de soros e de medicamentos;

✓ Utilizar equipamento pulsátil (bomba de infusão) para manter um fluxo contínuo, lento e preciso das drogas ou soluções;

✓ Infundir as medicações por seringa lentamente (*push*), a 0,2 mL/segundo;

✓ Ministrar uma droga por vez;

✓ Observar o aprazamento entre as drogas e a interação medicamentosa entre elas ou com soluções contínuas;

✓ Observar sinais flogísticos, com frequência; registrar em prontuário;

✓ Lavar o cateter (*flush*) com SF 0,9% após administrar cada medicação ou transfusão sanguínea;

✓ Retirar o dispositivo em presença de sinais flogísticos e dificuldade para a infusão.

Para remoção do cateter, ao término da terapia ou em vigência de complicações: higienizar as mãos; desligar a infusão; calçar luvas; umedecer o adesivo com água antes de soltá-lo; tracionar o dispositivo e observar sua integridade (comunicar se houver fratura ou perda de parte do cateter); comprimir o local com gaze estéril seca; e registrar motivo da retirada, aspecto da inserção e complicações observadas.

No caso de infusão intermitente ou descontinuada, torna-se necessário salinizar (injetar soro fisiológico a 0,9%) o dispositivo venoso após cada uso ou a intervalos, evitando, assim, as obstruções. Não há consenso a respeito do volume e aprazamento para a salinização. A solução deve preencher o cateter, cerca de duas a três vezes o seu volume, e infundida antes e após cada medicação. Intervalos de 6-8 horas parecem ser seguros. Evitar a heparinização, já que a droga é incompatível ou interage com diversos medicamentos, além de promover risco de hemorragias. Cateteres muito finos, como os 24 G podem requerer a heparinização com 2U de heparina/mL que, entretanto, deverá ser aspirada, antes de uma nova injeção.

A troca de equipamentos utilizados nas infusões intermitentes pode ser realizada a cada 24 h (infusão de antibiótico, por exemplo) devido a manipulação ser mais frequente.

Complicações da TIV

Alguns aspectos são determinantes para o desenvolvimento de complicações no AVP, como o tipo de cateter utilizado e seu calibre; a técnica de inserção e estabilização (fixação) do cateter; o local de inserção; as características da solução de infusão, como pH menor que cinco e maior que nove e osmolaridade acima de 350 mOsm/L; o tempo de permanência do dispositivo; características do paciente como textura e cor da pele, sexo, prematuridade e condições clínicas adversas (infecções, desnutrição).

As complicações podem ser sistêmicas, como: sepse, sobrecarga circulatória, edema pulmonar, embolia gasosa, embolia por cateter e choque por infusão rápida; e locais: infiltração, extravasamento, flebite, hematoma, tromboflebite, trombose e celulite, sendo a mais frequente a flebite, com prevalência estimada em cerca de 30% a 70%, em algum grau.

Frequentemente, o uso do cateter é interrompido devido a sinais de flebite, que pode ser de origem bacteriana, química (por extravasamento) ou mecânica (por pressão do cateter) e ser causada por contaminação no preparo da punção, condições clínicas do paciente, característica da veia e do dispositivo (material, calibre, comprimento), incompatibilidade entre fármacos e tempo prolongado de inserção.

A flebite é classificada em graus de evolução, segundo a proposta INS (*Infusion Nurses Society*), e considerada aceitável em um serviço de saúde quando não ultrapassa a 5% dos casos, em qualquer faixa etária:

✓ Grau zero: sem sintomas;

✓ Grau 1: eritema com ou sem dor local;

✓ Grau 2: dor com eritema e ou edema;

✓ Grau 3: dor com eritema e ou edema, com endurecimento e cordão fibroso palpável;

✓ Grau 4: dor com eritema e ou edema, com endurecimento e cordão fibroso palpável maior que 0,5-1 cm de comprimento (em neonatologia e pediatria e 2,5 cm em adolescentes e adultos) e drenagem purulenta.

Nos casos de flebite, deve-se retirar o dispositivo; aplicar compressas frias, imediatamente, para aliviar a dor e a inflamação; prosseguir com compressas mornas e úmidas, para estimular a circulação e promover a absorção da inflamação local.

A infecção de corrente sanguínea, associada ao uso de cateter periférico é menos frequente, em torno de 0,1% dos cateteres intravenosos ou 0,5 por 1.000 cateteres-dia, mas a ocorrência é grave podendo levar a quadros de sepse e ser fatal.

Nesse contexto, a equipe de enfermagem possui um papel primordial na prevenção e redução das complicações, pois é responsável pela punção, manipulação, troca dos curativos, avaliação dos primeiros sinais indicativos de inflamação etc.

Cateter Venoso Central de Inserção Periférica (CCIP)

No início da década de 1970, foram desenvolvidas pesquisas relacionadas à elaboração e testes com dispositivos centrais introduzidos por veia periférica. A partir de 1980, esses cateteres tornaram-se populares e foram divulgados amplamente.

No Brasil, a fabricação e a comercialização dos cateteres ocorreram a partir de 1990. Nesse período, a área mais beneficiada foi a de neonatologia.

Conhecido por sua sigla em inglês PICC – *Peripherally Inserted Central Venous Catheter*, o cateter traz inúmeras vantagens quando comparado a outros métodos utilizados para TIV: menos traumático ao paciente; possibilita longa permanência; evita a dor e o estresse associado a inúmeras punções; pode ser introduzido em diversos sítios; favorece a mobilidade e a interação dos pais com o RN, entre outros. Pode ser considerado de fácil introdução, de acordo com a experiência do enfermeiro ou médico, habilitados para o procedimento.

Entre as desvantagens do CCIP pode-se citar: não pode ser utilizado para monitorização hemodinâmica; não permite a infusão de hemocomponentes (calibres < 3.8 French, explicações adiante); dificuldade de acesso em vasos anteriormente puncionados.

O CCIP é um cateter longo e flexível, constituído por silicone ou poliuretano de grau médico, radiopaco, inserido através de punção venosa periférica e locado no 1/3 inferior da veia cava superior ou no 1/3 superior da veia cava inferior.

Estudos sobre infecções relacionadas e associadas a cateteres venosos apontam que pacientes em uso de outros acessos centrais chegam a ter quatro vezes maior risco para infecção quando comparados aos que utilizam CCIP.

Indicações

A indicação inicial para o uso do CCIP é feita pelo médico, em consenso com o enfermeiro da unidade. A inserção, manutenção e retirada do CCIP é um ato privativo do enfermeiro com capacitação formal, e regulamentada pelo Conselho Federal de Enfermagem (Cofen) em 2001, por meio da Resolução N.° 258/2001.

Os critérios de elegibilidade são:

✓ RN hemodinamicamente estável, sem plaquetopenia, normotérmicos, sem edema;

✓ Neonatos com necessidade de TIV por médio ou longo período;

✓ RN com dispositivo umbilical há mais de 10-14 dias;

✓ Terapia com medicamentos hiperosmolares, soluções com pH extremos, como a vancomicina e o fenobarbital, ou com propriedades irritantes ou vesicantes;

✓ Prematuros com peso menor ou igual a 1.500 g;

✓ Introdução de terapia nutricional parenteral ou uso medicamentos antivirais;

✓ Dificuldade para acesso vascular; aumento de gordura no subcutâneo, múltiplas tentativas prévias; presença de anomalias em membros;

✓ Crianças com desordens e malformações gastrintestinais (enterocolite necrosante, onfalocele, gastrosquise);

✓ Portadores de malformações cardíacas congênitas e cirúrgicas;

✓ Intercorrências com o cateter umbilical, introduzido há menos de quatro dias, após avaliação de duas enfermeiras.

Há vários tipos e tamanhos disponíveis no mercado, mas o cateter ideal é radiopaco e milimetrado, para facilitar a visualização a partir de radiografia e mensuração externa.

Os calibres mais utilizados em pacientes pediátricos são os de 1.0 Fr a 3.0 Fr (*French*, que corresponde a 0,33 mm), com único ou duplo lúmen, de acordo com a necessidade terapêutica e calibre da veia. Em neonatologia utilizam-se os calibres de 1.0 Fr a 2.0 Fr. Alguns pacientes podem necessitar de um CCIP valvulado, devido a discrasias sanguíneas.

O procedimento consiste em acessar a veia cava inferior ou superior a partir de uma punção venosa periférica através, preferencialmente, das veias dos membros superiores: basílica (braquial e antebraquial), basílica mediana, basílica acessória, cefálica (braquial e antebraquial), cefálica mediana, cefálica acessória, antebraquial mediana, axilar, ou de outros vasos como: safena, poplítea, femoral, temporal, retroauricular e jugular interna.

Os fatores que contraindicam a inserção do CCIP são: lesões próximas aos locais de inserção; rede venosa desfavorável; flebite e extravasamento nos locais de inserção; punção venosa e/ou dissecção venosa anterior; recusa dos pais; pacientes instáveis hemodinamicamente, que necessitem de verificação de Pressão Venosa Central (PVC); uso concomitante a outro acesso venoso central, mesmo que em membro contralateral.

As veias dos membros inferiores não devem ser utilizadas em neonatos com distúrbios gastrointestinais.

Não coletar sangue ou transfundir hemocomponentes através do CCIP neonatais. Também é proibido puncionar outra veia no mesmo membro onde o cateter está inserido.

Antes do procedimento, o enfermeiro deve orientar os pais sobre as vantagens e desvantagens do CCIP e obter a autorização para a sua realização por meio do Termo de Consentimento Livre e Esclarecido padronizado pela instituição.

Alertar a equipe para preservar a rede venosa do membro a ser cateterizado (placa de identificação, passar em plantão etc.).

Material

✓ Conjunto (*kit*) contendo: bandeja estéril, uma tesoura reta, pinças (tipo Backaus, anatômica, Adson sem dente e curva, Allis), campo fenestrado, campo cirúrgico pequeno e cuba redonda;

✓ Capote estéril;

✓ Luva estéril, gorro e máscara cirúrgicos, óculos de proteção;

✓ Cateter CCIP de 1.0 a 1.9 Fr com introdutor;

✓ Mesa auxiliar;

✓ Duas seringas de 10 mL;

✓ SF 0,9%;

✓ Pacotes de gaze estéril;

✓ Clorexidine degermante 4%; clorexidine alcoólica a 0,5%;

✓ Curativo transparente estéril;

✓ Fita hipoalergênica microporosa;

✓ Extensão neonatal;

✓ Torneira de três vias estéril, apirogênica;

✓ Oxímetro de pulso para monitorização do neonato durante e depois do procedimento;

✓ Material para ressuscitação cardiopulmonar próximo ao leito.

A inserção é realizada pelo enfermeiro habilitado, utilizando barreira máxima de proteção e com o auxílio de um colaborador treinado.

O RN é posicionado sob uma fonte de calor, contido com lençol ou cueiro, mantendo a cabeça lateralizada para o lado do membro a ser puncionado e monitorado (eletrocardiograma e saturação de O_2). Mensurar o comprimento do trajeto que o cateter será introduzido; administrar analgésico prescrito e medidas não farmacológicas para alívio da dor, e auxiliar o profissional que executará o procedimento a se paramentar.

A manutenção e observação do dispositivo são de competência do enfermeiro de cada plantão e equipe, de acordo com o protocolo institucional e formulários de controle da unidade. Todos os colaboradores que manipulam o cateter devem ser capacitados, periodicamente, para evitar infecções e outras complicações relacionadas ao uso de cateteres.

Checar o posicionamento por radiografia (em veia cava superior, altura do 2.º ou 3.º espaço intercostal direito; ou veia cava inferior, altura do 4.º espaço intercostal). Após a confirmação radiográfica, realizar a fixação do cateter com gaze e filme transparente, e identificar data, hora e responsável pelo procedimento.

Cuidados e manutenção do CCIP

A elaboração de protocolos com dados referentes à inserção (tamanho e comprimento do cateter, intercorrências), manutenção (perímetro braquial, troca de curativos e tampa do injetor) e remoção (causa, cultura de ponta) do CCIP sistematiza os cuidados e previne complicações. Recomenda-se o uso de indicadores para avaliar a assistência.

Um dos principais cuidados com o CCIP diz respeito à escolha da seringa para realizar as infusões.

As seringas pequenas produzem uma maior pressão durante a injeção, o que potencializa o risco para a ruptura do cateter. Assim, as únicas seringas permitidas para manipular o acesso são as de 10 mL e 20 mL, que produzem pressões menores (3,1 PSI e 1,4 PSI - *Pound Force per Square Inch*, onde 1 PSI corresponde a 51,7 mmHg), exceto no caso de seringas especiais importadas, cujos volumes ("largura") correspondem ao das seringas de 10 mL, mesmo possuindo um volume menor.

As trocas de soro e a administração de medicamentos devem ser planejadas de forma a reduzir o número de vezes que a linha de infusão é violada. Trocar equipo e conexões, imediatamente, caso ocorra erro de técnica.

✓ Higienizar as mãos com antisséptico, ao manipular o cateter;

✓ Antes de abrir a linha de infusão, friccionar gaze estéril e solução de clorexidina alcoólica a 0,5% ou álcool a 70% no conector, por três vezes ou mais; aguardar a secagem;

✓ Lavar o lúmen do cateter com baixa pressão, antes e após cada administração de medicamento ou solução intravenosa ou a intervalos de 6-8 horas, utilizando 1 mL de solução fisiológica 0,9% em uma seringa de 10 mL ou 20 mL, para remover partículas, cristais ou células sanguíneas aderidas às paredes do dispositivo. O *flush* é realizado com duas injeções de 0,5 mL de SF 0,9%;

✓ Trocar as extensões, dânulas, conectores a cada 72-96 horas, com técnica asséptica, exceto no caso de nutrição parenteral com troca a cada frasco;

✓ Identificar a data da próxima troca das extensões;

✓ Utilizar conexões de tamanho adequado para os pacientes neonatais;

✓ Não utilizar grampo, tesoura ou pinça no cateter;

✓ Conhecer o volume das extensões; injetar o dobro do volume do seu *priming* (volume necessário para preenchimento do cateter e extensões);

✓ Diariamente, ou a cada plantão, checar a permeabilidade do cateter e a presença de sinais infiltratórios, verificando o perímetro do membro 2 cm acima de sua inserção; registrar e comparar com o valor anterior;

✓ Medir o comprimento externo do cateter, registrar e comparar com o anterior, diariamente;

✓ Checar o aspecto do curativo (filme transparente);

✓ Não molhar o curativo durante o banho;

✓ Evitar testar seu refluxo;

✓ Não desconectar o sistema;

✓ Atentar para incompatibilidade de soluções;

✓ Não infundir medicações que formam cristais no interior do cateter (exemplo: fenitoína, diazepan);

✓ Não tracionar ou dobrar o cateter.

O adesivo utilizado no curativo deve ser estéril, oclusivo, de fácil aplicação e remoção, boa adesividade, manter o sítio do cateter seco, não possibilitar ocorrência de dobras do cateter e ser confortável para o paciente.

O primeiro curativo é realizado com gazes estéreis e adesivo, e permanecerá oclusivo por 24 horas. Após a primeira troca, os curativos serão realizados com limpeza da inserção com SF 0,9% e ocluídos com filme transparente semipermeável, a cada sete dias ou se houver sujidade, má aderência, ou de acordo com a rotina estabelecida. As trocas rotineiras são contraindicadas pelo risco de infecção e deslocamento acidental do cateter.

O enfermeiro deve avaliar a necessidade de trocas da cobertura e realizar o procedimento, quando necessário. Identificar o curativo e registrar em prontuário.

Os parâmetros clínicos para a remoção do CCIP são: ruptura ou quebra do cateter; desposicionamento; presença de processo infeccioso ou inflamatório; suspensão da terapia intravenosa.

A remoção deverá ser feita pelo enfermeiro, de forma lenta e cuidadosa, sem forçar. Posicionar o braço do RN abaixo do nível do coração; aplicar curativo oclusivo compressivo, em caso de sangramento excessivo; certificar-se de que todo o cateter foi removido, conferindo a sua medida e sua integridade; anotar em formulário próprio. Na suspeita de fratura e embolia por cateter no momento da remoção, garrotear o membro e mantê-lo abaixo do nível do tórax; comunicar imediatamente ao médico assistente.

Pode haver dificuldade para a remoção do CCIP devido à presença de flebite, infecção, aderência da fibrina no cateter e presença de venoespasmo.

Como medidas preventivas, recomenda-se remover o cateter delicadamente; não forçar a tração, caso haja resistência; aplicar compressas mornas locais por 15-30 minutos para favorecer a vasodilatação, respeitando-se a esterilidade do curativo. Manter curativo estéril coberto com filme. Se a dificuldade persistir, interromper o procedimento de extração, aplicar um novo curativo estéril e aguardar de 12-24 horas para nova tentativa; durante este período aplicar compressas mornas a cada 6 horas.

Complicações

Durante a inserção do cateter pode ocorrer: dificuldade de progressão; mau posicionamento do cateter; hemorragia/hematoma; arritmia cardíaca por cateter intracardíaco; punção arterial; dano ou estimulação nervosa.

Após a inserção as possíveis complicações são: embolia aérea; encefalopatia anóxica; flebite; infecção do local de inserção (celulite); infecção sistêmica relacionada ao cateter; fratura do cateter com potencial de embolia; oclusão do cateter; trombose; migração do cateter.

Cateterismo umbilical

É o procedimento de escolha para acesso venoso, realizado o mais próximo possível do nascimento, preferencialmente antes de 12 horas de vida.

A introdução de cateter na veia umbilical de recém-nascidos é realizada em situações especiais, quando se necessita de uma via de bom calibre e a rede vascular for de difícil acesso.

Por ser um procedimento invasivo e complexo, a cateterização venosa umbilical requer técnica, material e pessoal especializado. Dessa forma, o Conselho Federal de Enfermagem regulamentou, em 2011 (Resolução N.° 388), a execução do procedimento por enfermeiro capacitado. O cateterismo pode ser realizado, também, em uma das duas artérias umbilicais com o objetivo de monitorar a pressão arterial ou para coletar sangue, mas o ato é de responsabilidade médica, somente.

Algumas instituições preconizam o cateterismo de rotina a todos os recém-nascidos com peso de nascimento inferior a 1.500 g, filhos de mãe diabética ou com peso de nascimento maior que 4.000 g, casos onde a rede venosa periférica é de difícil visualização e a necessidade de terapêutica intravenosa é maior.

Indicação

✓ RN prematuro clinicamente instável;

✓ Situações de emergência na sala de parto;

Ato privativo do enfermeiro habilitado

✓ Necessidade de infusão de drogas, líquidos e soluções hiperosmolares (glicose acima de 12,5%, nutrição parenteral);

✓ Coleta frequente de exames;

✓ Exsanguineotransfusão;

✓ Intervenções cardíacas como a introdução de cateter balão para atriosseptostomia, que consiste na reabertura ou aumento do forame oval, para melhorar a mistura dos sangues arterial e venoso, em raros casos de cardiopatias complexas.

Pelo cateter venoso umbilical podem ser infundidas drogas vasoativas, hemocomponentes, reposição volêmica etc. Também é possível monitorar a pressão venosa central.

A inserção de cateter umbilical é contraindicada em RN com defeitos da parede abdominal como gastrósquise e onfalocele, peritonite, enterocolite necrotizante comprometimento vascular de membros inferiores e/ou região glútea, e coagulação intravascular disseminada (CIVD).

O cateter deve obedecer a algumas características: ser confeccionado em poliuretano ou silicone, mono ou duplo lúmen, graduado em centímetros, extremidade aberta e arredondada, conector terminal com travamento tipo *Luer Lock*® e linha radiopaca que permita a visualização por meio de exames radiológicos. Pode ser utilizada sonda traqueal o de aspiração nos procedimentos emergenciais. A numeração varia de acordo com o peso do neonato.

Material

✓ Escovinha com antisséptico para escovação das mãos;

✓ Mesa auxiliar; foco;

✓ Bandeja estéril contendo: cuba redonda, pinças (Kelly reta, Íris reta ou curva sem dente, anatômica, Backhaus), porta-agulha pequeno, cabo de bisturi, tesoura Íris;

✓ Campos estéreis (simples e fenestrado);

✓ Fita métrica inelástica;

✓ Paramentação: capote estéril; luvas estéreis; gorro e máscara; óculos (recomendável)

✓ Gaze estéril;

✓ Clorexidina degermante, aquosa ou alcoólica (em RN com prematuridade extrema, a complementação da antissepsia deve ser feita com solução aquosa, reduzindo riscos de queimaduras químicas);

✓ Cateter umbilical com número apropriado para o peso: 3.5 Fr ou 5.0 Fr para RN menor de 1.200 g-1.500 g; 5.0 Fr para RN abaixo de 3.000 g a 3.500 g; 8.0 Fr para os maiores. Pode-se adaptar um cateter de aspiração com um orifício terminal e um lateral, se o cateterismo for realizado para exsanguineotransfusão ou somente um orifício terminal, se houver outras indicações;

✓ Lâmina de bisturi (n.° 22 ou 24);

✓ Fios de sutura seda 3,0 ou 4,0 mm ou algodão 3,0 mm;

✓ Seringa de 5 mL e 10 mL; agulha 40 × 1,2 mm;

✓ Ampolas de SF 0,9%;

✓ Frasco de SF 0,9% morno para retirada do antisséptico;

✓ Solução de heparina 0,25 U/mL de SF 0,9%.

A extremidade do cateter deve estar localizada na junção da veia cava inferior com o átrio direito, visualizado ao exame radiológico entre as vértebras T8 e T11.

O comprimento do cateter (em centímetros) a ser introduzido para a canulização do vaso umbilical pode ser obtido pela mensuração do comprimento ombro-umbigo, segundo a técnica de Dunn, tomada do ombro, na extremidade distal da clavícula, ao ponto obtido por uma linha vertical até o nível do coto umbilical (Figura 10.8). O valor a ser introduzido, então, depende daquele comprimento (Tabela 10.1).

Quando o cateterismo visa a infusão de drogas e líquidos para manobras de ressuscitação, na sala de parto, não há necessidade de se medir o cateter, bastando introduzi-lo cerca de 2 cm, imediatamente após a passagem pelo anel umbilical.

A inserção é realizada apenas pelo enfermeiro habilitado, além do médico, utilizando barreira máxima de proteção e auxílio de um colaborador treinado.

Os cuidados antes do procedimento são: reunir todo o material necessário em mesa auxiliar; monitorar o RN; medir a distância ombro--umbigo e conferir o comprimento do cateter a ser introduzido; realizar contensão suave dos membros; realizar a limpeza do coto com clorexidina degermante e retirar o excesso com soro morno, para reduzir o risco de queimadura química; auxiliar o enfermeiro a se paramentar; abrir o material com técnica asséptica.

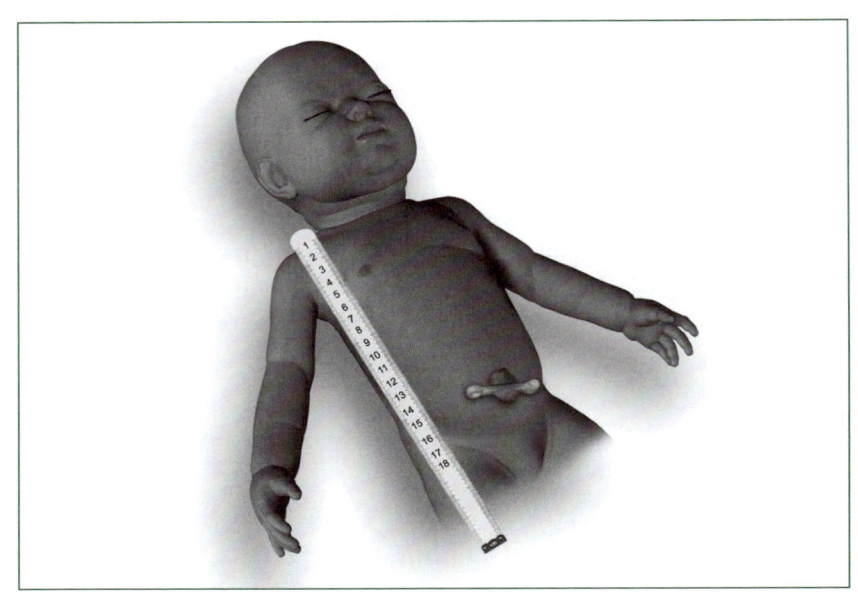

Figura 10.8 – *Mensuração da distância ombro-umbigo, antes de iniciar o cateterismo umbilical.*

Tabela 10.1
Distância ombro-umbigo, como parâmetro para a inserção de cateter umbilical venoso

Distância ombro-umbigo (cm)	Comprimento a ser inserido (cm)
9	5,7
10	6,5
11	7,2
12	8,0
13	8,5
14	9,5
15	10,0
16	10,5
17	11,5

O cateter umbilical deve ser retirado assim que possível, não devendo permanecer por mais de 14 dias, quando poderá ser substituído pelo CCIP.

Complicações

As principais complicações do cateterismo umbilical incluem acidentes vasculares ou tromboembólicos isquêmicos, lacerações, infecção, sangramento decorrente do deslocamento do cateter devido à má fixação e alterações de perfusão de membros inferiores e glúteos.

Os membros inferiores com alteração na perfusão devem ser aquecidos com algodão e atadura; e, se não houver melhora retirar o cateter após 30-60 minutos.

O mau posicionamento do cateter umbilical pode causar necrose hepática, enterocolite necrotizante, perfuração do trato gastrintestinal e/ou do peritônio.

Outras complicações são: abcessos hepáticos que evoluem com edema abdominal, dor, febre e exsudação de pus através da parede abdominal; tamponamento cardíaco devido ao atrito constante do cateter na parede do átrio direito provocando inflamação, necrose e posterior perfuração da parede e derrame pericárdico, confirmado pelo ecocardiograma; endocardite; trombose da veia umbilical e do sistema porta; embolia renal, hepática e cerebral, quando a ponta do cateter está localizada em átrio esquerdo.

Cuidados de enfermagem

✓ Recolher o material e encaminhá-lo para processamento;

✓ Registrar o procedimento;

✓ Observar o tempo de enchimento capilar dos membros inferiores (normal até 3 segundos), em busca de sinal de isquemia (risco de trombose);

✓ Posicionar o RN com cabeceira elevada e coxim subescapular, deixando-o confortável;

✓ Solicitar radiografia e avaliar a posição do cateter;

✓ Fixar adequadamente o cateter com o curativo em "ponte" ou "H" (Figura 10.9), protegendo a pele; identificar;

✓ Manter a fralda do RN aberta por aproximadamente seis horas, observando possíveis sangramentos pelo trato geniturinário; em caso de suspeita, colocar saco coletor e encaminhar uma amostra de urina para análise laboratorial;

✓ Instalar solução de hidratação venosa prescrita pelo médico;

✓ Trocar curativo, somente se necessário;

✓ Identificar o cateter umbilical com fita adesiva, evitando manipulação acidental;

✓ Não molhar o local;

✓ Manter a perveabilidade do cateter, por meio de infusão de líquidos ou de soluções salinas ou heparinizadas;

✓ Verificar e anotar diariamente a numeração em que o cateter está fixado ao nível da pele;

✓ Manter o abdômen exposto para melhor visualizar sangramentos, deslocamentos do cateter, distensão abdominal e alteração na coloração da pele;

✓ Atentar para sinais de infecção no local de inserção do cateter umbilical (hiperemia, edema, secreções);

✓ Inspecionar as conexões e equipos, a cada plantão;

✓ Realizar a assepsia com gaze estéril e álcool 70% nas conexões do cateter, antes de conectar qualquer dispositivo, como equipos e seringas;

✓ Remover o cateter umbilical assim que possível, após prescrição médica;

✓ Providenciar outro acesso venoso antes de retirar o cateter umbilical.

Se for verificada a posição do cateter mais alta que a desejada, faz-se necessária a sua tração, com a repetição dos passos iniciais do procedimento, o que aumenta os custos hospitalares e a manipulação do neonato. Assim, é importante executar as etapas do procedimento, rigorosamente.

Retirar o cateter lentamente (15 minutos ou mais); manter jejum, fralda aberta e decúbito dorsal por três horas.

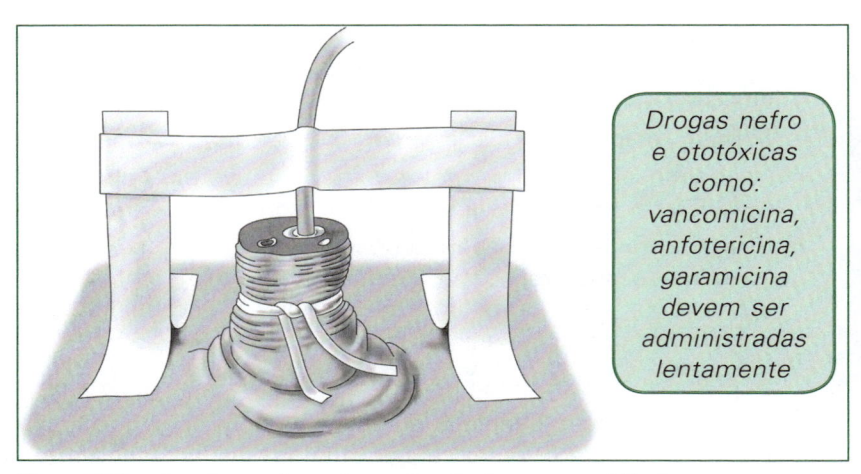

Drogas nefro e ototóxicas como: vancomicina, anfotericina, garamicina devem ser administradas lentamente

Figura 10.9 – *Curativo em "ponte" para fixação de cateter umbilical.*

Medicamentos intravenosos

A TIV exige a observância de cuidados quanto o preparo, diluição e administração de soluções e medicamentos. A via intravenosa (ou endovenosa) possibilita a administração de drogas diretamente na corrente sanguínea, através de acesso venoso central (AVC) ou acesso venoso periférico (AVP), de acordo com a necessidade.

Os medicamentos utilizados variam em volume e concentração e estão disponíveis em forma de ampolas de vidro ou de plástico (flaconetes), frasco-ampola, bolsas com grande volume (frasco de soro) etc.

A administração intravenosa de fármacos em recém-nascidos requer atenção especial, devido ao pequeno calibre das veias utilizadas, mesmo por cateteres e ao emprego de pequenos volumes, expondo a erros de cálculo de dose e de diluição. Outros aspectos são discutidos no Capítulo 9: *Administração de Medicamentos no Recém-nascido*.

Recentemente, pesquisadores da Universidade de Vermont desenvolveram uma ferramenta acessada por uma rede social, com o uso de *hashtags*, para identificar interações e efeitos colaterais, que pode se mostrar eficaz para uso profissional.

Os principais fármacos utilizados em neonatologia e os respectivos cuidados de enfermagem para diluição e monitoramento estão listados a seguir. As interações medicamentosas são apresentadas no Apêndice B.

Amicacina

Antibiótico. Nome comercial: Novamin®, Amikin®, 100 mg ou 500 mg, em 2 mL. A administração IV rápida é possível, mas não recomendada. Administrar em bureta ou bomba infusora por 60 minutos ou mais. Aprazar outros antibióticos com intervalo mínimo de uma hora. Nefrotóxico e ototóxico.

Diluição em SF 0,9%, SG 5% ou 10%, em volume para alcançar a concentração de 0,25-5 mg/mL.

Estabilidade após diluição: 24 h em temperatura ambiente; 21 dias refrigerado e protegido da luz.

Incompatibilidades: emulsão de lipídeos, anfotericina B, ampicilina, carbenicilina, fenitoína, heparina (concentrações > 1 U/mL), imipenem, cilastatina, fenitoína, meticilina, mezlocilina, nafcilina, oxacilina, penicilina G cristalina, propofol, tiopental e ticarcilina-clavulonato.

Monitorar a função renal e acompanhamento para avaliar a acuidade auditiva.

Benzil Penicilina G Cristalina

Antibiótico. Nome comercial: Megapen®, Cristalpen®. Reconstituir em água destilada (AD). Administrar IV em bureta ou bomba infusora por 30-60 minutos. Diluição em AD, SF 0,9%, SG5% em volume suficiente para alcançar a concentração de até 50.000 U/mL. A fórmula IM (Penicilina procaína ou benzatina) pode levar à parada cardiorrespiratória se for administrada IV.

Estabilidade após diluição: em AD, 24 horas em temperatura ambiente ou sete dias em refrigeração.

Incompatibilidades: amiglicosídeos, aminofilina, anfotericina, cloranfenicol, eritromicina, amiodarona, metronidazol, dopamina, ranitidina, furosemida, hidrocortisona, heparina, clindamicina, lidocaína, fluconazol, cloreto de potássio.

É excretada no leite materno. Monitorizar flebite. Não congelar. Não usar em caso de alergia à penicilina ou cefalosporina. Cada 5.000.000 UI reconstituído aumenta o volume final em 2 mL.

Bicarbonato de sódio 8,4%

Alcalinizador. Administrar IV direta: três minutos. IV lenta: quatro a oito horas. Risco de alcalose metabólica. Seu uso deve ser restrito em neonatologia.

Diluição somente com AD. Observar o tempo de infusão, conforme prescrição.

Incompatibilidades: ácidos e sais ácidos, ácido folínico, amiodarona, anrinona, atropina, benzilpenicilina potássica, bupivacaína, carboplatina, carmustina, cefotaxima, cisplatina, clorprocaína, clorpromazina, codeína, dobutamina, dopamina, epinefrina.

Não congelar. Monitorizar sinais de flebite ou infiltração. Monitorizar gasometria. Utilizar acesso venoso exclusivo.

Dexametasona

Corticosteroide. Reduz a inflamação suprimindo os mediadores pró--inflamatórios. Nome comercial: Decadron® 2 mg/mL, Dexametasona®. Administrar IV direta, por 1-4 minutos.

Estabilidade: em ar ambiente, até 24 horas. Refrigerado, por quatro dias. Proteger da luz.

Incompatibilidades: amicacina, ciprofloxacina, daunorrubicina, dimenidrinato, doxapram, doxorrubicina, glicopirolato, hidromorfona, idarrubicina, lorazepam e vancomicina.

Observar formação de edema e a função renal. Monitorar peso, pressão arterial (PA), eletrólitos e glicemia. Não pode ser administrado por via subcutânea, por causar atrofia e abscessos. O uso repetido pode inibir o crescimento ósseo.

Diazepam

Anticonvulsivante, sedativo, ansiolítico e miorrelaxante esquelético. Nome comercial: Valium® 10 mg, Diazepam®, Compaz®. Administrar IV, lento, em 1-2 mg por minuto.

Diluição: AD, SF 0,9%, SG 5% ou 10% em volume suficiente para alcançar 5 mg/mL.

Estabilidade: apenas em ar ambiente, até 24 horas.

Incompatibilidades: cloreto de potássio, dobutamina, fluconazol, furosemida, haloperidol, heparina, hidrocortisona, pancurônio e ranitidina.

Risco de depressão respiratória. Monitorizar frequência cardíaca (FC), frequência respiratória (FR) e PA.

Dipirona sódica

Analgésico, antitérmico. Nome comercial: Novalgina® 500 mg/mL, Dipirona sódica®. Administrar IV direta lenta, em 1mL/minuto ou infusão em 10-20 minutos. Preferir a via IM.

Diluição: SF 0,9% e SG 5% em volume suficiente para alcançar até 25-50 mg/mL.

Estabilidade: uso imediato; proteger da luz.

Incompatibilidades: ciprofloxacina, diazepam, dobutamina, dopamina, doxorrubicina, droperidol, epinefrina, fluconazol, gentamicina, isoproterenol, meperidina, metoclopramida, morfina, netilmicina, norepinefrina, ondansetrona, vimblastina, vincristina, vitamina C, soluções glicosadas acima de 5%.

A ciclosporina pode diminuir a ação desta droga. Avaliar leucograma, pelo risco de ocorrer agranulocitose (diminuição de neutrófilos, basófilos, eosinófilos). Pode agravar tendência ao sangramento decorrente de deficiência de protrombina.

Dobutamina

Cardiotônico. Nome comercial: Dobutrex®, Inotam®, Dobutamina®. Administrar IV lenta e contínua, em bomba de infusão, na velocidade de 2 mcg a 25 mcg/kg por minuto.

Diluição: SF 0,9% e SG 5%, desde que se mantenha a concentração e volume para solução de 50 mL (5 mg/mL).

Estabilidade após diluição: até 24 horas, em temperatura ambiente ou refrigerada, protegida da luz.

Incompatibilidades: aciclovir, alteplase, aminofilina, bretílio, bicarbonato de sódio, bumetanida, cloreto de potássio, cafalotina, cafazolina, diazepam, digoxina, estreptoquinase, fenitoína, floxacina, foscarnet, fosfato (potássio e sódio), furosemida, gluconato de cálcio, heparina, hidrocortisona, indometacina, insulina, nitroglicerina, nitroprussiato de sódio, sulfato de magnésio, verapamil, piperacilina + tazobactam.

Betabloqueadores podem ter sua ação diminuída pela dobutamina ou diminuir a ação da mesma. Digitálico pode aumentar os riscos de arritmias cardíacas.

Utilizar veias calibrosas para infusão. Risco de necrose tecidual se houver extravasamento (injetar fentolamina na área). Monitorar FC e PA. Monitorar sinais de flebite e necrose tissular. Não congelar. Corrigir hipovolemia. Monitorar os níveis séricos de potássio.

Dopamina (Cloridrato de Dopamina)

Cardiotônico, vasopressor; tem ação renal dependendo da dose. Nome comercial: Revivan®, Dopamin®, Dopamina®. Administrar IV contínua, em bomba de infusão, na velocidade de 2 mcg a 20 mcg/kg por minuto.

Diluição: preferencialmente, em SG 5%, mas pode também ser diluído com SF 0,9% para obter solução de 50 mL (3,2 mg/mL).

Estabilidade após diluição: até 24 horas, em temperatura ambiente.

Incompatibilidades: aciclovir, alteplase, amicacina, ampicilina, anfotericina B, bicarbonato de sódio, benzilpenicilina potássica, cefalotina, cefepima, furosemida, gentamicina, indometacina, insulina, metronidazol, nitroprussiato de sódio, sais de ferro, tobramicina.

Risco de taquiarritmias. Monitorar PA. Deve-se utilizar com cautela em neonatos com hipertensão pulmonar persistente. Não refrigerar nem congelar. Utilizar veias calibrosas para infusão. Risco de necrose tecidual se houver extravasamento (injetar fentolamina na área). Monitorar sinais de flebite e infiltração. Descontinuar a infusão lentamente.

Epinefrina

Cardiotônico, broncodilatador, vasopressor. Nome comercial: Adrenalina®, Epinefrina®, Hydren®. Administrar IV em *bolus*. Infusão contínua em bomba de infusão. Risco de taquiarritmias.

Diluição: AD, SG 5% e SF 0,9%. Diluir 1:10.000.

Estabilidade: manter sob refrigeração em recipientes herméticos.

Inibe a ação da insulina.

Incompatibilidades: ampicilina, ácido ascórbico, gluconato de cálcio, cloranfenicol, corticotrofina, ciclosporina, furosemida, hialuronidase, mefentermina, meticilina, norepinefrina, penicilina G potássio, procaína, bicarbonato de sódio, trifluorperazina, warfarina, e solução de cloreto de sódio a 0,45%, 0,9%, 3% e 5%.

Monitorar FC e PA. Risco de necrose tecidual se houver extravasamento (injetar fentolamina na área). Monitorar sinais de flebite e infiltração.

Fenitoína

Anticonvulsivante. Nome comercial: Hidantal® 50 mg/mL, Fenitoína®. Administrar IV, com dose de ataque ou manutenção. Dose de ataque: 15 mg a 20 mg/kg, no mínimo por 30 minutos. Dose de manutenção: velocidade máxima de infusão = 0,5 mg/kg por minuto.

Diluição: SF 0,9%, exclusivamente, em volume suficiente para alcançar de 1-10 mg/mL.

Estabilidade após diluição: até 24 horas, protegido da luz. Não refrigerar.

É altamente instável em qualquer solução endovenosa.

Incompatibilidades: solução de glicose/aminoácido, emulsão lipídica, amicacina, aminofilina, cefalotina, ciprofloxacina, clindamicina, cloreto de potássio, dobutamina, dopamina, enalaprilato, fentanil, gentamicina, heparina, hialuronidase, insulina, lidocaína, linezolida, meperidina, metadona, mivacúrio, morfina, nitroglicerina, pentobarbital, propofol, ranitidina, succinato de hidrocortisona, vitamina K1.

Descontinuar a infusão lentamente. Monitorar funções: hematológica, hepática, renal e os sinais de deficiência de ácido fólico. Utilizar veias calibrosas para infusão. Monitorar sinais de flebite e infiltração. Lavar o acesso venoso antes e após a administração da fenitoína. A via IM não pode ser usada, pois causa precipitação da medicação no músculo.

Usar filtro de linha.

Fenobarbital

Anticonvulsivante, sedativo. Nome comercial: Fenobarbital IV® 100 mg/mL, Fenocris®, Gardenal®. Administrar IV, com dose de ataque de 20 mg/kg por 3-5 minutos e dose de manutenção de 30 mg/minuto.

Diluição: AD, SF 0,9%, SG 5% ou 10% em volume suficiente para alcançar até 10 mg/mL

Estabilidade após diluição em AD: até 30 minutos.

Incompatibilidades: emulsão de lipídeos, aminofilina, bicarbonato de sódio, cefalotina, cimetidina, clindamicina, efedrina, fenitoína, hidralazina, insulina, metadona, midazolam, morfina, pancurônio, ranitidina, succinato de hidrocortisona, tiamina, warfarina, vancomicina.

Monitorar padrão respiratório, bem como as funções: cardíaca, hepática e renal. Monitorizar sinais de flebite ou infiltração. Infusões rápidas podem causar sintomas de *overdose*. Descontinuar a infusão lentamente.

Fentanila

Analgésico opioide. Mais potente do que a morfina. Nome comercial: Fentanil® 50 mcg/mL, Nilperidol®, Sublimaze®. Administrar IV em *bolus* (dose de ataque) ou contínua (dose de manutenção). Dose para sedação e analgesia = 1 mcg a 4 mcg/kg por dose, com velocidade de 1 mcg a 5 mcg/kg por hora; para anestesia = 5 mcg a 50 mcg/kg por dose.

Não diluir para administração em *bolus*.

Diluição: SF 0,9%, SG 5% ou 10% em volume suficiente para alcançar de 1-2 mcg/mL.

Estabilidade após diluição: até 24 horas em refrigeração, protegido da luz.

Incompatibilidades: pentobarbital, fenitoína, bicarbonato de sódio, diazepam, metoexital, tiopental.

Seu antagonista é a naloxona (Narcan®).

Monitorar padrão respiratório pelo risco de depressão respiratória, presença de distensão abdominal, diminuição de ruídos hidroaéreos e rigidez muscular. Observar sinais de abstinência (causa dependência química em longo prazo). Pode provocar apneia se for administrada em menos de 1 minuto. Proteger da luz dentro da própria embalagem.

Gentamicina

Antibiótico (aminoglicosídeo). Nome comercial: Garamicina® 10 mg e 40 mg/mL, Gentaplus®, Gentaxil®. Administrar IV, por 30-60 minutos.

Diluição: SF 0,9% SG 5% ou 10% e ringer, em volume suficiente para alcançar até 10 mg/mL.

Estabilidade após diluição: 24 horas em temperatura ambiente ou 30 dias em refrigeração.

Incompatibilidades: alopurinol, aminofilina, ampicilina, anfotericina B, benzilpenicilina potássica, bicarbonato de sódio, carbenicilina, cefalotina, cefeapirina, cefazolina, cefotaxima, cefoxitina, ceftazidima, ceftriaxona, cefuroxima, cimetidina, citarabina, clindamicina, dopamina, furosemida, heparina, idarrubicina, indometacina, lidocaína, mezlocilina, ticarcilina, ticarcilina + ácido clavulânico e algumas soluções parenterais nutricionais.

O pH ácido da gentamicina pode liberar dióxido de carbono em contato com o bicarbonato de sódio. Devido a potencial incompatibilidade, a gentamicina e os aminoglicosídeos não devem ser administrados concomitantemente em seringas ou soluções de infusão.

Hidrocortisona

Corticosteroide, anti-inflamatório, imunossupressor, vasoconstritor. Nome comercial: Solu-Cortef®, Succinato sódico de Hidrocortisona®, Cortisonal® 100 mg. Administrar IV, por 1 minuto.

Diluição: SF 0,9% e SG 5% em volume suficiente para alcançar até 5 mg/mL.

Estabilidade depois de reconstituído e/ou diluído: até 24 horas em temperatura ambiente ou até três dias em refrigeração.

Incompatibilidades: ampicilina, cefalotina, cefoxitina, ciprofloxacina, fenitoína, fenobarbital, heparina, metotrexato, midazolam, nafcilina, pentobarbital, vancomicina.

Risco de supressão do eixo hipófise-adrenal (hipertensão, hiperglicemia) e de perfuração intestinal. Monitorar sinais vitais. Monitorar glicemia, eletrólitos. Monitorar equimose, fragilidade capilar, tromboflebite, hiperglicemia, edema, perda de peso, vômitos, agitação, tremores.

Não oferecer qualquer tipo de imunização, até avaliação do médico infectologista.

Ibuprofeno lisina

Inibidor da síntese de prostaglandina. Nome comercial: Advil®, Neo-Profen®. Dose inicial de 1-10 mg/kg. Administrar IV. Efeito secundário: fechamento do ducto arterial.

Risco potencial para oligúria, perfuração gastrointestinal e plaquetopenia.

Monitorar débito urinário e sinais de sangramentos: gengival, urina alaranjada, melena, petéquias, hematomas, cerebral (agitação ou sonolência).

Indometacina

Anti-inflamatório não esteroide, inibidor da síntese de prostaglandina. Nome comercial: Indocid® 1 mg. Administrar IV em infusão, por 20-30 minutos. Efeito secundário: fechamento do ducto arterial.

Diluição: AD, SF 0,9% em volume suficiente para alcançar de 0,5 mg a 1 mg/mL. Protegido da luz solar.

Uso com cautela: diuréticos, AAS, inibidores da enzima de conversão da angiotensina (IECA) e antagonista da angiotensina II. Presente no leite materno.

Risco potencial para oligúria, perfuração gastrointestinal e plaquetopenia.

Monitorar débito urinário e sinais de sangramentos: gengival, urina alaranjada, melena, petéquias, hematomas, cerebral (agitação ou sonolência).

Midazolam

Benzodiazepínico com efeito ansiolítico, hipnótico, anticonvulsivante e relaxante muscular.

Nome comercial: Dormonid® 15 mg em 3 mL, Dormire®, Versed®. Administrar IV contínua, de preferência. Pode ser ministrado por via intramuscular, oral e retal.

Diluição: SF 0,9% e SG 5% em volume suficiente para alcançar até 5 mg/mL.

Estabilidade após diluição: até 24 horas em temperatura ambiente ou três dias a 5 °C. Proteger da luz.

A ranitidina pode diminuir a absorção do midazolam. Cetamina em altas doses ou em administração rápida aumentam o risco de hipotensão e/ou depressão respiratória.

Incompatibilidades: ranitidina, dexametasona, fenobarbital, furosemida, emulsão lipídica, pentobarbital, dimenidrinato, foscarnet, perpenazina, proclorperazina. Levodopa – pode ter seu efeito diminuído pelo midazolam.

Risco de hipotensão e mioclonia. Preparar material para intubação. Monitorar sinais vitais. Monitorar tremor, constipação, irritabilidade e leucopenia. Antídoto: flumazenil. Pode causar síndrome de abstinência se interrupção abrupta.

Oxacilina

Antibiótico (penicilina semissintética). Nome comercial: Staficilin-N® 500 mg, Oxacil®, Oxacilina sódica®. Administrar IV, por 15-30 minutos. Se IV direto: 10 minutos (não recomendado).

Reconstituir o pó liofilizado em água destilada (50 mg/mL).

Diluição: SF 0,9%, SG 5% ou 10% em volume suficiente para alcançar de 5 mg a 10 mg/mL.

Estabilidade: reconstituído por até 72 horas em temperatura ambiente. Após diluição com SF 0,9%: 24 horas em refrigeração ou 6 horas em temperatura ambiente. Após diluição com SG 5%: não armazenar. Após diluição com AD: até 7 dias em refrigeração.

Incompatibilidades: verapamil e aminoglicosídeos.

Pode ocorrer tromboflebite, leucopenia, nefrite, elevação de enzimas hepáticas. Risco de crises convulsivas na administração IV direita muito rápida.

Prostaglandina E1 (Alprostadil)

Prostaglandina vasoativa. Produz vasodilatação direta. Útil em cardiopatias canal-dependentes. Nome Comercial: Prostin®, Prostavasin®, Aplicav®, Caverject®. Administrar IV contínua, em bomba infusora, com controle rigoroso. Dose de ataque: 0,05 a 0,1 mcg/kg/min. Dose de manutenção: em torno de 0,01 mcg/kg/min.

Diluição: SG 5% ou SG 10%. Manter a ampola refrigerada.

Estabilidade após diluição: 72 horas em refrigeração. Durante a infusão tem estabilidade de 24 horas.

Anti-hipertensivos e anticoagulantes podem ter seus efeitos potencializados.

Risco de apneia, hipotensão, hipertermia. Monitorar sinais vitais, função cardiorrespiratória, presença de sangramentos, *rash* cutâneo, convulsões, hipertonicidade. Pode levar à hiperplasia do estômago (antro). IV por infusão controlada em bomba; não interromper abruptamente.

Vancomicina

Antibiótico (glicopeptídio). Nome comercial: Celovan®, Cloridrato de Vancocina® 500 mg, Vancocin®, Vancocid®. Administrar IV lenta, em bureta ou bomba de infusão, por 60 minutos.

Nefrotóxico e ototóxico.

Reconstituir com AD.

Diluição: SF 0,9% e SG 5% em volume suficiente para alcançar até 5 mg/mL.

Estabilidade após reconstituição: 24 horas em temperatura ambiente ou 14 dias em refrigeração e após diluição: 96 horas sob refrigeração.

Incompatibilidades: albumina, aminofilina, amobarbital, aztreonam, benzilpenicilina potássica, bicarbonato de sódio, cefalotina, cefapirina, cefazolina, cefotaxima, cefoxitina, ceftazidima, ceftriaxona, cloranfenicol, clorothiazida, dexametasona, fenitoína, fenobarbital, heparina, hidrocortisona, oxacilina, pentobarbital, sulfametoxazol + trimetropina, warfarina, vitaminas do complexo B, vitamina C.

Monitorar PA. Infundir lentamente, para evitar reações anafilactoides (síndrome do homem vermelho): súbita e profunda hipotensão, com ou sem erupção maculopapular sobre a face, o pescoço, o tórax superior e as extremidades. Observar o acesso venoso rigorosamente, pois a solução é altamente vesicante.

Monitorar a função renal e o hemograma. Acompanhamento para avaliar a acuidade auditiva.

De preferência, não administrar dexametasona no mesmo horário que a vancomicina, mas, se houver necessidade, administrar primeiramente a dexametasona, a fim de não prejudicar a penetração da vancomicina no líquido cefalorraquidiano.

A administração de medicamentos e soluções por via intravenosa é um dos procedimentos de enfermagem com maior potencial para erro. Assim, o enfermeiro deve supervisionar de perto a equipe durante as intervenções que envolvem desde o preparo até a manutenção do acesso. O conhecimento sobre os cuidados devem ser atualizados, regularmente, e o farmacêutico da equipe de saúde acessado sempre que necessário.

Referências

1. Agência Nacional de Vigilância Sanitária (Anvisa). Intervenções e medidas de prevenção e controle da resistência microbiana. 2007. [acesso 5 ago 2015]. Disponível em: http://www.anvisa.gov.br/servicosaude/controle/rede_rm/cursos/ rm_controle/opas_ web/modulo5/pre_corrente.htm.

2. Agência Nacional de Vigilância Sanitária (Anvisa). Medidas de prevenção de infecção relacionada à assistência à saúde. Brasília, 2013 [acesso em 05 jun 2015]. Disponível em: http://www20.anvisa.gov.br/segurancadopaciente/images/ documentos/livros/ Livro4-MedidasPrevencaoIRASaude.pdf

3. Ahmed Abdeen Hamed, Xindong Wu, Robert Erickson, Tamer Fandy. Twitter K-H networks in action: Advancing biomedical literature for drug search. Journal of Biomedical Informatics, 2015; 56: 157.

4. Alencar LFA. Acesso venoso central em recém-nascidos: inserção periférica versus dissecção venosa. Recife. [mestrado]. Universidade Federal de Pernambuco, 2005. [acesso em 05 ago 2015]. Disponível em: http://www.repositorio.ufpe.br/ bitstream/handle/123456789/9785/arquivo8722_1.pdf?sequence=1&isAllowed=y

5. Alexander M. Infusion Nursing: Standards of Practice-Infusion. J Infus Nurs. 2011;34(1S):S65-S72.

6. Almeida A, Pereira O, Neto MT, Casella P. Cateteres vasculares centrais no recém-nascido: Recomendações para prevenção de infecção relacionada com ou associada a cateteres vasculares centrais. Sociedade Portuguesa de Neonatologia; 2004. [acesso em 05 ago 2015]. Disponível em: http://www.lusoneonatologia. com/site/ upload/normas_clinicas_cvc_07_02_2012.pdf.

7. Arboit EL, Silva LAA. Eventos adversos relacionados à terapia medicamentosa na enfermagem. Revista de enfermagem, Rio Grande do Sul, 2012; [acesso em 05 ago 2015], 8(8):140-153. Disponível em: http://revistas.fw.uri.br/index. php/ revistadeenfermagem/ article/view/482

8. Banton, Jane. Terapia intravenosa/ Jane Banton, Cheryl Brad, Sharon D. O'Kelley; [tradução de Ivan Lourenço Gomes]. Rio de Janeiro: Guanabara Koogan, 2005.

9. Becton, Dickinson UK Ltd. Saf-t-intima®. Folheto explicativo. [acesso em 05 ago 2015]. Disponível em: http://www.bd.com/europe/safety/en/pdfs/Saf-T--Intima%20use% 20Guide.pdf

10. Belo MPM, Silva RAMC, Nogueira ILM, Mizoguti DP, Ventura CMU. Conhecimento de enfermeiros de Neonatologia acerca do Cateter Venoso Central de Inserção Periférica. Rev. Bras. Enferm. 2012. [acesso em 10 jun 2015]; 65(1):42-48. Disponível em: http://www.scielo.br/scielo. php?script=sci_arttext&pid=S0034-71672012000100006&lng=en.

11. Bertoni APS, Souza ABG, Morgado GO. Procedimentos em terapia intensiva neonatal. In: Souza ABG, organizadora. Unidade de terapia intensiva neonatal: cuidados ao recém-nascido de médio e alto risco. São Paulo: Atheneu, 2015.

12. Bustos BR; Cordero S. L. Absceso hepático piógeno: complicación del cateterismo venoso umbilical en un paciente prematuro. Rev. Chil. Pediatr; 2001. 72(5): 449-453.

13. Cardoso JMRM, Rodrigues EC, Rodrigues BMRD, Pacheco STA, Faria JCO. Escolha de veias periféricas para terapia intravenosa em recém-nascidos pela equipe de enfermagem. Rev Rene, 2011. [acesso em 05 jun 2015]; 12(2):365-73. Disponível em: http://www.revistarene.ufc.br/vol12n2_html_site/a19v12n2.htm

14. Carmagnani, MIS et al. Procedimentos de enfermagem: guia prático. Rio de Janeiro: Guanabara Koogan, 2009.

15. Center for Disease Control (CDC). Guidelines for the prevention of intravascular catheter-related infections. Atlanta (USA); 2011. [acesso em 05 ago 2015]. Disponível em: http://www.cdc.gov/hicpac/BSI/BSI-guidelines-2011.html.

16. Conselho Federal de Enfermagem (Cofen) [homepage na internet]. Resolução nº 258 de 12 de julho de 2001. Inserção de Cateter Periférico Central, pelos Enfermeiros. [acesso em 05 jun 2015]. Disponível em: http://www.cofen.gov. br/resoluo-cofen-2582001_4296.html

17. Conselho Federal de Enfermagem (Cofen). [homepage na internet]. Resolução Cofen 388, de 18 de outubro de 2011. Normatiza a execução, pelo Enfermeiro, do acesso venoso, via cateterismo umbilical. [acesso em 05 jun 2015]. Disponível em: http://site.portalcofen.gov.br/node/8021

18. Costa P, Bueno M, Oliva CL, CTE, Camargo PP, Kimura AF. Analgesia e sedação durante a instalação do cateter central de inserção periférica em neonatos. Rev. Esc. Enferm. USP; 2013. [acesso em 05 jun 2015]; 47(4):801-

07. Disponível em: http://www.scielo.br/scielo.php?script=sci_arttext&pid =S0080-62342013000400801& lng=en.

19. Crocetti M, Barone M. Enfermagem pediátrica: distúrbios, intervenções, procedimentos, exames complementares, recursos clínicos. Tradução Ivan Lourenço Gomes. Rio de Janeiro: Guanabara Koogan, 2007.

20. Eakle M, Gallauresi BA, Morrison A. Misconnections between medical devices with Luer connectors: under-recognized but potencially fatal events in clinical practice. Safe Practices in Patient Care. 2007; [acesso 10 ago 2015];3(2):1-8. Disponível em: http://www.safe-practices.org/pdf/SafePractice8.pdf

21. Figueiredo Júnior I, Lima GM. O conhecimento de neonatologistas relativo a técnicas de posicionamento de cateteres umbilicais. Pediatria. São Paulo; 2004. 26 (2):85-89.

22. Gomes AVO, Nascimento MAL, Silva LR, Santana CL. Efeitos adversos relacionados ao processo do cateterismo venoso central em unidade intensiva neonatal e pediátrica. Rev. Eletr. Enf. Goiânia; 2012. [acesso em 05 jun 2015];14(4):883-92. Disponível em: http://www.fen.ufg.br/revista/v14/n4/pdf/ v14n4a17.pdf

23. Hockenberry MJ, Wilson D. Wong - Fundamentos de Enfermagem Pediátrica. 9ª ed. Rio de Janeiro: Elsevier, 2014; p 645-51.

24. Jacinto AKL, Avelar AFM, Wilson AMMM, Pedreira MmLG. Flebite associada a cateteres intravenosos periféricos em crianças: estudo de fatores predisponentes. Esc. Anna Nery; 2014. [acesso 5 ago 2015];18(2). Disponível em: http:// www. scielo.br/scielo.php?pid=S1414-81452014000200220&script=sci_arttext

25. Kido RYZ, Alvares BR, Mezzacappa MAMS. Cateteres umbilicais em recém-nascidos: indicações, complicações e diagnóstico por imagem. Scientia Medica; 2015. 25(1).

26. Koda E. Conexões e conectores: A mudança do bem? Boletim Informativo de Tecnovigilância. 2012. [acesso 10 ago 2015];3(2):1-16. Disponível em: http:// www.anvisa.gov.br/boletim_tecno/boletim_tecno_abril_2012/PDF/bit2.pdf

27. Machado AF, Pedreira MLG, Chaud MN. Estudo prospectivo, randomizado e controlado sobre o tempo de permanência de cateteres venosos periféricos em crianças, segundo três tipos de curativos. Rev. Latino-Am. Enfermagem. 2005. [acesso 05 ago 2015];13(3):291-298. Disponível em: http://www.scielo. br/pdf/rlae/v13n3/ v13n3a02.pdf

28. Margotto PR, Vieira MG, Resende JG, Brito CP, Menezes KR, Andrade LMCA et.al. Acesso Vascular. In: Margotto PR. Assistência ao recém-nascido de risco. 3ª.ed. Brasília, 2013.

29. McClary J. Tabela de dosagem de medicamentos. In: Fanaroff AA, Fanaroff JM. Klaus & Fanaroff. Alto risco em neonatologia. 6ª ed. Rio de Janeiro: Elsevier. p.539-55.

30. Menezes KR, Tavares RB, Almeida VS, Souza ABG. Administração de medicamentos na UTI neonatal. In: Souza ABG, organizadora. Unidade de terapia intensiva neonatal: cuidados ao recém-nascido de médio e alto risco. São Paulo: Atheneu, 2015.

31. Ministério da Saúde (Brasil). Atenção à saúde do recém-nascido: guia para os profissionais de saúde, v. 2. Brasília (DF): Ministério da Saúde; 2011.

32. Modes PSSA, Gaíva MAM, Rosa MKO, Granjeiro CF. Cuidados de enfermagem nas complicações da punção venosa periférica em recém-nascidos. Rev Rene, Fortaleza, 2011. [acesso em 05 jun 2015];12(2):324-32. Disponível em: http:// www.revistarene.ufc.br/revista/index.php/revista/article/view/160

33. Monteiro AJ; Canale LS; Barbosa R; Méier M. Tamponamento cardíaco em dois recém-nascidos causado por cateter umbilical. Rev Bras Cir Cardiovasc; 2008. 23(3):422-424.

34. Motta PN, Fialho FA, Dias IMAV, Nascimento L. Cateter central de inserção periférica: o papel da enfermagem na sua utilização em neonatologia. HU Revista, Juiz de Fora, 2011. [acesso em 01 jun 2015];37(2):163-68. Disponível em: http://hurevista.ufjf.emnuvens.com.br/hurevista/article/view/1402

35. Oliveira MIV, Bezerra MGA, Pereira VR. Cateterização venosa: assistência de enfermagem-uti pediátrica. Rev Rene, Fortaleza, 2008. [acesso em 05 jun 2015],9(2):90-7. Disponível em: http://www.revistarene.ufc.br/revista/index.php/revista/ article/view/563

36. Petry J, Rocha KT, Madalosso ARM, Carvalho RMA, Scariot M. Cateter venoso central de inserção periférica: limites e possibilidades. Rev. Eletr. Enf. Goiânia, 2012. [acesso em 05 jun 2015];14(4):937-43. Disponível em: http://www.fen. ufg.br/revista/ v14/n4/ v14n4.htm

37. Rickard CM, Webster J, Wallis MC, Marsh N, McGrail MR et al. Routine versus clinically indicated replacement of peripheral intravenous catheters: a randomised controlle dequivalence trial. Lancet. 2012. [acesso 5 ago 2015];380:1066-74. Disponível em: www.abih.net.br/wp-content/uploads/Rickard_et-al-Lancet-Set2012.pdf

38. Rodrigues ZS, Chaves EMC, Cardoso MVLML. Atuação do enfermeiro no cuidado com o cateter central de inserção periférica no recém-nascido. Rev. Bras. Enferm. 2006. [acesso em 05 jun 2015];59(5):626-9. Disponível em: http:// www.scielo.br/scielo.php?script=sci_arttext&pid=S0034-71672006000500006&lng=en.

39. Silva DG, Freiberger MF, Coelho MPPM, Chocair DFA, Menezes PS. Os Principais Diagnósticos de Enfermagem em Acessos Venosos Periféricos Utilizando a Escala de Maddox como norteadora. Rev Cie Fac Edu Mei Amb, Rondônia, 2011. [acesso em 05 Jun 2015];2(Sup-I):77-9. Disponível em: http://www.faema.edu.br/revistas/index.php/ Revista-FAEMA/article/view/69/66

40. Tamez RN. Enfermagem na UTI Neonatal. 5ª. ed. Rio de Janeiro: Guanabara Koogan; 2013.

41. The Joint Commission: Tubing misconnections-A persistent and potentially deadly occurrence. In: Sentinel Event Alert, Issue 36, Apr. 3, 2006. [acesso 10 ago 2015]. Disponível em: http://www.jointcommission.org/SentinelEvents/ SentinelEventAlert/ sea_36.htm

42. Torres MM, Andrade D, Santos CB. Punção venosa periférica: avaliação de desempenho dos profissionais de enfermagem. Rev. Latino-Am. Enfermagem, São Paulo, 2005. [acesso em 05 jun 2015];13(3):299-304.Disponível em: www.scielo.br/scielo.php?script=sci_arttext&pid=S0104-11692005000300003&lng=en

43. Villela CG; Danilow MZ. Anatomoclínica: Acesso Venoso Central 2009. [acesso em 05 jun 2015]. Disponível em www.paulomargotto.com.br

44. World Health Organization. The Joint Comission - Joint Commission Internacional: WHO Collaborating Centre for Patient Safety Solutions. Avoiding catheter and tubing mis-connections. Patient Saf Solut. 2007. [acesso 10 ago 2015];1(7). Disponível em: http://www.ccforpatientsafety.org/common/pdfs/fpdf/presskit/ PS-Solution7.pdf

45. Zem-Mascarenhas SH, Cassiani SHB. A criança e o medicamento. São Paulo: látria, 2006.

Capítulo 11

Oxigenoterapia no Período Neonatal

Suellen Cristina Dias Emídio • Flávia de Souza Barbosa Dias • Cristiane Ferreira Mendes Sanches • Elenice Valentim Carmona • Aspásia Basile Gesteira Souza

A formação do sistema respiratório ocorre de 26 a 28 dias, após a fertilização. Na 16.ª semana de gestação, o pulmão está morfologicamente semelhante ao pulmão adulto. Por volta de 24 a 26 semanas de gestação, células alveolares produzem o surfactante pulmonar. Assim, o pulmão fetal, mesmo imaturo, apresenta condições para que ocorram trocas gasosas e síntese de surfactante. Nos primeiros oito anos de vida, as estruturas se ampliam em número e tamanho.

Os movimentos respiratórios acontecem na vida intrauterina desde o final do primeiro trimestre, contudo não deslocam gases, visto que os pulmões estão preenchidos por líquido e as trocas gasosas se dão na placenta. Durante o trabalho de parto, o esforço respiratório é desencadeado por uma série de fatores, dentre eles a asfixia sofrida no parto e os estímulos excitatórios que atuam sobre o centro respiratório, deflagrando os movimentos respiratórios extrauterinos.

Assim, o nascimento é um grande desafio para o sistema respiratório em função das alterações fisiológicas que ocorrem em poucos minutos. Ao nascer, sem o apoio da placenta, o recém-nascido (RN) necessita estabelecer rapidamente a troca de gases adequada para a oxigenação dos tecidos por meio dos pulmões, a fim de manter a integridade fisiológica e a sobrevivência. Assim, quando essa transição se dá de forma insatisfatória, há necessidade de intervenções específicas.

O desconforto respiratório no recém-nascido

A dificuldade respiratória do RN pode ser descrita de forma genérica como desconforto respiratório, que se apresenta com sinais de intensidade variada, em função do nível da hipoxemia, que corresponde à diminuição dos níveis de oxigênio (O_2) no sangue arterial. Inicialmente o desconforto pode apresentar-se com: taquipneia (frequência respiratória > 60 movimentos por minuto); retração (tiragem) subcostal, intercostal, esternal ou furcular; batimentos das aletas nasais; gemência; cianose (torna-se aparente quando a pressão arterial de O_2 diminui para 75% a 85%) e palidez. Quando a hipoxemia atinge níveis mais graves, o RN pode apresentar bradipneia; bradicardia; hipotensão; diminuição da perfusão periférica; apneia (pausa > 20 segundos ou menor, mas com presença de bradicardia, cianose, queda de saturação);

Ao apresentar os primeiros sinais de desconforto respiratório, o RN deve ser prontamente avaliado por um profissional habilitado para que sejam instituídas medidas apropriadas e atendidas suas necessidades de oxigenação tecidual, antes que a condição clínica evolua desfavoravelmente.

A avaliação do desconforto respiratório no neonato pode ser realizada por meio do Boletim de Silverman-Andersen, que quantifica o seu grau e estima a gravidade do comprometimento pulmonar (Figura 11.1), por meio de cinco parâmetros: Sincronização tóraco-abdominal, retração intercostal, retração xifoide, batimento de aleta nasal e gemido expiratório, aos quais são atribuídos notas de zero a dois. O resultado da somatória indica o grau do desconforto respiratório: pontuação de um a três indica dificuldade respiratória leve; quatro a seis, moderada; sete a dez, grave. A classificação adotada pelo Ministério da Saúde é: um a cinco, leve; seis a oito, moderada; nove a dez, grave.

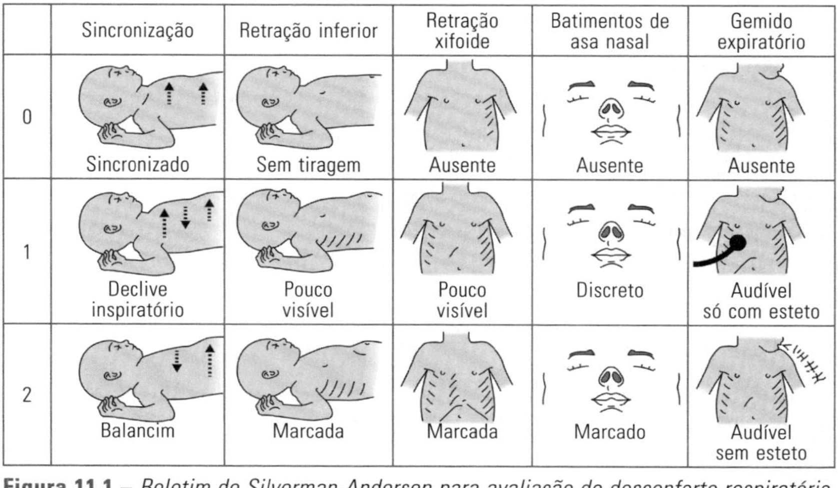

	Sincronização	Retração inferior	Retração xifoide	Batimentos de asa nasal	Gemido expiratório
0	Sincronizado	Sem tiragem	Ausente	Ausente	Ausente
1	Declive inspiratório	Pouco visível	Pouco visível	Discreto	Audível só com esteto
2	Balancim	Marcada	Marcada	Marcado	Audível sem esteto

Figura 11.1 – *Boletim de Silverman-Andersen para avaliação do desconforto respiratório.*

Oxigenoterapia

A oxigenoterapia consiste na administração de oxigênio acima dos níveis encontrados na atmosfera (aproximadamente 21%), com finalidade terapêutica, para atenuar ou corrigir a sua deficiência ou hipóxia, melhorando a troca gasosa.

A diminuição da morbimortalidade na assistência ao RN está intimamente relacionada ao desenvolvimento de tecnologias e novas modalidades de oxigenoterapia, especialmente em prematuros. Apesar dos avanços na atenção à saúde, a insuficiência respiratória no período neonatal ainda é a maior causa de internação nas unidades de terapia intensiva, bem como responsável pelo prolongamento da hospitalização e complicações clínicas. Por isso, é imprescindível que os serviços tenham recursos humanos e materiais para atender os neonatos de forma adequada, além de protocolos para o uso pré-natal de corticosteroide materno, no intuito de amadurecer o pulmão fetal, em situações de risco de parto prematuro, e tratamento com surfactante após o nascimento.

Há necessidade de administrar oxigênio quando o RN apresenta dificuldade respiratória com diminuição na Pressão Parcial Arterial de Oxigênio (PaO_2) para níveis inferiores a 80 mmHg (ao nível do mar) e saturação de oxigênio (nas hemácias) menor do que 88% (nível considerado normal varia de 89% a 94%, nos primeiros dias de vida, para prevenir a retinopatia). Assim, além dos sinais clínicos, a gasometria arterial é um exame importante para avaliar níveis de PaO_2, Pressão Parcial Arterial de Gás Carbônico ($PaCO_2$) e pH do sangue, oferecendo subsídios para decisões sobre a oxigenoterapia. Esta última, quando bem indicada, facilita o crescimento ponderal adequado, favorece o desenvolvimento normal do sistema nervoso central, previne hipertensão pulmonar e reduz o tempo de hospitalização.

Por outro lado, as características pulmonares dos neonatos levam a um risco aumentado de lesão pulmonar durante a oxigenoterapia, especialmente nos prematuros (recém-nascidos antes de completarem 37 semanas de gestação). Nestes bebês, a troca gasosa é prejudicada por ocorrer em uma estrutura pulmonar imatura, com pneumócitos que ainda produzem quantidades insuficientes de surfactante, tendendo ao colapso dos alvéolos. Somado a isso, a caixa torácica é instável por conta da imaturidade musculoesquelética.

Apesar de seu efeito benéfico, a oxigenoterapia pode acarretar complicações ao RN. O oxigênio em excesso produz radicais tóxicos, como superóxido, peróxido de hidrogênio e radicais livres. O RN torna-se mais vulnerável a lesões por radicais livres, devido não apresentar um sistema antioxidante efetivo. Os produtos finais do oxigênio provocam lesão tecidual por oxidação de enzimas, inibição das proteases e da síntese de Ácido Desoxirribonucleico (DNA), diminuição da síntese de surfactante e indução da peroxidação lipídica. As duas principais complicações da oxigenoterapia são lesões pulmonares e a retinopatia.

Entre as lesões pulmonares destacam-se: o atelectotrauma, que é lesão provocada pelos ciclos repetidos de colapso e reexpansão alveolar, e o volutrauma, que é a lesão causada pela hiperdistensão das estruturas pulmonares, consequente ao uso de altos volumes correntes. Tanto o volutrauma, quanto o atelectotrauma, podem levar ao desenvolvimento da Displasia broncopulmonar (DBP), com consequências irreversíveis ao tecido pulmonar do neonato.

A retinopatia, chamada de Retinopatia da Prematuridade (ROP – *Retinopathy of Prematurity*), é uma doença vasoproliferativa secundária à inadequada vascularização da retina imatura do Recém-Nascido Prematuro (RNPT), que pode levar a cegueira ou a graves sequelas visuais. Ensaios clínicos controlados, realizados desde a década de 1960, observaram maior incidência de ROP nos pacientes que passaram por flutuações de oxigênio e altas concentrações. Assim, o desenvolvimento do oxímetro de pulso, que auxilia na monitorização contínua da saturação periférica de O_2 (Sat O_2) e da PaO_2 arterial, contribuiu para reduzir significativamente a incidência de ROP. Para prevenir tal complicação, recomenda-se manter a PaO_2 em 45 mmHg a 80 mmHg, com limite de saturação de oxigênio de 88% a 95% para prematuros com Idade Gestacional (IG) maior que 32 semanas e 88% a 93% para recém-nascidos com IG menor ou igual há 32 semanas.

Considerando a importância da oxigenoterapia para o RN e suas possíveis complicações, a equipe de enfermagem deverá estar apta a prestar uma assistência adequada, que propicie segurança e eficácia ao tratamento, evitando ou minimizando sequelas. Para tanto, o enfermeiro deve instrumentalizar-se e capacitar sua equipe quanto aos cuidados necessários em oxigenoterapia, possíveis sequelas e sua prevenção.

Acionar e ajustar os alarmes

Monitorização do RN em oxigenoterapia

A oxigenoterapia requer monitorização e acompanhamento contínuos, avaliando-se: a concentração de oxigênio administrado (fração inspirada de O_2 – FiO_2); a saturação arterial do gás, utilizando-se o oxímetro de pulso; a concentração do gás carbônico, por meio da capnografia; e, principalmente, os níveis sanguíneos dos gases pela gasometria arterial. Embora os equipamentos sejam extremamente importantes no acompanhamento do RN sob oxigenoterapia, não substituem o raciocínio clínico e a experiência do profissional de saúde na avaliação do paciente.

Oximetria de pulso

A oximetria de pulso é a técnica utilizada para mensurar continuamente, e de forma não invasiva, a saturação de oxigênio na hemoglobina (Hb), ou seja, a razão entre o conteúdo real do oxigênio da hemoglobina em comparação com a potencial capacidade máxima da Hb de transportá-lo. Em outras palavras, a SaO_2 reflete, em porcentagem, a quantidade de oxigênio que o sangue pode transportar se todas as moléculas de Hb estivessem completamente saturadas.

Utiliza-se um sensor de infravermelho e um fotodetector, colocado sobre a pele (dedo, palma ou lóbulo da orelha). A pulsação do vaso arterial é registrada por meio de um sinal de luz flutuante, direcionada para o fotodetector e transformada, por meio de um *display* digital, em porcentagem de saturação de O_2 na hemoglobina (Figura 11.2).

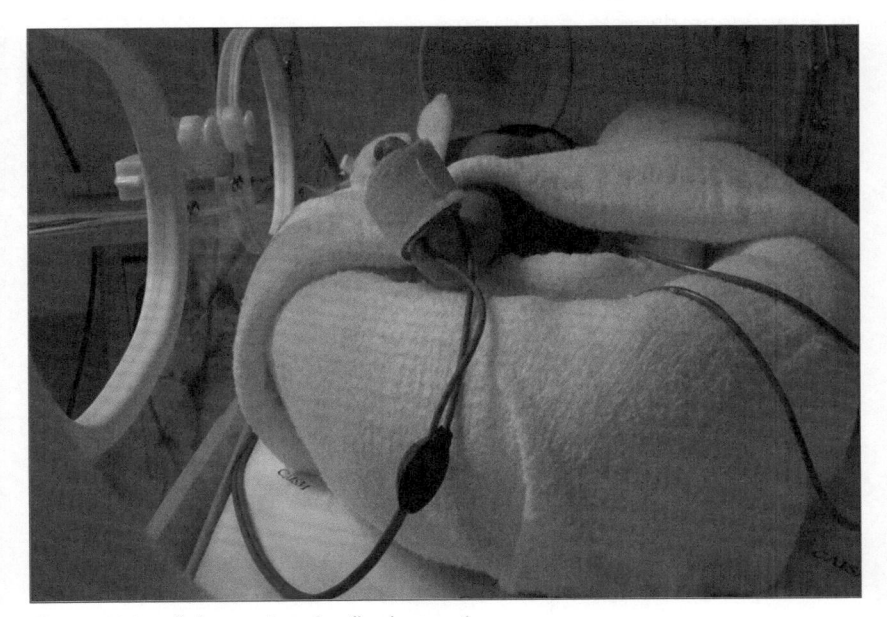

Figura 11.2 – *Oxímetro de pulso fixado em pé.*

Fonte: Acervo da UTI neonatal – Centro de Atenção Integral à Saúde da Mulher (CAISM), da Universidade Estadual de Campinas (Unicamp).

Como mencionado, os valores normais para o neonato estão entre 88% a 95%, dependendo da IG. Raramente, a hemácia encontra-se 100% saturada por oxigênio. Quando a saturação se mantem 100%, os riscos de complicações decorrentes da hiperóxia, como a lesão pulmonar e a retinopatia, tornam-se mais pronunciadas. Cabe salientar que crianças cardiopatas ou com malformações pulmonares podem apresentar níveis basais abaixo desses parâmetros, logo, devem ser avaliadas de forma individualizada.

Alguns fatores interferem nos valores obtidos pela oximetria de pulso, entre eles: elevação dos níveis séricos de bilirrubina (hiperbilirrubinemia), presença de carboxihemoglobina e meta-hemoglobina; uso de emulsões lipídicas e corantes na pele; excesso de luminosidade no local (fototerapia, luz solar); movimentação do paciente; excesso de pigmento da orelha; hipotermia; hipotensão e vasoconstrição.

Para a monitorização contínua é necessário: sensor de oximetria de pulso adequado para o tamanho do RN; monitor multiparamétrico com cabo para oximetria ou oxímetro de pulso; e fita fixadora macia, de preferência escura. Evitar uso de adesivos na pele do RN para fixar o dispositivo, dado o risco de integridade da pele prejudicada.

> *Observar a perfusão e a compressão do membro*

Ao fixar o sensor, orientar os pais sobre a necessidade e importância da monitorização; evitar compressão excessiva do local, a fim de proteger a pele de queimaduras; aquecer o local. O cabo e o monitor devem estar em perfeitas condições de uso e aterrados. Os cuidados para a utilização do oxímetro são:

✓ Programar o equipamento com os parâmetros adequados e manter os alarmes acionados;

✓ Atender aos alarmes prontamente, tanto no aspecto de minimizar os ruídos desnecessários na unidade quanto para atender necessidades advindas das alterações no padrão respiratório do paciente;

✓ Realizar a limpeza do sensor e do cabo, conforme recomendação do fabricante, a cada troca de paciente e sempre que necessário;

✓ Caso o alarme acione por valores abaixo do normal, avaliar o RN clinicamente e não se ater apenas aos dados do equipamento, observando: presença de cianose, dispneia, retrações, ausculta pulmonar com presença de ruídos adventícios etc. Caso os dados não sejam condizentes com a condição clínica do bebê, checar as conexões e o posicionamento do sensor, bem como observar a temperatura do RN, pois a hipotermia leva a vasoconstrição, o que pode demonstrar um valor errôneo da saturação;

✓ Realizar rodízio no posicionamento do sensor a cada três horas, a fim de evitar lesões no local;

✓ Registrar os valores a intervalos preestabelecidos, conforme a condição clínica do RN.

Capnografia

A capnografia é um método não invasivo utilizado para detecção do gás carbônico (CO_2) exalado ao final da expiração – $ETCO_2$ (*End Tidal* CO_2), o que permite a monitorização indireta de seus níveis circulantes. Tem sido considerada uma das formas mais seguras de confirmar a intubação traqueal. Os limites da normalidade variam entre 35 mmHg e 45 mmHg. O enfermeiro, médico ou fisioterapeuta deverá conectar o cabo ao módulo, calibrá-lo e acoplar o sensor à cânula traqueal. Assim, para instalar o sistema é necessário providenciar: um adaptador pediátrico/neonatal; cabo com sensor, ligado ao monitor multiparamétrico e módulo de capnografia.

São cuidados de enfermagem durante o uso:

✓ Realizar higiene do sensor com álcool a 70% a cada troca do equipamento por paciente;

✓ Observar as conexões, identificando os escapes;

✓ Acionar e programar os alarmes;

✓ Evitar obstrução do capilar do capnógrafo por muco ou condensação;

✓ Evitar o acúmulo de vapor de água no circuito do ventilador, para que as leituras não sejam falsamente elevadas;

✓ Registrar os valores a intervalos regulares e anotar o período de uso;

✓ Comunicar prontamente alterações e preparar material para reintubação, se necessário.

Gasometria arterial

O acompanhamento gasométrico determina o tipo de intervenção terapêutica necessária: desde a conduta mais conservadora até a ventilação mecânica, com suporte hemodinâmico. Trata-se de um exame laboratorial que avalia tanto a oxigenação quanto o equilíbrio acidobásico do sangue. Tal equilíbrio é fundamental para a manutenção das funções orgânicas.

A gasometria pode ser realizada a partir de sangue venoso, capilar ou arterial. A coleta de sangue arterial para gasometria é um procedimento invasivo necessário no contexto dos cuidados intensivos neonatais. Embora se trate de um procedimento mais doloroso e associado a complicações, a coleta do sangue arterial possibilita a avaliação de PaO_2, $PaCO_2$, equilíbrio acidobásico (pH), concentração total do bicarbonato (HCO_3^-) e excesso de base (BE). A coleta de sangue arterial deve ser realizada por enfermeiro ou médico (ver Capítulo 14: *Coleta de Material Biológico para Exames no Período Neonatal: Sangue, Urina e Líquor*).

A PaO_2 mede a pressão exercida pelo oxigênio dissolvido no sangue e avalia a habilidade dos pulmões de oxigenar o sangue. A $PaCO_2$ é a pressão exercida pelo dióxido de carbono dissolvido no sangue e reflete a adequação da ventilação pulmonar. O pH mede a concentração dos íons H^+ e HCO_3^-, que são regulados pelos rins. Embora existam inúmeras tabelas com variações, os valores dos parâmetros considerados normais para o RN são:

✓ pH (equilíbrio acidobásico) = 7,35 a 7,45;

✓ PO_2 (pressão parcial de oxigênio) = 50 mmHg e 80 mmHg;

✓ PCO_2 (pressão parcial de gás carbônico) = 35 mmHg a 45 mmHg (variação: 27 mmHg a 40 mmHg);

✓ HCO_3^- (concentração total do bicarbonato) = 22 mEq/L a 26 mEq/L;

✓ BE (excesso de base) = -4 a +4.

Os resultados da gasometria arterial não podem ser desvinculados das condições clínicas para definição de conduta. Alguns achados anormais, como PaO_2 e $PaCO_2$ baixos, podem estar presentes em condições que prejudicam a função respiratória, tais como hipotonia ou paralisia dos músculos respiratórios, imaturidade do centro respiratório (comum em prematuros). Ou ainda podem resultar de alvéolos parcialmente ocluídos, danificados ou preenchidos por fluidos, como ocorre na Síndrome do Desconforto Respiratório (SDR).

A interpretação da gasometria necessita ser praticada pelo profissional que identifica e comunica alterações à equipe médica, em situações de emergência. Verifica-se presença de acidose quando o pH for inferior ao valor de referência e alcalose quando este for maior. A acidose e a alcalose respiratórias estão relacionadas com o transporte de CO_2, enquanto a acidose e a alcalose metabólicas com o metabolismo e funcionamento do sistema renal.

Após a coleta da gasometria arterial é imprescindível: aplicar pressão no local da punção durante 5 minutos; anotar o fluxo de oxigênio e o modo de oxigenoterapia/ventilação; monitorar os sinais vitais e observar a presença de sinais de prejuízo circulatório nos tecidos adjacentes à punção.

Técnicas de administração de oxigênio

Existem várias técnicas para administrar oxigênio ao RN. Em nosso contexto de cuidado, a escolha de qual técnica será empregada é feita pelo pediatra ou neonatologista, considerando quadro clínico, exames laboratoriais e de imagem. Contudo, o enfermeiro deve estar atento aos sinais de desconforto respiratório e participar da tomada de decisão quanto à melhor estratégia a ser utilizada.

Nas unidades neonatais de cuidado intensivo ou intermediário, as principais formas de fornecimento de oxigênio são: cateter nasal, halo (capacete, *oxihood*), pressão positiva contínua das vias respiratórias (CPAP - *Continuous Positive Airway Pressure*) e ventilação mecânica. A seguir, cada uma delas será abordada.

Cateter nasal

> *Observar posicionamento do cateter nasal*

O cateter nasal possibilita a oferta de oxigênio em baixo fluxo (0,1 L/min a 1 L/min) diretamente nas narinas através de duas pequenas cânulas, de aproximadamente 0,5 cm cada. Estas cânulas podem ser introduzidas nas cavidades nasais (cateter intranasal) ou posicionadas bem próximas a elas, por meio de um cateter fixado na região lateral da face, com dois

orifícios voltados para as narinas (cateter paranasal). Na utilização do cateter intranasal, o oxigênio ofertado deve ser aquecido de 36 °C a 36,5 °C, bem como umidificado, com o objetivo de não ressecar a mucosa nasal, diminuindo, assim, o risco de lesões e o espessamento de secreções (Figura 11.3).

A concentração do oxigênio oferecido pode ser de 100%, quando conectado diretamente à fonte ou menor, conforme a necessidade do RN, com a utilização de um misturador acoplado à rede de gases. Em caso de oxigenoterapia domiciliar, pode ser utilizado o concen-

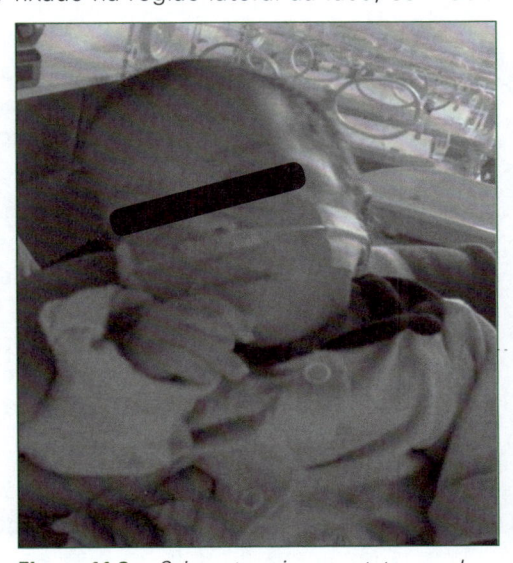

Figura 11.3 – *Oxigenoterapia por cateter nasal.*
Fonte: Acervo da UTI neonatal – Centro de Atenção Integral à Saúde da Mulher (CAISM), da Universidade Estadual de Campinas (Unicamp).

trador de oxigênio: aparelho elétrico que filtra o ar ambiente, retirando o nitrogênio, e oferece concentrações em torno de 90% a 95% de oxigênio, ou mais, o que depende do fluxo utilizado (Tabela 11.1).

Tabela 11.1 Porcentagem de oxigênio ofertada pelo concentrador	
Fluxo	*Concentração de O_2 ofertada*
≤ 2 L/min	≥ 95%
3 a 5 L/min	≥ 90%
> 5 L/min	< 90%

Apesar do concentrador de oxigênio necessitar de energia elétrica para seu funcionamento, o que o torna bastante dispendioso, essa é a fonte de utilização doméstica mais econômica e segura quando comparada aos cilindros de gás sob pressão ou de oxigênio líquido.

Independentemente da fonte utilizada, não é possível assegurar a concentração de oxigênio inspirada pelos pulmões, visto que o gás inspirado mistura-se com o ar ambiente.

A necessidade de oxigenoterapia por períodos prolongados, como nos casos de DBP, é uma das indicações para o uso do cateter nasal. Outras situações em que o cateter nasal é indicado são: transporte de RN dependente de oxigênio e realização de atividades em que a demanda por oxigênio é aumentada em comparação ao repouso como, por exemplo, a mamada.

Antes da instalação do cateter nasal recomenda-se o uso de uma placa fina de hidrocoloide nas bochechas do RN, a fim de evitar lesões de pele causadas pela utilização de adesivos para a fixação do cateter. Também é importante verificar, frequentemente, se a saída de fluxo pelos orifícios do cateter não está ocluída, bem como realizar higiene nasal com solução fisiológica a cada 6 horas, ou conforme a necessidade, utilizando hastes de algodão.

Capacete ou halo (*oxihood*)

O halo ou capacete é um equipamento de acrílico ou de plástico de vários tamanhos e modelos, que, ao ser posicionado em torno da cabeça do bebê aumenta a concentração de O_2 inspirado. O halo deve ter saídas para o CO_2 expirado, através da difusão por suas aberturas ou com uso de altos fluxos de gases, evitando a reinalação.

É ajustado ao tamanho do RN, e selecionado segundo o peso do paciente. O halo pequeno (tamanho 1) é indicado para recém-nascidos com menos de 1.000 gramas, o médio (tamanho 2) para aqueles de 1.000 g a 3.600 g, enquanto o halo grande (tamanho 3) é usado em pacientes com mais de 3.600 g.

Por ser um equipamento de fácil manuseio e de baixo custo, seu uso tornou-se rotineiro. Entretanto, existem algumas ressalvas como a necessidade de um adequado posicionamento do paciente dentro do halo e deste no interior da incubadora, para que receba a concentração de oxigênio prevista. Caso o neonato não esteja bem posicionado, a inalação de oxigênio fica prejudicada. A visualização da face do bebê também fica prejudicada, especialmente com o aumento da umidificação, sendo importante a monitorização por oximetria de pulso e observação frequente.

Outra desvantagem é a exposição do RN aos ruídos, uma vez que o alto fluxo de gases utilizados e a condensação da umidificação disseminam e amplificam o som com altos decibéis de forma muito próxima ao bebê. Também há um aumento do risco de infecção pela constante umidificação, que pode formar um meio de cultura para a colonização fúngica e bacteriana. Além disso, há risco de acúmulo de CO_2, caso o halo não tenha saída expiratória suficiente, levando a quadros de acidose.

Este método é indicado para neonatos respirando espontaneamente, mas que requerem uma concentração de oxigênio de até 60% com desconforto respiratório leve a moderado; que apresentem hipoxemia sem hipercapnia (acúmulo de CO_2); em desmame do CPAP. O correto posicionamento do RN em halo está demonstrado na Figura 11.4.

Os materiais utilizados para instalação do halo são: fonte de oxigênio e gás comprimido; um fluxômetro para oxigênio e um para ar comprimido; um copo umidificador; três intermediários de silicone estéreis; uma conexão em "Y"; uma cúpula de acrílico transparente. O oxigênio e o ar comprimido se misturam para fornecer a FiO_2 ideal (Quadro 11.1).

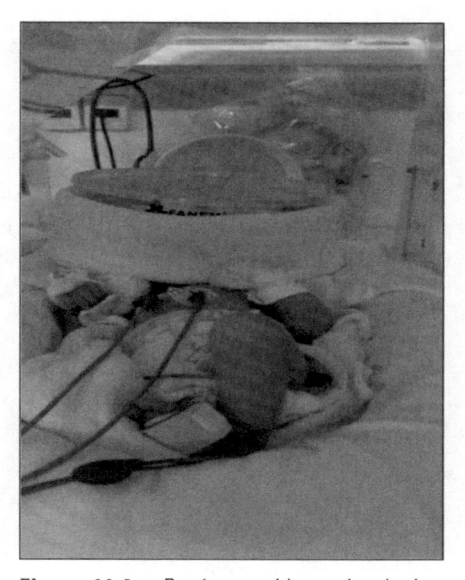

Figura 11.4 – *Recém-nascido em incubadora recebendo oxigenoterapia por halo.*
Fonte: Acervo da UTI neonatal – Centro de Atenção Integral à Saúde da Mulher (CAISM), Unicamp.

Quadro 11.1 Fluxo de gases necessários para o fornecimento de FiO$_2$ adequado em halo						
FiO$_2$ %	8 litros/min		15 litros/min		30 litros/min	
	O$_2$	Ar	O$_2$	Ar	O$_2$	Ar
30	1	7	2	13	4	26
40	2	6	4	11	7	23
50	3	5	6	9	10	20
60	4	4	7	8	15	15
70	5	3	9	6	19	11
80	6	2	11	4	23	7
90	7	1	13	2	26	4
100	8	-	15	-	30	-

Durante a utilização do halo, a equipe de enfermagem deve:

✓ Posicionar o halo gentilmente em torno da cabeça do RN, atentando para não pressionar os ombros e pescoço, pode-se envolver o halo com tecido macio, para acolchoá-lo;

✓ Certificar-se de que o sistema se encontra bem ajustado para evitar vazamentos;

✓ Proceder à limpeza diária do halo com detergente neutro a 1%, trocar o frasco umidificador, os intermediários e o adaptador "Y" a cada 72 horas;

✓ Trocar a água do nebulizador a cada 24 horas ou se necessário (não completar);

✓ Manter a água do umidificador no nível indicado;

✓ Supervisionar umidificação e aquecimento da mistura (em torno de 36° C, com o posicionamento do botão entre os valores 4 e 6);

✓ Observar hipotermia quando o RN não estiver em incubadora;

✓ Monitorar a saturação de O$_2$ por meio do oxímetro, rodiziando seu posicionamento a cada duas horas;

✓ Evitar a retirada do halo e manipulações desnecessárias e manter as vias aéreas pérvias. O enfermeiro deve realizar ausculta pulmonar e avaliar o padrão respiratório, a cada plantão e sempre que necessário, bem como acompanhar resultados de gasometria.

CPAP por pronga nasal

O CPAP por pronga nasal é uma técnica utilizada por meio de dispositivo nasal com o objetivo de manter uma pressão positiva contínua nas vias aéreas (Figura 11.5). Essa técnica é indicada para os recém-nascidos e lactentes com Síndrome do Desconforto Respiratório, Taquipneia Transitória do RN (TTRN), apneia da prematuridade, Síndrome de Aspiração Meconial; Displasia Broncopulmonar; Edema pulmonar; suporte respiratório e pós-extubação; traqueomalácia; paralisia diafragmática; na sala de parto em RN com menos de 1.000 g.

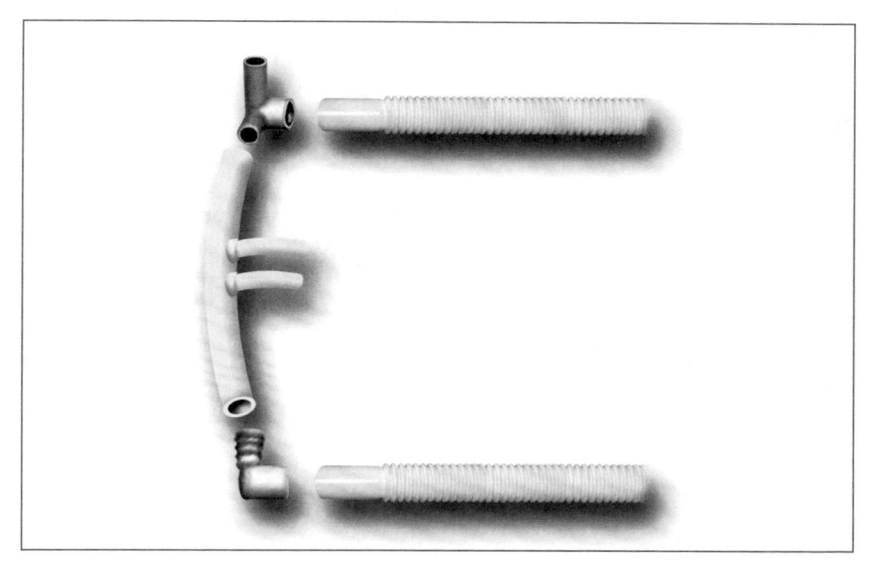

Figura 11.5 – *Pronga nasal e cotovelos para o sistema de CPAP.*

O tratamento foi apresentado em 1971, por George A. Gregory e equipe, através de um tubo intratraqueal e capacete. Foi introduzida em neonatologia, em 1973, por John Kattwinkel e colegas, que apresentaram um novo dispositivo menos invasivo de fornecimento de CPAP, por via nasal.

Os efeitos fisiológicos pulmonares da CPAP incluem o aumento da capacidade residual funcional (CRF) e do volume de gás torácico, o que se dá pela reversão de áreas de atelectasia e aumento da superfície alveolar disponível para a realização de trocas gasosas, com consequente diminuição do *shunt* intrapulmonar e melhora da ventilação alveolar. Essa técnica também: previne atelectasias em áreas de instabilidade alveolar, levando à preservação do sistema surfactante e aumentando a capacidade funcional; aumenta o calibre de vias aéreas de acordo com suas complacências, promovendo redução da resistência e incremento da ventilação em áreas parcialmente obstruídas; regulariza a respiração e diminui o trabalho respiratório; diminui a frequência respiratória e a ventilação-minuto. Assim, a utilização da CPAP resulta em redução do trabalho respiratório e incremento das trocas gasosas, com consequente elevação da PaO_2 e diminuição da $PaCO_2$.

O uso do CPAP por pronga nasal tem sido considerado de fácil aplicação e manuseio, fornecendo pressão constante que evita o colabamento alveolar. Contudo, a pressão é diminuída quando a pronga se desloca das narinas, sendo um papel imprescindível da equipe a confirmação do seu posicionamento adequado. O CPAP por tubo orotraqueal é indicado quando há obstrução de vias aéreas ou o RN não mantém saturação por pronga nasal. O tamanho da pronga nasal está relacionado ao peso do RN (Tabela 11.2).

Tabela 11.2
Tamanho da pronga de acordo com o peso do RN

Peso	Nº da pronga
< 700 g	0
700 – 1.000 g	1
1.000 – 2.000 g	2
2.000 – 3.000 g	3
> 3.000 g	4

O uso do CPAP é contraindicado nos casos de hérnia diafragmática congênita, defeitos de face e palato, aumento da pressão intracraniana, atresia de esôfago e pneumotórax não drenado.

Quando utilizado erroneamente, pode causar: pneumotórax (ar no espaço pleural, por ruptura das membranas que revestem os pulmões), distensão gástrica; lesões nasais; rotação da cabeça; obstrução nasal, por secreções ou aplicações impróprias da CPAP; enfisema intersticial; pneumediastino; diminuição do retorno venoso, quando se utiliza altas pressões expiratórias (pressão positiva reduz o fluxo cardíaco). Contudo, aderindo às recomendações de uso cuidadoso, essas complicações são minimizadas.

O sistema de CPAP nasal (Figura 11.6) consta basicamente de três componentes: uma fonte de fluxo contínuo de gases (pode ser o fluxômetro do aparelho de ventilação mecânica ou fluxômetros de parede); uma peça de conexão com o paciente (as prongas nasais) e um resistor gerador de pressão (válvula exalatória do aparelho de ventilação mecânica ou o sistema de selo d'água), além de touca; fita adesiva; placa de hidrocoloide e velcro (opcional). Em nosso serviço, não tivemos sucesso com o uso da placa de hidrocoloide.

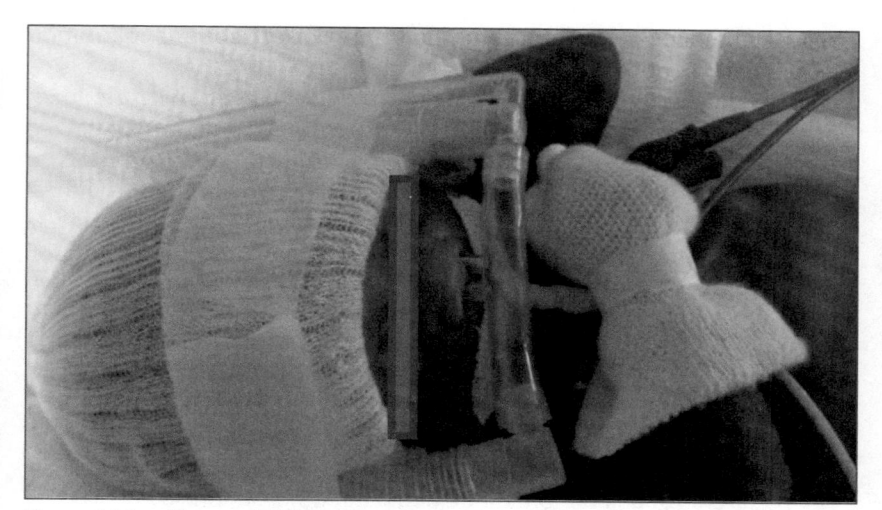

Figura 11.6 – *Sistema CPAP fixado em touca.*

Fonte: Acervo da UTI neonatal – Centro de Atenção Integral à Saúde da Mulher (CAISM), da Universidade Estadual de Campinas (Unicamp).

O CPAP pode ser conectado diretamente ao ventilador mecânico, ao BiPAP (*Bilevel Positive Airway Pressure*) ou ainda ser instalado com uma coluna d'agua.

O CPAP artesanal de selo d'água, de baixíssimo custo, utiliza dois fluxômetros de oxigênio e ar comprimido, e a FiO_2 sendo controlada pela somatória dos fluxos. A extensão expiratória é submersa em frasco com água estéril a 7 cm de altura, promovendo a PEEP (Pressão Positiva no final da Expiração). Cada centímetro corresponde a uma pressão atmosférica. Esse modelo foi o primeiro a ser apresentado por Gregory e equipe.

Os parâmetros para a utilização do CPAP são: FiO_2 para manter a saturação entre 88% a 94%; PEEP entre 4-6 cm de água e fluxo inicial de 6 litros/minuto.

Cuidados de enfermagem durante o uso do CPAP são:

✓ Explicar o procedimento para os pais;

✓ Montar e conectar o circuito com técnica asséptica, utilizando máscara e luvas estéreis;

✓ Colocar água estéril no umidificador;

✓ Ajustar os alarmes;

✓ Higienizar as narinas com hastes flexíveis embebidas em solução fisiológica (SF) 0,9%, se necessário, e inserir as prongas com a curvatura para baixo;

✓ Manipulação mínima do RN, agrupando cuidados e mantendo o maior conforto possível;

✓ Manter RN sobre colchão e forro macios;

✓ Mudar decúbito e proteger proeminências ósseas, se necessário;

✓ Promover o enfaixamento parcial suave das mãos quando a criança permanecer acordada, para prevenir o deslocamento da pronga;

✓ Minimizar ruídos removendo a água condensada das extensões e atendendo aos alarmes prontamente;

✓ Realizar avaliação da dor utilizando escalas objetivas, bem como medicando conforme prescrição;

✓ Posicionar a touca adequadamente, evitando que as traqueias pressionem a cabeça do RN, fixando-as na touca, acima das sobrancelhas, e não na pele do paciente;

✓ Utilizar prongas de tamanho adequado, de preferência de silicone;

✓ Manter o RN em decúbito dorsal e elevado a 30°, com coxim na região subescapular e cabeça na região mediana do corpo com apoios laterais, evitando lesões do nariz e oscilações frequentes na pressão;

✓ Atentar para que as prongas nasais ocluam completamente as narinas, sem as repuxar, mas em continuidade com as mesmas;

✓ Trocar as prongas a cada 72 horas, evitando o acúmulo de secreções; pode-se higienizá-las, diariamente;

✓ Manter a região nasal seca e protegida com placa de hidrocoloide (para prevenir lesões de pele);

✓ Realizar aspiração de vias aéreas apenas após avaliação da necessidade (queda da saturação periférica de O_2, dispneia, roncos pulmonares), evitando aspirações de rotina;

✓ Quando necessária, a aspiração deve ser rápida e suave evitando tosse, regurgitação e aumento da pressão intracraniana. Retirar prongas para aspirar narinas, se necessário, recolocando-as imediatamente. De preferência, evitar a aspiração das narinas devido ao risco de lesão e aumento da resposta inflamatória local, com edema;

✓ Manter narinas umidificadas com soro fisiológico 0,9%, instilando 0,5 mL em cada narina ou umedecê-las com haste embebida em soro;

✓ Comprimir a ponta do nariz e observar se as aletas nasais estão assimétricas (sinal de deslocamento do septo);

✓ Oferecer oxigênio sempre úmido e aquecido;

✓ Trocar as tubulações a cada sete dias ou quando necessário;

✓ Quando em uso de CPAP, optar por sonda gástrica oral n.º 8 ou 10, de modo a não causar limitações ao tratamento;

✓ Evitar a distensão do estômago mantendo sonda orogástrica aberta. Caso o RN não esteja em jejum, abrir a sonda uma hora após a infusão da dieta, deixando-a em posição vertical, até o próximo uso;

✓ Mensurar a circunferência abdominal e comparar com a medida anterior.

Ventilação mecânica

Em situações em que a insuficiência respiratória do neonato não pode ser resolvida com oxigenoterapia suplementar ou com CPAP, é necessário um suporte ventilatório que possibilite, por meio de alterações de pressão e de volume, atuar diretamente na ventilação e melhora das trocas gasosas. Esse suporte se dá através de uma cânula endotraqueal e com o uso de um ventilador mecânico (Figura 11.7).

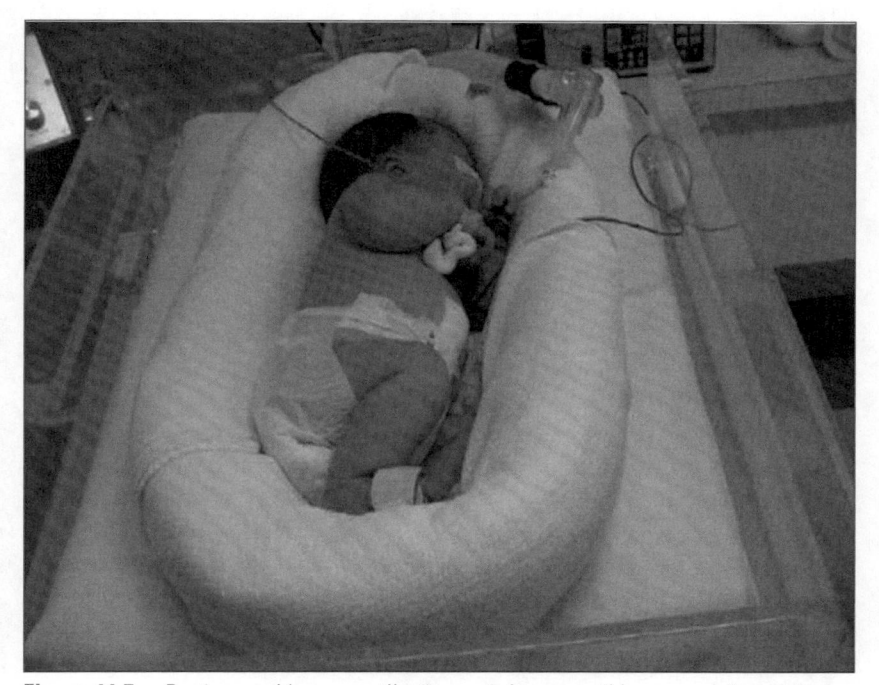

Figura 11.7 – *Recém-nascido em ventilação mecânica e mantido em posição aninhada.*
Fonte: Acervo da UTI neonatal – Centro de Atenção Integral à Saúde da Mulher (CAISM), da Universidade Estadual de Campinas (Unicamp).

A introdução e o aperfeiçoamento da ventilação pulmonar mecânica aumentaram a sobrevida dos neonatos, mas, paralelamente, elevou a incidência de sequelas, como a doença pulmonar crônica.

A utilização de ventilação mecânica (VM) é determinada pela equipe médica e de fisioterapia, com a intubação orotraqueal, auxiliada pela equipe de enfermagem.

As cânulas traqueais possuem diâmetro interno uniforme, sem balonete (*cuff*) para insuflação, graduadas a cada centímetro, com linha radiopaca e marcador de corda vocal. Variam em calibre, de acordo com os seguintes critérios: 20 a 28 semanas de IG ou peso abaixo de 1.000 g, cânula com diâmetro interno de 2,5 mm; entre 28 e 34 semanas de IG ou peso de 1.000 a 2.000 g, cânulas de 3,0 mm; entre 34 e 38 semanas de IG ou peso entre 2.000 g e 3.000 g, utilizam-se cânulas de 3,5 mm; com 38 semanas de IG ou mais ou peso acima de 3.000 g, cânulas de 3,5-4,0 mm.

Outros equipamentos utilizados para o procedimento devem estar testados previamente e disponíveis: laringoscópio; lâminas retas 0 e 1; balão autoinflável, com válvula de escape e capacidade de 250 mL, para prematuros, e de 500-750 mL, para outros bebês; e adesivos para fixação.

Os ventiladores mecânicos utilizados em neonatologia podem ser de dois tipos: convencionais ou de alta frequência. Os ventiladores neonatais convencionais são normalmente de fluxo contínuo, ciclados a tempo e limitados à pressão. Ventiladores atuais podem oferecer sistemas de fluxo sincronizados ou fluxo por demanda.

O estabelecimento do modo ventilatório e alteração dos parâmetros do ventilador mecânico são de responsabilidade do médico, que se baseia em uma série de fatores como a avaliação do grau de insuficiência respiratória, doença pulmonar preexistente, valores de oximetria de pulso e gasometria, apneias recorrentes, uso de surfactante, complacência pulmonar e a resistência das vias aéreas, de acordo com o peso e idade gestacional do RN.

No modo de ventilação mandatória intermitente (IMV), são estabelecidos: a frequência respiratória, a relação entre tempo inspiratório (TI) e tempo expiratório (TE), o pico de pressão inspiratória (PIP), a PEEP, o fluxo dos gases e a FiO_2.

Outro modo também utilizado é a ventilação mandatória intermitente sincronizada (SIMV), em que é possível sincronizar a respiração espontânea, ou esforço inspiratório do RN, com o ciclo respiratório do ventilador. Esse modo ventilatório diminui o desconforto e a agitação do RN, reduz o risco do aumento da pressão sanguínea e da pressão intracraniana e oferece melhor troca gasosa. Para a utilização desta modalidade é necessário que o aparelho possua microprocessadores e transdutores sofisticados para detectar a alteração da pressão no esôfago ou a movimentação torácica relacionada ao esforço inspiratório, mesmo que mínimo, e deflagrar o ciclo respiratório no aparelho.

Os cuidados de enfermagem relacionados à ventilação mecânica incluem:

✓ Esclarecer os pais sobre os equipamentos conectados ao filho;

✓ Após o controle radiológico, fixar o tubo com adesivo reforçado, certificando-se que o número indicador esteja ao nível dos lábios (em geral, entre 7 cm e 10 cm);

✓ Monitorização cardíaca e oximetria de pulso, com alarmes ajustados e acionados; atentando ao rodizio da fixação do sensor de O_2;

✓ Conscientizar a equipe sobre a necessidade de manter o ambiente calmo, silencioso e com baixa luminosidade;

✓ Manter decúbito a 30°;

✓ Avaliação periódica dos ruídos respiratórios, expansibilidade e simetria torácica;

✓ Aspiração da cânula traqueal, quando necessário, anotando aspecto e volume da secreção aspirada;

✓ Manutenção da fixação adequada da cânula traqueal;

✓ Avaliação de dor e desconforto do RN, a cada controle dos sinais vitais; medicando conforme prescrição;

✓ Agrupar cuidados e evitar manipulações desnecessárias;

✓ Monitorar nível de consciência e sedação contínua;

✓ Manter o RN sobre colchão e forro macios;

✓ Mudar o decúbito a cada 2-4 horas; mantendo o RN, sempre que possível, aninhado;

✓ Realizar higiene oral, a cada plantão, com uso de hastes flexíveis embebidas em solução antisséptica padronizada, como clorexidina 0,12% e complexo enzimático à base de lactoperoxidase;

✓ Verificar e anotar parâmetros do ventilador, a cada hora;

✓ Observar os níveis de CO_2 no capnógrafo, se instalado;

✓ Trocar a água do umidificador aquecido a cada 24 horas;

✓ Retirar a água condensada do circuito, sempre que necessário;

✓ Trocar circuito do ventilador a cada sete dias.

A ventilação de alta-frequência (VAF) tem o objetivo de favorecer as trocas gasosas em RN gravemente enfermos sem elevar a pressão inspiratória, o que diminui o risco de lesão pulmonar por barotrauma.

Essa modalidade ventilatória utiliza pequenos volumes (menor que o espaço morto dos pulmões) e frequências respiratórias extremamente altas, permitindo a obtenção do volume minuto adequado, mas com baixa pressão inspiratória (Figura 11.8).

Seu uso é indicado em casos de pneumotórax, pneumomediastino, enfisema pulmonar, hipertensão pulmonar persistente, pneumonia grave, síndrome da hipoplasia pulmonar e outras situações em que a falência respiratória grave exige parâmetros altos na ventilação convencional que não obtém resultado satisfatório na troca gasosa.

Existem dois tipos de VAF: em jatos e oscilatória. A VAF em jatos permite frequências de 60-600 rpm. A oscilatória, 300-3.000 rpm. A principal diferença entre as duas modalidades está no período expiratório: na VAF em jatos a expiração ocorre de maneira passiva, já na VAF oscilatória tanto a inspiração quanto a expiração ocorrem de forma ativa.

Toda a equipe deve estar atenta para as complicações agudas mais frequentes na ventilação mecânica, que segundo a AHA (*American Heart Association*), são: Deslocamento da cânula, Obstrução da cânula, Pneumotórax, Equipamento com falha (DOPE).

Outras opções de ventilação pulmonar

Outras modalidades avançadas de ventilação incluem a utilização de óxido nítrico e membrana de oxigenação extracorpórea.

O óxido nítrico (NO), potente vasodilatador seletivo pulmonar é uma molécula gasosa altamente difusível, de densidade semelhante ao do ar, incolor, com odor picante e com uma meia-vida curta, podendo ser benéfico ou potencialmente tóxico, conforme a concentração e a depuração tecidual. Foi descoberto na década de 1980, por Robert Furchgott e John V. Zawadski, quando avaliavam os efeitos das drogas vasoativas.

Quando inalado, aumenta o fluxo sanguíneo pulmonar sem alterar a resistência vascular da circulação sistêmica.

A oferta de NO gasoso é feita através de um dispositivo acoplado à via inspiratória do circuito do ventilador mecânico (Figura 11.9). Sua administração exige monitorização específica e o desmame deve ser planejado logo no início da terapia, por se tratar de uma droga que pode causar muitas reações adversas, pois produz substâncias tóxicas na presença do oxigênio, sendo oxidado em dióxido de nitrogênio (gás avermelhado). Em presença de solução aquosa, é convertido em ácido nítrico e nitroso. Seu excesso leva a formação de radicais livres, tornando-o citotóxico, o que leva a efeitos adversos, como: metemoglobinemia (alta afinidade do gás pela hemoglobina), carcinogênese, teratogênese e alteração na agregação plaquetária.

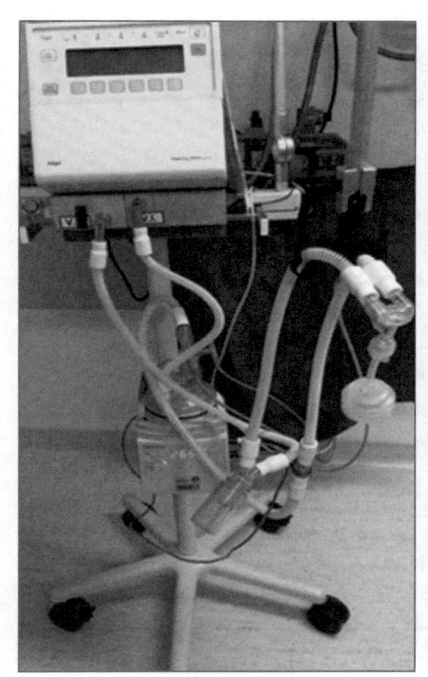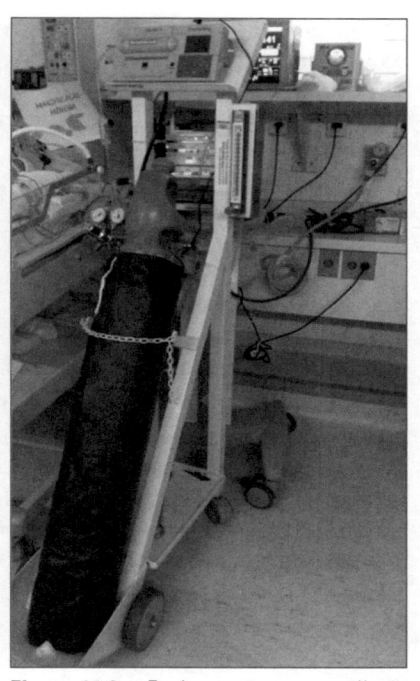

Figura 11.8 – *Equipamento para ventilação de alta frequência.*

Fonte: Acervo da UTI neonatal – Centro de Atenção Integral à Saúde da Mulher (CAISM), da Universidade Estadual de Campinas (Unicamp).

Figura 11.9 – *Equipamento para ventilação com óxido nítrico.*

Fonte: Acervo da UTI neonatal – Centro de Atenção Integral à Saúde da Mulher (CAISM), da Universidade Estadual de Campinas (Unicamp).

Seu uso é indicado para o tratamento da Hipertensão Pulmonar Persistente (HPP) em RN com IG maior que 34 semanas e peso superior a 1.500 g e representou um verdadeiro avanço no tratamento, desde a descrição da síndrome em 1969. Na vida intrauterina, a pressão da circulação pulmonar é maior que a circulação sistêmica; no momento do nascimento essas pressões deveriam inverter-se com a distensão pulmonar, porém, em alguns casos, esse evento não ocorre, persistindo o padrão fetal.

A hipertensão pulmonar pode estar associada à síndrome de aspiração de mecônio, pneumonia, sepse, pneumotórax, hérnia diafragmática e cardiopatia congênita.

A Comissão Americana de Segurança de Trabalho considera o nível acima 25 ppm (partes por milhão) perigoso para a exposição humana. Acima de 518 ppm, causa danos ao epitélio alveolar. A exposição por seis horas ou mais causa edema pulmonar.

Os cuidados gerais ao RN em uso de NO são semelhantes aos da ventilação mecânica. Além dos já descritos, o enfermeiro e equipe devem: posicionar o RN e auxiliar o médico e fisioterapeuta na instalação dos equipamentos; observar as regras de segurança durante a terapêutica e instruir a equipe; manter o circuito próximo ao tubo intratraqueal; checar a utilização de ar umidificado; monitorar pressão arterial (PA), eletrocardiograma e oximetria, especialmente no início da terapia; observar e comunicar sinais sugestivos de sangramento cerebral (irritabilidade, hipotonia, queda da hemoglobina) e sangramento em outros sistemas; observar e registrar a dose de NO no monitor; atentar para oscilação da temperatura corporal e PA; acompanhar resultados de gasometria e meta-hemoglobina (até 3%).

A membrana de oxigenação extracorpórea (ECMO) é um dispositivo que realiza a troca gasosa por meio de um desvio venoarterial. O sangue venoso é retirado do RN, passa por um sistema de bombeamento e é direcionado ao oxigenador, onde são realizadas as trocas gasosas. Em seguida é aquecido e devolvido ao sistema circulatório através da artéria femoral ou carótida (Figura 11.10).

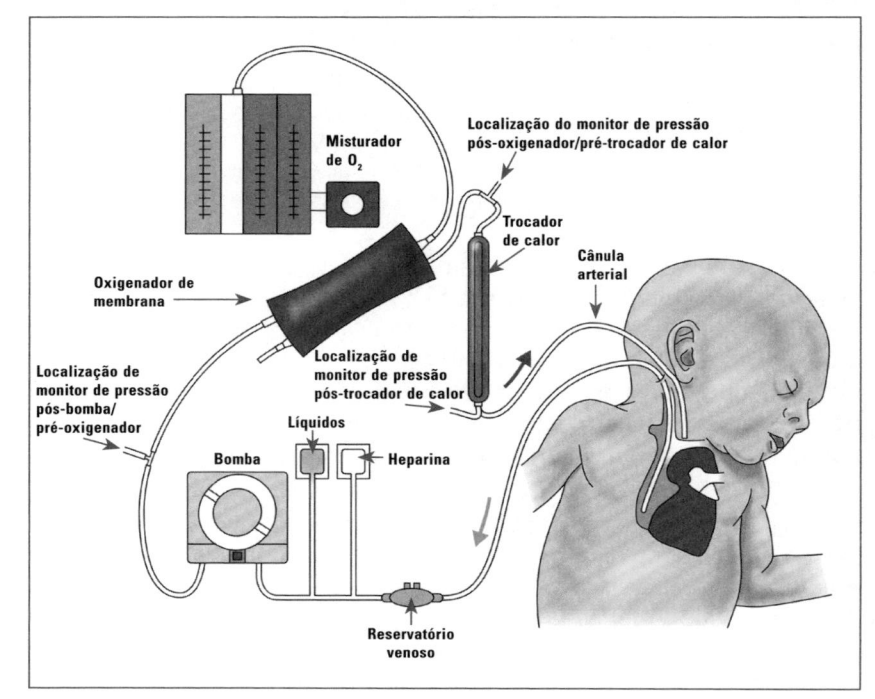

Figura 11.10 – *Sistema de ventilação por membrana de oxigenação extracorpórea.*

O método está indicado em casos de falência respiratória grave, não responsiva à ventilação convencional e tratamento farmacológico. Por estar relacionado a diversos riscos, tais como infecção, hemorragia, formação de coágulos, acidente vascular cerebral e convulsões, a ECMO é normalmente utilizada após tentativa sem sucesso de terapêutica com VAF e NO.

Assistência de Enfermagem em oxigenoterapia

Os cuidados de enfermagem ao RN em uso de oxigenoterapia requerem avaliação constante do enfermeiro. A identificação de diagnósticos de enfermagem (DE), da NANDA (*North American Nursing Diagnosis Association*) Internacional ou se usando outras classificações, direciona o planejamento da assistência de Enfermagem. Assim, no RN submetido à oxigenoterapia, em suas diferentes modalidades, é possível destacar os diagnósticos e respectivas intervenções relacionados no Quadro 11.2.

Quadro 11.2 Diagnósticos e intervenções de enfermagem ao neonato em uso de oxigenoterapia	
Diagnóstico de enfermagem/fenômeno de enfermagem	*Intervenções*
Risco de comportamento desorganizado do bebê	• Avaliar dor e agitação, discutindo as necessidades do RN com a equipe médica • Contenção elástica por meio do ninho e facilitação da flexão dos membros • Agrupar cuidados para evitar manipulação excessiva • Promover a presença dos pais e o contato pele a pele
Padrão respiratório ineficaz	• Atentar para estabilização e manutenção da temperatura corporal dentro dos parâmetros normais para favorecer oxigenação • Garantir aporte hídrico e nutricional • Monitorizar frequência, ritmo, expansibilidade e simetria dos movimentos respiratórios • Observar e comunicar gemência, uso de musculatura acessória e batimento de asa de nariz • Auscultar sons pulmonares • Manter RN preferencialmente em decúbito dorsal, com coxins subescapulares, ou em decúbito ventral sob monitorização

Continua...

Quadro 11.2
Diagnósticos e intervenções de enfermagem ao neonato
em uso de oxigenoterapia – continuação

Diagnóstico de enfermagem/fenômeno de enfermagem	Intervenções
Desobstrução ineficaz de vias aéreas	• Avaliar presença de secreção em via aérea • Auscultar murmúrios vesiculares e investigar presença de roncos e estertores; • Realizar higiene nasal com solução fisiológica 0,9% a cada 6 horas ou mais, se necessário • Aspirar vias aéreas superiores somente quando necessário • Aspirar cânula traqueal somente quando necessário, em dupla de profissionais • Manter RN com cabeça alinhada com o corpo, evitando flexões do pescoço
Troca gasosa prejudicada	• Checar o funcionamento adequado da fonte de oxigênio e ar comprimido, bem como seus fluxômetros • Verificar e anotar parâmetros do ventilador mecânico, identificando mudanças no padrão respiratório e relacionando-as com alterações nos parâmetros ventilatórios • Avaliar conexão dos circuitos e extensões • Avaliar sincronismo com ventilador mecânico • Monitorizar valores de oximetria de pulso e frequência cardíaca • Assegurar correto funcionamento dos alarmes do oxímetro de pulso e ventilador mecânico • Observar e comunicar presença de cianose • Manter correto posicionamento e fixação do dispositivo utilizado para oferta de oxigênio (cateter, halo, pronga, tubo traqueal) • Avaliar e discutir com equipe médica presença de dor e desconforto.
Risco de infecção	• Lavagem das mãos e realização de procedimentos com técnica asséptica • Atentar aos sinais de infecção e mudanças bruscas na condição clínica • Utilizar somente circuito e extensores estéreis • Trocar circuito do ventilador a cada 7 dias • Trocar água de copo umidificador a cada 24 horas • Assegurar procedimento estéril durante aspiração de cânula traqueal, preferencialmente realizado por uma dupla de profissionais e com sistema de aspiração fechado • Realizar limpeza da extensão do aspirador com água destilada estéril após término do procedimento • Retirar água do circuito, acumulada pelo processo de condensação, a cada 4 horas ou quando necessário

Continua...

Quadro 11.2 Diagnósticos e intervenções de enfermagem ao neonato em uso de oxigenoterapia – continuação	
Diagnóstico de enfermagem/fenômeno de enfermagem	*Intervenções*
Risco de integridade da pele prejudicada/ integridade da pele prejudicada	• Usar o mínimo de adesivos possíveis • Proteger a pele do RN com placa de hidrocoloide antes da fixação de adesivos • Manter oxigenoterapia aquecida (em torno de 36 ºC) e umidificada • Massagear narinas • Evitar tração ou compressão de partes do corpo • Rodiziar sensor de oxímetro a cada 3 ou 4 horas • Realizar mudança de decúbito a cada 3 ou 4 horas • Trocar/retirar fixação adesiva da cânula traqueal ou cateter nasal com o auxílio de soluções removedoras próprias para a pele do RN

A oxigenoterapia invasiva, com o uso de tubos e equipamentos, pode se apresentar bastante assustadora para os pais e ser fonte de estresse para a equipe que assiste ao RN. Assim, é imprescindível oferecer informações à família sobre os cuidados e a finalidade das intervenções, esclarecendo outras dúvidas manifestadas e promover oportunidades de discussão sobre as estratégias para alívio do sofrimento tanto da família quanto dos profissionais que cuidam do recém-nascido.

Referências

1. Adde FV, Alvarez AE, Barbisan BN, Guimarães BR. Recomendações para oxigenoterapia domiciliar prolongada em crianças e adolescentes. J Pediatr. 2013; 89(1):6-17.

2. Alexandra C et al. A randomised crossover trial of clinical algorithm for oxygen saturation targeting in preterm infants with frequent desaturation episodes. Neonatology. 2015;107:130-6.

3. Barbosa AL, Cardoso MVLML. Alterações nos parâmetros fisiológicos dos recém-nascidos sob oxigenoterapia na coleta de gasometria. Acta Paul Enferm. 2014; 27(4):367-72.

4. Borges JP. Monitorização da oximetria de pulso em recém-nascidos: atuação do enfermeiro nas unidades neonatais. REAS [Internet]. 2013; 2(3):106-14.

5. Carvalho WB, Johnston C. Efeitos da ventilação não invasiva com pressão positiva no edema agudo de pulmão cardiogênico. Rev Assoc Med Bras. 2006; 52 (4):193.

6. Dochterman JM, Bulechek GM. Classificação das intervenções de enfermagem (NIC). 4ª. ed. Porto Alegre: Artmed; 2008.

7. Fraser D, Diehl-Jones W. Assisted Ventilation. In: Verklan MT, Walden M. Core curriculum for neonatal intensive care nursing. 5ª. ed. St Louis: Elsevier Saunders; 2015. p.487-511

8. Freitas SS, Pinto AR, Garcia DB, Souza ABG. Cuidados ao RN em uso de oxigenoterapia e óxido nítrico. In: Souza ABG. UTI Neonatal: cuidados ao RN de médio e alto risco. São Paulo: Atheneu; 2015. p 319-35

9. Furchgott RF, Zawadzki JV. The obligatory role of endothelial cells in the relaxation of arterial smooth muscle by acetylcholine. Nature. 1980; 288:373-76.

10. Gilbert C, Fielder A, Gordillo L, Quinn G, Semiglia R, Visintin P, Zin A; International NO-ROP Group. Characteristics of infants with severe retinopathy of prematurity in countries with low, moderate, and high levels of development: implications for screening programs. Pediatrics. 2005;115(5): e518-25.

11. Gregory GA, Kitterman JA, Phibbs RH, Tooley WH, Hamilton WK. Treatment of idiopathic respiratory-distress syndrome with continuous positive airway pressure. N Eng J Med. 1971; 284: 1333-40.

12. Kliegman RM, Behrman RE, Jenson HB, Stanton BF. Nelson textbook of pediatrics. 19th ed. Philadelphia: Elsevier Saunders; 2010.

13. Marcondes E. Pediatria Básica. 9ª. ed. São Paulo: Sarvier; 2003. p 428-43.

14. Hutchings F, Hilliard TN, Davis PJ. Heated humidified high-flow nasal cannula therapy in children. Archives of Disease in Childhood. 2015; 100(6):571-5.

15. McCoskey L. Nursing Care Guidelines for prevention of nasal breakdown in neonates receiving nasal CPAP. Adv Neonatal Care. 2008 Apr;8(2):116-24.

16. Michael S et al. Nurse-to-patient ratios and neonatal outcomes: a brief systematic review. Neonatology. 2013; 104:179-83.

17. Ministério da Saúde (Brasil), Secretaria de Atenção à Saúde, Departamento de Ações Programáticas Estratégicas. Atenção à saúde do recém-nascido: guia para os profissionais de saúde / Ministério da Saúde, Secretaria de Atenção à Saúde, Departamento de Ações Programáticas Estratégicas. 2ª. ed. Brasília: Ministério da Saúde; 2012. v. 3.

18. NANDA International. Diagnósticos de enfermagem da NANDA: definições e classificações 2015-2017/NANDA International. Porto Alegre: Artmed; 2015.

19. Saugstad OD, Aune D: Optimal oxygenation of extremely low birth weight infants: a metaanalysis and systematic review of the oxygen saturation target studies. Neonatology. 2014; 105:55–63.

20. Sola A, Chow L, Rogido M. Retinopathy of prematurity and oxygen therapy: a changing relationship. An Pediatr. 2005; 62(1):48-63.

21. Soler VM, Sampaio R, Gomes MR. Gasometria arterial-evidências para o cuidado de enfermagem. Cuidarte. 2012; 6(2):78-85.

22. Tamez RN. Enfermagem na UTI Neonatal. 5ª. ed. Rio de Janeiro: Guanabara Koogan, 2013. p 152-87

23. Thomas WJ et al. Oxygen saturation in premature infants at risk for threshold retinopathy of prematurity. Eur J Ophthalmol. 2011;21:189-93.

24. Zapata J, Gomez JJ, Araque Campo R, Matiz Rubio A, Sola A. A randomised controlled trial of an automated oxygen delivery algorithm for preterm neonates receiving supplemental oxygen without mechanical ventilation. Acta Paediatr. 2014;103:928-33.

CAPÍTULO 12

Cuidados com o Recém-nascido em Fototerapia

Aspásia Basile Gesteira Souza

A hiperbilirrubinemia é uma das alterações mais frequentes do período neonatal.

Estima-se que 60% a 80% dos recém-nascidos desenvolvam níveis séricos de bilirrubina superiores a 5 mg/dL e apresentem icterícia, seu principal sinal clínico.

A produção da bilirrubina se inicia a partir da 24.ª semana de gestação. A via de excreção da bilirrubina fetal é a placenta, que transporta a substância para a circulação da gestante, sendo conjugada pelo fígado materno.

A bilirrubina é proveniente, em grande parte, da hemólise, que ocorre de forma natural ou como consequência de alguma alteração. A hiperbilirrubinemia resulta da quantidade elevada de bilirrubina no sangue. No recém-nascido (RN), para cada grama de hemácia hemolisada serão produzidos aproximadamente 35 mg de bilirrubina. Seu acúmulo caracteriza-se pela icterícia, definida como coloração amarelada da pele e mucosas. A icterícia pode estar presente em outras situações que não se originam na hiperbilirrubinemia, como na colestase neonatal, devido a atresia das vias biliares.

Quando não tratados, os casos tornam-se graves, levando o bebê a doença neurológica, como a encefalopatia bilirrubínica, que evolui para sérios danos cerebrais crônicos por impregnação.

São sinônimos de encefalopatia bilirrubínica: "síndrome de kernicterus", "encefalopatia de kernicterus", "encefalopatia hiperbilirrubínica" e "icterícia nuclear".

A elevada mortalidade e morbidade neurológica relacionada à encefalopatia bilirrubínica justifica o interesse por essa grave doença, ainda nos dias atuais.

A bilirrubina é um pigmento amarelado, que se acumula nos tecidos, especialmente no sistema nervoso central, quando não excretada. Sua patogênese e mecanismos de toxicidade ainda não são totalmente conhecidos.

O dano neurológico da encefalopatia bilirrubínica é irreversível e a sua incidência vem crescendo, em todo o mundo. Pode resultar em quatro alterações que classicamente compõem os quadros crônicos: paralisia cerebral, com componente atetoide grave; surdez neurossensorial; paresia vertical do olhar e displasia dentária. A criança pode evoluir, também, com deficiência mental de diferentes graus, coreoatetose (grave distúrbio do movimento) e comprometimento da fala, todos decorrentes de lesões em estruturas cerebrais que são identificadas na ressonância magnética, meses após o nascimento. Importante frisar que não há níveis seguros de bilirrubina sérica para delimitar um maior ou menor risco, pois outras variáveis interferem na evolução da doença.

Os sinais da encefalopatia por hiperbilirrubinemia são divididos em três fases: I – com hipotonia e dificuldade para sucção/alimentação; II - com hipertonia, opistótono e retrocolo (desvio do pescoço-para trás); e III - com hipotonia, coma, crises convulsivas, apneia, aumentando o risco de morte.

A icterícia neonatal é conhecida desde os estudos de Hipócrates (460-370 a. C.). A primeira descrição da alteração deu-se em 1473, por Bartolomeu Metlinger. Jean Baptiste Thimotee Baumes, em 1785, publicou um relato sobre dez pacientes portadores de icterícia neonatal, e Jaques Hervieux constatou que a icterícia apresentava-se clinicamente de forma semelhante, com progressão no sentido cefalopodálico, e que o pigmento amarelo também podia ser encontrado no cérebro, após necropsiar 44 crianças. Em meados de 1913, Arvo Ylppo relacionou a icterícia neonatal com a imaturidade hepática.

O termo *kernicterus*, que se refere aos achados patológicos da impregnação de áreas cerebrais por bilirrubina indireta, foi introduzido por Christian Schmort, em 1903, após apresentar os resultados de 120 necropsias de crianças com icterícia neonatal, fazendo referência à alteração encontrada na região dos núcleos da base (*kern*). As áreas mais intensamente afetadas são, além desses núcleos, os corpos geniculados, o hipocampo, o vermis do cerebelo e o núcleo dentado, o tronco cerebral, destacando-se os núcleos oculomotor, coclear e vestibular.

A deposição de bilirrubina indireta (BI), descrita adiante, na medula espinhal pode ser observada com certa frequência.

Em curto prazo, ocorre a destruição e a alteração funcional daquelas estruturas, de forma parcial ou completa, levando à estagnação e deterioração cognitiva e motora da criança.

Diversas causas contribuem para o aparecimento da icterícia no RN, sejam elas ligadas a mãe, ao neonato ou ao ambiente. As variações laboratoriais também podem interferir na avaliação do recém-nascido ictérico.

O recém-nascido de termo (RNT) com icterícia apresenta um pico entre o 3.º e o 4.º dias de vida, e, aproximadamente 11% deles necessitarão de tratamento com fototerapia. Já o RN pré-termo (RNPT) requer observação rigorosa, pois a elevação da bilirrubina ocorre de forma mais tardia, entre o 5.º e o 7.º dias, e 25% a 26% dos bebês receberão a fototerapia.

O diagnóstico laboratorial é feito por meio da dosagem de bilirrubina total e frações; determinação de grupo sanguíneo e Rh materno e do RN; teste de Coombs direto, realizado com amostra de sangue do RN e que permite identificar a presença de anticorpos fixados na membrana dos eritrócitos; determinação do hematócrito e contagem de reticulócitos.

A escolha da terapêutica dependerá do nível sérico da bilirrubina, presença de incompatibilidade sanguínea materno-fetal, peso, idade cronológica (em horas de vida), comorbidades associadas, tipo de icterícia e idade gestacional ao nascer.

Basicamente, as intervenções para reduzir a hiperbilirrubinemia são compostas por: medidas gerais; fototerapia em diferentes modalidades; exsanguineotransfusão (EST, ou transfusão de substituição); uso de drogas adjuvantes, capazes de acelerar o metabolismo e a excreção da bilirrubina, tais como: metaloporfirinas inibidoras da heme-oxigenase, fenobarbital e imunoglobulina intravenosa.

A prevenção da encefalopatia engloba diversas ações desde a assistência pré-natal às gestantes Rh (D) negativo, até o acompanhamento da icterícia, após a alta hospitalar.

As medidas gerais compreendem o estímulo à amamentação precoce e em livre demanda; evitar e tratar fatores agravantes como hipoglicemia, infecção, hipóxia, hipotermia e outras causas que levam a quadros de acidose.

A fototerapia, abordada nesse capítulo é o tratamento mais utilizado, por ser um método não invasivo e de alto impacto na diminuição dos níveis de bilirrubinas plasmáticas, e não há restrições quanto à imaturidade do RN, a presença ou não de hemólise ou ao grau de pigmentação cutânea.

Já a exsanguineotransfusão é o tratamento de escolha quando a fototerapia for ineficaz, ou quando os níveis apresentam-se perigosamente elevados para a idade gestacional e tempo de vida do neonato; o procedimento é realizado pela equipe médica.

Tratamentos caseiros à base de chás, banhos com ervas (tipo picão) ou telha vermelha devem ser desestimulados e a família orientada.

A bilirrubina é o principal produto da degradação natural de proteínas que contenham a porção heme no sistema reticuloendotelial. Aproximadamente 75% da bilirrubina são provenientes da destruição das hemácias (principal fonte de "heme", responsável por levar oxigênio até as células) e o restante da hemoglobina ligada à eritropoiese (formação de glóbulos vermelhos) inefetiva da medula óssea, por outras proteínas portadoras de heme existentes no corpo e pela presença de heme livre.

A hemoglobina é metabolizada no baço e no sistema reticuloendotelial, sendo degradada em porção heme e porção globina. O anel heme é aberto, produzindo ferro livre e biliverdina, que é reduzida para bilirrubina, por meio da ação da enzima biliverdina redutase. A porção globina, proteica, será reutilizada pelo organismo.

O transporte da bilirrubina ocorre pela ligação à albumina sérica, na forma não conjugada ou bilirrubina indireta. É transportada pelo sistema porta até o fígado, onde penetra no hepatócito por dois mecanismos distintos: difusão passiva e endocitose.

Uma vez no hepatócito, a bilirrubina desliga-se da albumina e se liga à ligandina (proteína Y), para o seu transporte até o retículo endoplasmático liso, cuja principal função é a desintoxicação orgânica, onde a bilirrubina não conjugada ou indireta é transformada em bilirrubina conjugada ou direta (BD), pela ação da enzima uridina difosfato glicuronil-transferase (UDPG-T).

A bilirrubina direta é hidrossolúvel, o que facilita seu transporte até a membrana celular. Na face oposta aos sinusoides e próxima aos canalículos biliares, a BD então é excretada no trato intestinal, onde é metabolizada pelas bactérias da flora intestinal, formando o estercobilinogênio, excretado nas fezes quase totalmente; uma pequena porção é reabsorvida e, eventualmente, reexcretada na bile, por meio da circulação entero-hepática. Outra pequena quantidade é excretada pelos rins, na forma de urobilinogênio.

O acúmulo de BD no organismo traz menos riscos, pois ela já se encontra conjugada.

Os valores de referência são: BD=0,3 mg/dL e BI=1 mg/dL.

O sinal icterícia surge quando o nível sérico de bilirrubina indireta for maior que 1,3 mg/dL ou o da bilirrubina direta for maior que 1,5 mg/dL, desde que esses valores representem mais de 10% do valor da bilirrubina total circulante. Na maioria das vezes, a icterícia torna-se visível quando a bilirrubina total atinge 5 mg/dL.

A icterícia neonatal é classificada segundo a causa e a época do seu aparecimento:

✓ Icterícia fisiológica;

✓ Icterícia patológica;

✓ Icterícia associada à amamentação (IAA);

✓ Icterícia do leite materno (ILM).

A icterícia fisiológica do RN é um evento comum, devido ao aumento do número de eritrócitos por quilo de peso; ao menor tempo de sobrevida dos eritrócitos, que em média perduram por menos de 90 dias no feto e nos primeiros meses de vida; a menor conjugação da BI, por atividade reduzida da UDPG-T; e a menor excreção hepática da bilirrubina, entre outros. Tem início, geralmente, entre 48-72 horas de vida, com pico médio de 6 mg/dL entre o 3.º e 5.º dias, diminuindo a seguir, sem tratamento. O nível de BI não ultrapassa 12-13 mg/dL. No RNPT, o aumento da bilirrubina indireta ocorre no final da primeira semana e prolonga-se por muitos dias, sem regressão do quadro. Os níveis podem atingir 15 mg/dL.

A icterícia patológica surge antes das primeiras 24 horas de vida, requer tratamento com fototerapia e/ou exsanguineotransfusão; os níveis séricos de bilirrubina total são superiores a 12-15 mg/dL e aumentam perigosamente em cerca de 0,5 mg/dL/hora. O RN apresenta vômitos, letargia, perda de peso, baixa ingestão oral e diminuição na sucção, apneia, taquipneia e instabilidade de temperatura, além de a duração exceder aos oito dias.

São causas da icterícia patológica:

✓ Incompatibilidade no sistema ABO, menos comum, presente quando, geralmente, a mãe é do tipo O e o RN, A ou B;

✓ Incompatibilidade no sistema Rh, mais comum, quando a mãe é Rh negativo e o RN, Rh positivo, quando não houve tratamento na gestação anterior com imunoglobulinas IgG anti-D;

✓ Infecções;

✓ Deficiências enzimáticas congênitas, como a deficiência de glicose-6-fosfato desidrogenase (G6PD), que atua como antioxidante, estabilizando a membrana da hemácia; sua ausência leva à hemólise precoce;

✓ Hematomas extensos;

✓ Policitemia, presente em etnias como índios americanos e povos da região do Mediterrâneo (portugueses, gregos, italianos e espanhóis);

✓ Pré-termo tardio (idade gestacional entre 34 e 37 semanas, incompletas);

✓ Hipotireoidismo congênito;

✓ Variabilidade genética da UDPG-T, uma das causas mais importantes.

A amamentação pode induzir à hiperbilirrubinemia e icterícia (IAA) devido a dificuldades no processo de amamentar, com consequente desidratação e aumento da circulação êntero-hepática levando à sobrecarga de bilirrubina ao hepatócito.

Já o leite materno (ILM) pode agir como modificador de genótipos associados à deficiência na captação e conjugação da bilirrubina, pois níveis elevados de uma enzima presente no leite, a beta-glucuronidase, causa uma maior absorção da bilirrubina intestinal, bloqueando sua excreção. A melhora do quadro após a descontinuação momentânea da amamentação confirma o diagnóstico, mas essa interrupção não é recomendada pela maioria dos especialistas.

O aumento gradual da bilirrubina circulante leva à diminuição da sucção, hipoatividade, hepatoesplenomegalia, anemia, anasarca e distúrbios neurológicos, como mencionado.

Os fatores que devem ser investigados no período perinatal e que podem favorecer os casos de hiperbilirrubinemia são:

✓ Icterícia precoce (desenvolvimento antes das primeiras 24 horas de vida);

✓ Mãe Rh negativo ou tipo O;

✓ Idade gestacional próxima do termo;

✓ Irmão que apresentou icterícia ou necessitou de fototerapia;

✓ Céfalo-hematoma e outros hematomas significativos;

✓ Aleitamento materno exclusivo, porém insuficiente, pela intensificação da circulação entero-hepática, com o RN apresentando perda excessiva de peso;

✓ RN macrossômico ou filho de mãe diabética; RN pequeno para a IG – PIG (vide Capítulo 2: *Avaliação da Idade Gestacional e Classificação do Recém-nascido*);

✓ Idade materna maior do que 25 anos;

✓ RN do sexo masculino;

✓ RN portador de deficiência da G6PD.

A icterícia é o principal sinal clínico a ser pesquisado no exame físico, e sugere a elevação da bilirrubina sanguínea. Níveis prejudiciais ao sistema nervoso estão associados quando a icterícia alcança a região abaixo das coxas.

Pode-se detectar o sinal comprimindo-se a pele para observar sua cor e a dos tecidos subcutâneos.

A avaliação clínica é subjetiva, assim, pode haver discordância entre os graus da icterícia detectados pelos membros da equipe e destes com a correlação dos níveis sanguíneos de BI, pois a sua detecção visual depende da experiência do profissional e da pigmentação da pele do recém-nascido, que é subestimada em ambientes com muita luminosidade e prejudicada em locais com pouca luz. Dessa forma, recomenda-se a dosagem rotineira da bilirrubina sérica (dado objetivo), nos casos suspeitos.

Entretanto, para evitar coletas frequentes de sangue do RN e triar os recém-nascidos ictéricos, foram desenvolvidos aparelhos capazes de medir a bilirrubina transcutânea através do princípio de refletância espectrofotométrica. A medição é realizada na região frontal ou esternal, havendo necessidade de confirmação por dosagem sérica quando o valor aferido pelo aparelho for igual ou superior a 13 mg/dL.

Em 1969, o dr. Lloyd I. Kramer elaborou uma classificação didática da icterícia, dividindo a superfície corporal em cinco zonas (zonas de Kramer) e correlacionando cada uma a determinado nível de bilirrubina direta (Figura 12.1).

> *Avaliar a cor da pele sob a luz natural*

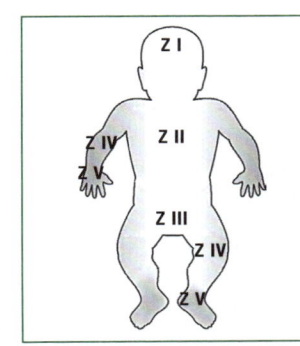

Zona I – icterícia em cabeca e pescoco, BI sérica até 5 mg/dL;
Zona II – icterícia ZI até o coto umbilical, BI sérica entre 5 e 12 mg/dL;
Zona III – icterícia até as coxas, BI sérica entre 8 e 16 mg/dL;
Zona IV – icterícia até as pernas e braços, BI sérica entre 10 e 18 mg/dL;
Zona V – icterícia generalizada, incluindo região palmar e plantar.

Figura 12.1 – *Avaliação da intensidade da icterícia: Zonas de Kramer.*

O diagnóstico e o tratamento precoce da hiperbilirrubinemia neonatal são importantes na prevenção do *kernicterus*.

> Acompanhar resultados de bilirrubina sérica total

Fototerapia

A utilização da luz como método para reduzir a icterícia foi descoberta em 1956, pela enfermeira inglesa *sister* Jean Ward, que observou diferença na cor da pele entre os recém-nascidos expostos diretamente à luz solar e os nãos expostos.

A indicação para a fototerapia baseia-se na dosagem de bilirrubina sérica total (BST) e na idade pós-natal, em horas, de acordo com um nomograma específico.

O teste sérico é recomendado para todo neonato ictérico. Níveis acima dos estabelecidos (5 mg ou mais) indicam EST.

A bilirrubina absorve luz na região de 400 nm a 500 nm (nanômetros), que, quando emitida, penetra na epiderme e atinge o tecido subcutâneo. Dessa forma, a bilirrubina que se encontra depositada próxima a superfície da pele (até 2 mm) será irradiada e reduzida por meio de dois mecanismos: a fotoisomerização e a foto-oxidação.

Uma vez irradiada pela luz, a molécula de bilirrubina da origem a dois tipos de isômeros: o geométrico, ou configuracional, e o estrutural, ou lumirrubina.

O isômero geométrico forma-se rapidamente e a reação é reversível. Já a formação do isômero estrutural, ou lumirrubina é uma reação irreversível; a molécula resultante e solúvel em água e rapidamente excretada pela bile e urina, sem necessidade de conjugação.

O outro mecanismo de redução da bilirrubina é a foto-oxidação, na qual uma pequena parte da molécula de bilirrubina sofre processo de oxidação e é excretada na urina.

Os neonatos prematuros são submetidos à fototerapia com níveis de bilirrubina mais baixos, de acordo com seu peso, idade gestacional e avaliação clínica. Assim, por exemplo, um RN com peso < 1.000 g receberá o tratamento se BT = 4 mg/dL; de 1.000 g a 1.500 g, se BT = 6 mg/dL; 1.500 g a 2.000 g, se BT = 8 mg/dL.

Apesar de a bilirrubina absorver luz naquele comprimento de onda, as mais eficientes são aquelas que se aproximam do pico máximo, situado entre 450 nm e 460 nm, cujo espectro luminoso visível está na faixa azul anil, ou "azul puro". Assim, luzes azuis especiais, com espectro próximo a 425-475 nm são as mais eficientes. As luzes brancas frias, com espectro entre 550 nm e 600 nm e variância entre 380 nm e 700 nm, também são adequadas para o tratamento.

Já a efetividade da terapêutica depende do tipo de lâmpada utilizada na fototerapia; do comprimento da onda luminosa e sua intensidade (radiância); da área de superfície corporal exposta; da distância em relação à pele do RN; e da concentração inicial da bilirrubina sérica.

Com base em experimentos conduzidos no final da década de 1970, sugere-se que a menor dose de irradiância capaz de produzir a redução da bilirrubina seria de 4 $\mu W/cm^2/nm$ (microwatts/nanômetro/10^{-9} metros).

Alguns efeitos colaterais esperados durante a fototerapia são: aumento da perda hídrica insensível; exantema maculopapular; aumento no peristaltismo, alterando a consistência das fezes, para amolecidas; erupções cutâneas; hipertermia; bronzeamento; hipocalcemia; deficiência de riboflavina (vitamina B2); irritação na pele; ressecamento ocular e possível lesão na córnea e na retina; persistência do canal arterial (nos prematuros de muito baixo peso).

De acordo com o tipo de aparelho, a fototerapia e classificada em:

✓ Baixa intensidade de luz: fototerapia convencional, com seis lâmpadas brancas fluorescentes; inferior a 6 $\mu W/cm^2/nm$;

✓ Média intensidade de luz: fototerapia com lâmpadas fluorescentes brancas e azuis; de 6-12 $\mu W/cm^2/nm$. Fototerapia entre 8-10 $\mu W/cm^2/nm$ são consideradas convencionais (*standart*).

✓ Alta intensidade de luz: fototerapia com lâmpada ou manta halógena, emissora de diodo ou outra entre 12-40 $\mu W/cm^2/nm$. Níveis acima disso não têm ação significativa e quando acima de 60 $\mu W/cm^2/nm$ podem provocar efeitos adversos.

Diversos aparelhos e lâmpadas são utilizados para implantação do tratamento. Entretanto, a maioria desses possui tecnologia ultrapassada e vem sendo substituídos nas unidades neonatais. Os tipos de fototerapia e equipamentos utilizados estão relacionados a seguir.

> *Interromper a fototerapia somente para as mamadas*

Fototerapia convencional por lâmpadas fluorescentes brancas

Composta por seis a oito tubos fluorescentes brancos (*day light*), com 20 W. A irradiância emitida com a fonte de luz posicionada muito acima de 30 cm do RN é menor do que os 4 $\mu W/cm^2/nm$ recomendados. Quando a 20 cm de distância, a irradiância chega a 8-12 $\mu W/cm^2/nm$. Assim, alguns cuidados devem ser observados para melhorar a eficácia: equipar os aparelhos com um número adequado de lâmpadas fluorescentes; verificar a energia liberada, periodicamente, com fotodosímetros; substituir as lâmpadas sempre que a irradiância se encontrar abaixo do mínimo eficaz; posicionar o bebê desnudo a cerca de 30 cm de distância (entre 20 cm e 50 cm); substituir duas ou três lâmpadas brancas centrais por azuis.

Apresenta como vantagem iluminar grande parte da superfície corporal do neonato posicionado em berço ou incubadora.

Fototerapia com lâmpadas fluorescentes azuis, importadas (special blue)

Produz queda mais rápida e acentuada dos níveis séricos de bilirrubina do que a obtida com luz fluorescente branca, com faixa de onda compreendida entre 400 nm e 490 nm. Sua irradiância está acima de 30 μW/cm^2/nm. Entretanto, pode apresentar efeitos adversos na equipe, como náuseas, cefaleia e tontura, além de modificar a cor da pele do RN, dificultando a avaliação de cianose.

Fototerapia por lâmpadas halógenas

Emprega lâmpadas halógenas (aparelho tipo Bilispot®) para gerar energia radiante que, após filtragem adequada contra as irradiações infravermelha e ultravioleta é projetada como um facho luminoso sobre o recém-nascido (spot ou holofotes) ou conduzida por meio de um feixe de fibras óticas até um difusor em contato com a pele (mantas ópticas).

Na forma de holofote, a luz é emitida como um foco de 20 cm de diâmetro e que produz um aumento de calor em torno de 40%. Assim, para evitar aquecimento deve-se mantê-la a 50 cm de distância da pele; pode ser usada em berços de calor radiante ou outro. Dispor o aparelho de forma perpendicular. A irradiância varia entre 18 μW/cm^2/nm e 25 μW/cm^2/nm no ponto central do foco.

É mais eficaz do que a fototerapia convencional no tratamento de recém-nascidos ictéricos menores, com peso inferior a 2.500 g, pois o halo luminoso formado, de alta intensidade, atinge uma grande área corporal. Em recém-nascidos com peso superior a 2.500 g é necessário utilizar dois equipamentos, dispostos de tal maneira que os halos se tangenciem, aumentando a superfície corporal iluminada.

Fototerapia com lâmpada fluorescente refletora

Originalmente, foi criada em 1999, pelo pediatra Manoel de Carvalho e colaboradores, sendo aperfeiçoada ao longo do tempo. Com cinco a sete lâmpadas posicionadas em berço de acrílico e filme refletor nas laterais e na cúpula superior, esse "berço" possibilita que o RN receba luz por todos os lados, aumentando a irradiância e a superfície corporal exposta à luz. O neonato é colocado sobre um colchão de silicone transparente. A irradiância é em torno de 19 $\mu W/cm^2/nm$, mas ultrapassa a 30 $\mu W/cm^2/nm$, se as lâmpadas brancas forem substituídas por azuis especiais. É indicada para neonatos maiores e pode-se retirar o refletor superior para acoplar uma fototerapia de outro tipo, otimizando o tratamento. O modelo vem sendo substituído por similar, com luz emitida por lâmpadas de diode.

Fototerapia por fibra ótica

É uma fototerapia de contato, na qual o recém-nascido é colocado em cima de um colchão luminoso macio, de silicone. Utiliza uma única lâmpada de halogênio-tungstênio, através de um cabo de fibra ótica, que emite luz azul de alta irradiância. O RN fica em contato direto com o colchão, que mede 13×10 cm. O Biliblanket® possui um sistema de filtros que permite apenas a passagem de luz na faixa compreendida entre 400-500 nm.

A irradiância emitida se situa entre 35 $\mu W/cm^2/nm$ e 60 $\mu W/cm^2/nm$. A eficácia é prejudicada pela pequena superfície corporal exposta à luz e, principalmente, pela mobilidade do RN, sendo mais eficaz em neonatos prematuros, devido à superfície corporal e por eles serem menos ativos. É utilizado como coadjuvante em fototerapia dupla, quando o recém-nascido permanece no aparelho enquanto recebe outra fototerapia superior, simultaneamente.

Fototerapia por LED (*Light Emitting Diode*)

A luz com emissão de iodo é uma fonte luminosa com espectro de emissão muito curto.

As lâmpadas LED são extremamente pequenas, com dimensão de 5 mm de diâmetro, pesando 3 mg e são agrupadas em placas que contêm 100, 200 ou 300 unidades, que podem ser posicionadas diretamente em contato com o paciente ou a distâncias variáveis, entre 10 e 30 cm, como comprovado pelo Dr. Jeffrey Maisels, um dos maiores especialistas no assunto. Quando em contato direto com o paciente, a irradiância atinge valores superiores a 200 μW.

Em 2004, foi idealizado um aparelho de tecnologia nacional, o Bilitron® (Figura 12.2), composto por cinco cápsulas Super-LED®, controladas por tecnologia microprocessada e agrupadas em uma pequena caixa com 11 cm de largura, 23 cm de comprimento e 5 cm de altura. Foi o primeiro equipamento desse tipo, no mundo. A irradiância atinge valores superiores a 100 µW/cm²/nm.

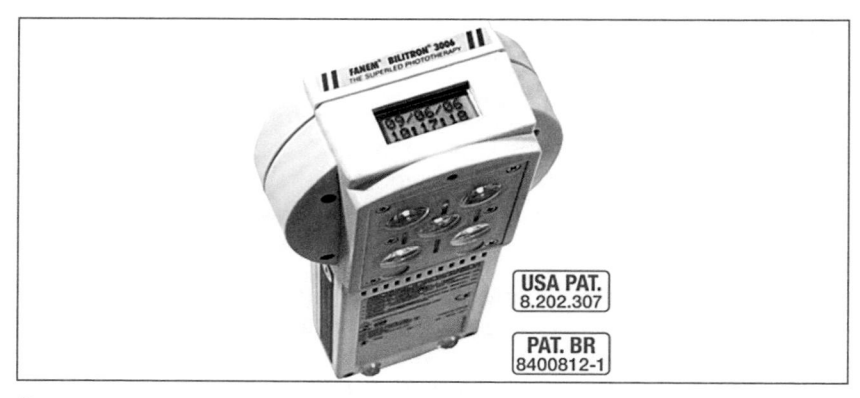

Figura 12.2 – *Fototerapia por SUPER-LED® – Bilitron®*
Fonte: Catálogo de produtos FANEM® equipamentos médicos, 2015, com permissão.

O equipamento e suas derivações, como a versão em berço estão entre as melhores opções para o tratamento da hiperbilirrubinemia em fototerapia, e foi eleito, em 2010, pela Organização Mundial da Saúde (OMS) como uma das tecnologias inovadoras na saúde, chegando a reduzir o tempo da terapia em 40%.

A fototerapia com LED é mais eficaz do que as demais no tratamento da hiperbilirrubinemia de recém-nascidos prematuros. A irradiância e o tipo do espectro luminoso emitido podem ser fatores determinantes dessa melhor eficácia, além de a durabilidade da LED ser dez vezes maior que a da lâmpada halógena. Não emite luz infravermelha nem ultravioleta, e, dessa forma, não causa queimaduras nem manchas ou bronzeamento, respectivamente.

As alterações provocadas pela fototerapia devem ser prevenidas e detectadas precocemente pela equipe de enfermagem, que monitora a criança continuamente, com vistas a proporcionar segurança e eficácia no tratamento. Pode ocorrer efeito rebote após o término da terapia, com aumento dos níveis de bilirrubina. Essa possibilidade indica a permanência do neonato para acompanhamento, por algumas horas.

A assistência ao RN submetido à fototerapia é prescrita pelo médico e o monitoramento realizado pela equipe de enfermagem sob supervisão do enfermeiro, que se baseia nos diagnósticos de enfermagem identificados, como os da taxonomia da Associação Norte-americana dos Diagnósticos de Enfermagem (Nanda Internacional), 2015-2017, a saber: risco de icterícia neonatal e icterícia neonatal, relacionada a sinais e sintomas devido à hiperbilirrubinemia; amamentação interrompida, relacionada ao tratamento e doença da criança; risco de desequilíbrio na temperatura corporal, relacionado à fototerapia; risco de desequilíbrio do volume de líquidos deficiente, relacionado aos efeitos colaterais de fototerapia; percepção sensorial perturbada, relacionada a estímulos ambientais excessivos, como a claridade da fototerapia; risco de desequilíbrio eletrolítico, relacionado à diarreia provocada pelo tratamento em fototerapia.

O RN estável receberá a fototerapia no alojamento conjunto e a família orientada e supervisionada para garantir a adesão ao tratamento.

São cuidados importantes ao RN submetido à fototerapia:

✓ Registrar o início do tratamento e os períodos mais prolongados de interrupções;

✓ Orientar pais e familiares sobre o tratamento e a necessidade de manter o RN sob a luz, o maior tempo possível;

✓ Checar número de lâmpadas, funcionamento e limpeza do equipamento;

✓ Observar a presença de placa de acrílico protetora, quando for o caso;

✓ Manter o RN despido ou com fralda aberta;

✓ Posicionar o equipamento a 20-30 cm de distância do RN, exceto se houver uso de lâmpada halógena ou outra tecnologia que permita o aquecimento (nesse caso manter distância de 50 cm);

✓ Manter uma compressa dobrada sobre os genitais de meninos (procedimento controverso), se for rotina da unidade;

✓ Manter uma proteção ocular opaca, de preferência na cor preta (Figura 12.3);

✓ Retirar a proteção ocular para amamentação e banho, promovendo o contato visual com os pais, por até 30 minutos;

✓ Fechar olhos do RN antes de colocar a proteção ocular, para prevenir ressecamento e atrito na córnea;

✓ Preferir protetor ocular com velcro para fixação, evitando improvisação com fita adesiva na pele;

✓ Trocar o protetor ocular após o banho;

✓ Realizar higiene ocular, a cada plantão, com soro fisiológico estéril (do canto interno para o externo);

> *Observar a adesão da família ao tratamento, no alojamento*

✓ Observar e reportar a presença de hiperemia e secreção ocular, a cada plantão;

✓ Diminuir a luz ambiente, antes de retirar o protetor ocular, para evitar o desconforto;

✓ Observar o posicionamento do protetor ocular, para não ocluir as narinas;

✓ Pesar o RN diariamente;

✓ Aumentar a hidratação por meio da amamentação ou oferta de leite materno, preferencialmente, para compensar perdas insensíveis devido ao aquecimento (lâmpadas fluorescentes ou halógenas);

✓ Estimular o contato entre o RN e os pais (banho, trocas, amamentação, toque);

✓ Avaliar sinais de boa hidratação: mucosas úmidas, fontanela bregmática (anterior) plana, normotensa e presença de urina, pelo menos uma vez no plantão;

✓ Anotar o débito urinário, pesando a fralda ou mensurando o conteúdo do saco coletor adesivo, colocado nos genitais;

✓ Comunicar a equipe médica se houver oligúria ou outro sinal de hipo-hidratação;

✓ Estimular o aleitamento materno em livre demanda, para repor a perda hídrica e favorecer o peristaltismo (desde que a hiperbilirrubinemia não seja do tipo "leite materno");

✓ Manter o decúbito elevado a 30°, se não houver contraindicação;

✓ Verificar a irradiância (dose de energia luminosa) e funcionamento das lâmpadas uma vez ao dia, no mínimo, com radiômetro, ao nível do tórax ou colchão, ou ainda mensurá-la em quatro pontos e ao centro (traçar um retângulo imaginário de 30x60 cm), e calculando uma média desses cinco pontos;

✓ Trocar o aparelho se a dose de irradiância for menor do que $4\mu W/cm^2/nm$, sendo preferível que se mantenha acima de 8 $\mu W/cm^2/nm$;

✓ Realizar o controle de temperatura a intervalos de duas a quatro horas, para identificar hipo ou hipertemia, especialmente se utilizar fototerapia com tecnologia ultrapassada, tipo lâmpada fluorescente ou halógenas, de procedência não certificada;

✓ Mudar o decúbito a cada duas horas, evitando o decúbito ventral se o RN não estiver monitorado (posição associada ao risco de morte súbita);

✓ Observar, registrar e comunicar as alterações na pele;

✓ Proibir o uso de substâncias oleosas, loções ou bálsamos, se fototerapia por lâmpadas fluorescentes ou halógenas comuns, sem filtro para raios UV;

✓ Coletar amostra de sangue para acompanhamento do nível de bilirrubina, conforme pedido médico; envolver a seringa ou tubo com sangue em papel alumínio para evitar o contato com a luz e a degradação da bilirrubina;

✓ Colocar tecido branco abaixo e ao redor do RN (aumenta a ação refletora da luz);

✓ Confirmar a necessidade de hidratação suplementar por via enteral;

✓ Aconselhar a equipe a utilizar protetor solar em mãos e rosto, de acordo com a luz utilizada;

✓ Preferir o uso sobre incubadora (aumenta a filtração dos raios ultravioleta);

✓ Observar o aumento das evacuações e manter o períneo limpo e seco (usar somente água morna);

✓ Observar reações adversas como: *rash* cutâneo, contratura muscular e priapismo, nos meninos.

✓ Proteger da luz azul todas as soluções parenterais com aminoácidos, vitaminas ou lipídeos bem como equipos e extensões, pois a mesma reduz a quantidade de triptofano, metionina e histidina das soluções, e origina hidroperóxidos de triglicérides citotóxicos por oxidação dos ácidos graxos.

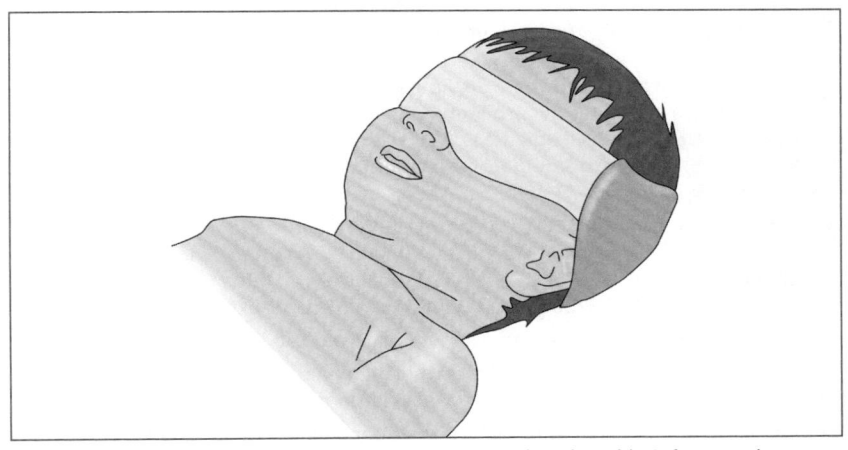

Figura 12.3 – *Proteção ocular opaca, em recém-nascido submetido à fototerapia.*

O RN com IG ≥ 35 semanas, que atingiu 2.000 g, sem icterícia, ou icterícia somente em face (zona I de Kramer), em boas condições clínicas, com bilirrubina sérica total ≤ 8 mg/dL e sucção efetiva receberá alta médica. A família deve ser orientada a retornar para avaliação ambulatorial da icterícia em 48-72 horas após e a agendar consulta de rotina com o pediatra.

Manter o neonato em observação, após o término do tratamento, a fim de identificar sinais de uma evolução insatisfatória ("efeito rebote"), evitando a reinternação.

Referências

1. Agati G, Fusi F. New trends in photobiology (review). Recent advances in bilirubin photophysics. J Photochem Photobiol B. 1990;7:1-14.

2. Almeida MFB, Nader PJH, Draque CM. Icterícia neonatal. In: Lopez FA, Campos JR (Eds). Tratado de Pediatria. 2ª ed. São Paulo: Manole, 2010. p. 1515-26.

3. American Academy of Pediatrics. Management of hyperbilirubinemia in the newborn infant 35 or more weeks of gestation. Pediatrics. 2004 [acesso 10 jul 2015];114(1):297-316. Disponível em:http://pediatrics.aappublications.org/content/114/1/297.full

4. Bastos F, Segre CAM, Britto JAA. Estudo preliminar sobre a abordagem ao tratamento da icterícia neonatal em maternidades do município de São Paulo, Brasil. Einstein (São Paulo). 2007 [acesso 20 set 2016];5(1):56-62. Disponível em: http:// apps.einstein.br/revista/index.asp?SPREEdic=11&Flag_Edit=1#

5. Bhering CA, et al. Práticas e Procedimentos em Neonatologia: Rotinas do Instituto Fernandes Figueira - Fiocruz. Rio de Janeiro: Revinter; 2011. p.115-38.

6. Bhutani VK, Johnson L. Prevenção de hiperbilirrubinemia neonatal grave nos lactentes saudáveis com 35 ou mais semanas de gestação: Implantação de uma abordagem sistemática. J Pediat. 2007 [acesso 10 jul 2015];83(4):289-93. Disponível em: http://www.scielo.br/scielo.php?pid=S0021-75572007000500001&script=sci_arttext

7. Bhutani VK. The Committee on Fetus and Newborn. Phototherapy to prevent severe neonatal hyperbilirubinemia in the newborn infant 35 or more weeks of gestation. Pediatrics. 2011 [acesso 10 jul 2015];128(4):1046 -52. Disponível em: http://pediatrics.aappublications.org/content/128/4/e1046. full?sid=99ad2a4c-9473-490e-ba37-b9fb9bc716df

8. Carmo SCA, Moreira MVL, Cardoso L. Enfermagem e o cuidado humanístico: proposta de intervenção para a mãe do neonato sob fototerapia. Cienc Enferm. 2006 [acesso 10 jul 2015];12(1):73-81. Disponível em: http://www.scielo.cl/scielo. php?pid=S0717955320060 0100008&script=sci_arttext

9. Carvalho GM. Enfermagem em Obstetrícia. 3ª ed. São Paulo: EPU; 2007. p. 231-4.

10. Carvalho M de, Lopes JMA. Fototerapia simples versus dupla no tratamento da hiperbilirrubinemia em recém-nascidos de risco. J Pediatr.1996;72:151-4.

11. Carvalho M de. Tratamento da icterícia neonatal: o estado da arte. In: Moreira MEL, Lopes JMA, Carvalho M de (Orgs). O recém-nascido de alto risco: teoria

e prática do cuidar. Rio de Janeiro: Fiocruz; 2004 [acesso 10 jul 2015]: 317-44. Disponível em: http://books.scielo.org/id/wcgvd/pdf/moreira-9788575412374-14.pdf

12. Colvero AP, Colvero MO, Fiori RM. Módulo de Ensino Fototerapia. Sci Med. 2005;15(2):125-32.

13. Dennery PA, Seidman DS, Stevenson DK. Neonatal hyperbilirubinemia. N Engl J Med. 2001;344:581-90.

14. Diniz EMA, Albiero AL, Ceccon MEJ, Vaz FAC. Uso de sangue, hemocomponentes e hemoderivados no recém-nascido. J Pediatr (Rio J.). 2001;77(Supl.1):s104-14.

15. Draque CM. Icterícia Neonatal. UNA-SUS. Especialização em Saúde da Família. Caso Complexo 1. Universidade Federal de São Paulo - Unifesp. 7 p. [acesso em 05 jun 2015]. Disponível em: http://www.unasus.unifesp.br/biblioteca_virtual/esf/1/ casos_complexos/Danrley/Complexo_01_Danrley_Ictericia.pdf.

16. Enk I, Abegg MP, Alves RJV, Stringhani F, Campos JF, Menezes HS et al. Icterícia como causa de internação neonatal: a experiência em um serviço terciário de Porto Alegre, RS. Rev AMRIGS. 2009 [acesso 10 set 2016];53(4):361-7. Disponível em: http://bases.bireme.br/cgi-bin/wxislind.exe/iah/ online/?IsisScript=iah/ iah.xis&src=google&base=LILACS&lang=p&nextAction=lnk& exprSearch=5669 38&indexSearch=ID

17. Facchini FP. Acompanhamento da icterícia neonatal em recém–nascidos de termo e prematuros tardios. J Pediatr (Rio J.). 2007;83(4):313-8.

18. Fanem. Fábrica de equipamentos médicos. Catálogo de produtos. 2015. [acesso 10 set 2016]. Disponível em: http://www.fanem.com.br/produtos/1/linha-neonatal

19. Fritsch A, et al. Hidropisia fetal não imune: experiência de duas décadas num hospital universitário. Rev Bras Ginecol Obstet. 2012;34(7):310-5.

20. Gomes NS, Teixeira JBA, Barrichello E. Cuidados ao recém-nascido em fototerapia: o conhecimento da equipe de enfermagem. Rev Eletrônica Enferm. 2010 [acesso 10 jul 2015];12(2):342-7. Disponível em: http://www.fen.uf g.br/revista/ v12/n2/pdf/v12n2a18.pdf

21. Hansen TWR. Pioneers in the scientific study of neonatal jaundice and kernicterus. Pediatrics. 2000;106:15.

22. Kliemann R. Hiperbilirrubinemia Neonatal. In: Souza VHS, Mozachi N. O Hospital: Manual do Ambiente Hospitalar. 3ª ed. Curitiba: Manual Real; 2009. p. 434-42.

23. Kramer LI. Advancement of dermal icterus in the jaundiced newborn. Am J Dis Child. 1969 [acesso 01 out 2016]; 118(3):454-8. Disponível em: http://archpedi. jamanetwork.com/article.aspx?articleid=503209

24. Luchesi BM, Beretta RIR, Dupas G. Conhecimento e uso de tratamentos alternativos para icterícia neonatal. Cogitare Enferm. 2010;15(3):506-12.

25. Maisels MJ. Why use homeopathic doses of phototherapy? Pediatrics. 1996;98:238-87.

26. Maisels MJ. Encefalopatia Hiperbilirubínica: Um Problema Ainda Presente. In: Alves N Fo, Trindade O Fo, Miranda LEV, Miranda SBM, editores. Clínica de Perinatologia – Neurologia Perinatal. Rio de Janeiro: MEDSI; 2002. v. 2. p. 355-66.

27. Maisels M J. Neonatal hyperbilirubinemia and kernicterus - not gone but sometimes forgotten. Early Hum Dev. 2009; 85(11):727-32.

28. Martin C, Cloherty JP. Hiperbilirrubinemia neonatal. In: Choherty JP, Eichenwald E, Stark A. Manual de neonatologia. 6ª ed. Rio de Janeiro: Guanabara Koogan; 2010. p.158-88.

29. Martins BMR, Carvalho M de, Moreira MEL, Lopes JMA. Avaliação da eficácia clínica de uma nova modalidade de fototerapia utilizando diodos emissores de luz. J Pediatr. 2007;83(3):253-8.

30. Margotto PR, Moreira ACG. Classificação do recém-nascido. In: Souza ABG. Enfermagem Neonatal: Cuidado integral ao recém-nascido. São Paulo: Martinari; 2011. p.57.

31. Ministério da Saúde (Brasil). Secretaria de Atenção à Saúde. Departamento de Ações Programáticas e Estratégicas. Atenção à saúde do recém-nascido: guia para os profissionais de saúde. Brasília-DF. 2011. v2, p.63-78. [acesso 10 jul 2015]. Disponível em: http://bvsms.saude.gov.br/bvs/publicacoes/atencao_recem_nascido_%20guia_ profissionais_saude_v2.pdf

32. North American Nursing Diagnosis Association (NANDA). Diagnósticos de Enfermagem da Nanda Internacional: definições e classificações 2015-2017. Porto Alegre: Artmed; 2015.

33. Oliveira MEO, Monticelli M, Bruggemann OM. Enfermagem Obstétrica e Neonatológica: Textos fundamentais. Florianópolis: Cidade Futura; 2006. p. 298-304.

34. Oliveira RG. Icterícia Neonatal. Blackbook: Pediatria. São Paulo: Blackbook®; 2011. p. 617-20.

35. Paula AM, Porto LC, Margotto PR. Hiperbilirrubinemia neonatal e fototerapia. In: Souza ABG. Enfermagem Neonatal: Cuidado integral ao recém-nascido. São Paulo: Martinari; 2011. p.145-67.

36. Sa CAIM, et al. Eventos adversos associados a exsanguineotransfusão na doença hemolítica perinatal: experiência de dez anos. Rev Paul Pediatr. 2009;27(2):168-72.

37. Souza ABG, Soares ML. Intervenções ao neonato com icterícia, por eritroblastose fetal. In: Souza ABG. Enfermagem em Neonatologia: temas relevantes. São Paulo: Martinari; 2010. p. 81-90.

38. Vieira AA, Lima CLMA, Carvalho M de, Moreira MEL. O uso da fototerapia em recém-nascidos: avaliação da prática clínica. Rev Bras Saude Matern Infant. 2004;4(4):359-66.

39. Vinhal RM, Cardoso TRC, Formiga CKMRF. Icterícia neonatal e Kernicterus: conhecer para prevenir. Movimenta. 2009 [acesso 10 jul 2015];2(3):93-9. Disponível em: http://www.nee.ueg.br/seer/index.php/movimenta/ article/ view File/243/222

40. Zacharias RSB, Deutsch AD. Icterícia do recém-nascido. In: Vaz FAC, et al. Pediatria: Instituto da Criança - Hospital das Clínicas. Neonatologia. Barueri: Manole; 2011. p.237-43.

Capítulo 13

Cateterização Gástrica, Enteral e Vesical em Recém-nascidos

Aspásia Basile Gesteira Souza • *Ana Raquel Medeiros Beck* • *Flávia de Souza Barbosa Dias* • *Elenice Valentim Carmona*

Alguns procedimentos invasivos podem ser necessários durante a assistência ao neonato, especialmente quando hospitalizados ou em tratamento domiciliar. Entre eles, os mais frequentes são as cateterizações de estômago, de intestino e vesical.

A cateterização do sistema digestório em recém-nascido (RN) é indicada principalmente para alimentação enteral. Outras indicações incluem administração de medicamentos, lavagem gástrica ou esvaziamento gástrico. A nutrição enteral (NE) consiste na administração de dieta líquida contendo macro e micronutrientes para atender às mais diversas necessidades nutricionais, digestivas e metabólicas. A primeira escolha para administração da NE é a via oral, no entanto prematuridade, distúrbios respiratórios, malformações congênitas ou outras situações podem impedir a utilização desta via fisiológica.

A introdução de alimentos e medicamentos por cateteres diretamente no estômago ou intestino deve ser realizada segundo rigorosos critérios de segurança, devido às inúmeras complicações decorrentes do posicionamento inadequado desses dispositivos. Os neonatos de risco são os pacientes mais sujeitos a iatrogenias, devido ao grande número de procedimentos utilizados ao longo de sua hospitalização e tratamento.

Além do acesso ao sistema digestório, pode ser necessária a cateterização vesical ou urinária, que consiste na inserção de um cateter através do meato urinário até a bexiga. Esse procedimento é amplamente utilizado pela equipe médica e de enfermagem, tendo como indicações: tratamento de processos patológicos ou cirúrgicos, controle do débito urinário, coleta de amostra não contaminada e drenagem da urina, nos casos de retenção. Entretanto, a sondagem vesical apresenta riscos importantes para complicações, como infecção e sepse, que podem ser fatais. Estudos demonstram que 20% das infecções adquiridas nos hospitais são do trato urinário, e que cerca de 80% delas estão associadas aos cateteres urinários. Assim, a assistência durante a sua introdução e manutenção deve ser criteriosa e planejada pelo enfermeiro.

Segundo a Resolução do Conselho Federal de Enfermagem (Cofen) Nº 453/2014 compete ao profissional participar da escolha da via de administração da dieta enteral e estabelecer o acesso enteral por via oro ou nasogástrica, bem como transpilórica. Outra Resolução (Cofen Nº 0450/2013) delibera que somente os enfermeiros estão autorizados para a execução deste procedimento, o que não significa que devem executá-lo sozinhos, pois qualquer ação invasiva deve ser realizada sempre com a participação de dois profissionais, como forma de garantir a segurança, bem como o atendimento das necessidades do RN. Sempre que possível, o uso de sacarose por via oral e outras manobras de conforto (vide Capítulo 5: *Avaliação e Manejo não Farmacológico da Dor no Período Neonatal*) são utilizadas antes de qualquer tipo de sondagem. Os pais também devem ser foco de cuidado, recebendo orientações e tendo a oportunidade de acompanhar ao procedimento, se o desejarem.

Sondagem gástrica

Os termos "cateterização" ou "intubação", por vezes são utilizados na literatura em substituição à "sondagem", uma vez que são definidos como inserção de cateter ou tubo por orifício corpóreo natural. Nesse capítulo os termos serão utilizados como sinônimos. Na prática clínica, o termo "sondagem" é mais utilizado para dispositivos inseridos no sistema digestório, e "cateterização", para dispositivos inseridos no sistema cardiovascular, no intuito de diferenciá-los e evitar erros em que dietas ou medicamentos orais sejam administrados em cateteres venosos, inadvertidamente.

A sonda gástrica (SG) pode ser inserida via oral ou nasal e o seu posicionamento é considerado adequado quando a sua ponta (extremidade contendo orifícios) encontra-se no corpo do estômago.

A via de escolha para inserção da sonda dependerá da avaliação individual quanto ao padrão respiratório e evolução da transição alimentar para via oral. No entanto, ainda não existe consenso na literatura sobre qual é a melhor via, já que não existem evidências científicas que apoiem a indicação de uma via em detrimento da outra.

Os recém-nascidos são respiradores nasais obrigatórios e a utilização de uma das narinas para a passagem da sonda pode parcialmente obstruir a entrada de oxigênio, comprometendo a resistência da via aérea e aumentando o esforço respiratório. Portanto, o desconforto respiratório pode ser uma contraindicação para a via nasal, naqueles pacientes. Por outro lado, a utilização da via oral para inserção da sonda pode desfavorecer o processo de aprendizagem da amamentação e, também, estimular o reflexo vagal, provocando náuseas e bradicardia; além disso, a sondagem oral dificulta o posicionamento correto da sonda gástrica, devido à movimentação constante da língua, o que facilita o seu deslocamento para a cavidade oral ou orofaringe.

As complicações relacionadas à sondagem gástrica podem acarretar problemas respiratórios ou nutricionais.

Durante a inserção da sonda, os principais riscos são: lesão ou perfuração de tecidos ou erro de percurso para a árvore brônquica, o que pode levar a sérias complicações pulmonares, inclusive causando a morte. O posicionamento incorreto da ponta da sonda, acima da junção gastroesofágica pode aumentar o risco de aspiração, por refluxo.

As alterações nutricionais ocorrem principalmente se a ponta da sonda estiver próxima ao piloro ou transpilórica causando má absorção e mais severamente a síndrome de *dumping*, associada à presença de dor, distensão abdominal, hipoglicemia e diarreia, sendo descrita como a transição rápida do conteúdo gástrico, hiperosmolar, à porção duodenal, o que desencadeia a translocação de fluídos para o lúmen intestinal, sobrecarregando, assim, sua capacidade de absorção. O procedimento é contraindicado nos recém-nascidos portadores de atresia ou estenose esofágica, e malformações craniofaciais severas.

Material

✓ Luvas de procedimento (de preferência sem látex);

✓ Máscara e óculos para proteção do profissional (recomendado);

✓ Cateter de tamanho e diâmetro adequado para o RN e lactente: para alimentação tamanho 4 Fr ou 6 Fr (*French*, onde 1 Fr ou F corresponde a 0,33 mm); para drenagem 6 Fr ou 8 Fr);

✓ Seringa de 3 mL e 5 mL;

✓ Estetoscópio neonatal;

✓ Água destilada;

✓ Fita métrica;

✓ Caneta marcadora;

✓ Fita reagente para pH;

✓ Material hipoalergênico para fixação na pele.

> *A distância da boca ou nariz até o processo xifoide não é fidedigna para garantir a localização gástrica*

Procedimento e cuidados

Antes de iniciar o procedimento, higienizar as mãos, reunir o material em bandeja limpa, confirmar a prescrição e a identificação do paciente (usar dois identificadores seguros como nome e registro hospitalar anotado em pulseira, nome da mãe, sexo e idade). Orientar os pais e obter seu consentimento, nos casos eletivos. Escolher o tamanho da sonda de acordo com o peso do RN e tamanho da narina, no caso da via de escolha ser a nasal.

Em seguida, colocar a máscara e os óculos, abrir o material, calçar as luvas, e examinar a boca e as narinas; se necessário, higienizar a boca com água e gaze estéril e as narinas com soro fisiológico e haste flexível.

Proceder à mensuração do comprimento de inserção da sonda com o método NEMU (*nose, earlobe, mid-umbilicus*). Inicialmente medir com a fita métrica a distância entre o apêndice xifoide e a base umbilical e realizar uma marcação na pele, no ponto médio entre esses dois referenciais. Em seguida, estender a sonda desde a ponta do nariz (ou comissura labial, se orogástrica) ao lóbulo da orelha, e do lóbulo da orelha até o ponto médio entre o apêndice xifoide e a cicatriz umbilical inicialmente demarcado. Realizar a medida de uma só vez (Figura 13.1), mantendo o RN em posição anatômica (a cabeça lateralizada do desenho objetiva facilitar a compreensão do leitor).

Para iniciar a mensuração da sonda utiliza-se a ponta do dispositivo. Entretanto, é importante observar que, se a distância entre a ponta e o primeiro orifício proximal da sonda for maior do que 1,5 centímetro, sua utilização em neonatos não seria recomendada, uma vez que essa diferença aumentaria a chance de se alocar o primeiro orifício na altura do esôfago ou junção esôfago-gástrica. No mercado, pode-se encontrar dispositivos com diferenças de até 2,5 cm, entre aqueles pontos. A literatura descreve a ponta do cateter como um marco na mensuração e não faz discussões a respeito do risco dos orifícios laterais proximais ficarem no esôfago.

Realizar uma marcação na sonda com caneta para limitar a porção que deverá ser inserida; evitar o uso de fita adesiva, que pode se deslocar. O método de medida NEX (*nose, earlobe, xiphoid process)* não deve se utilizado, pois apresenta elevado risco de posicionamento acima da junção gastroesofágica.

Outros métodos que utilizam equações baseadas no peso e na altura do recém-nascido também são encontrados na literatura e apresentam resultados promissores; no entanto ainda são necessários mais estudos experimentais para a sua indicação na prática clínica.

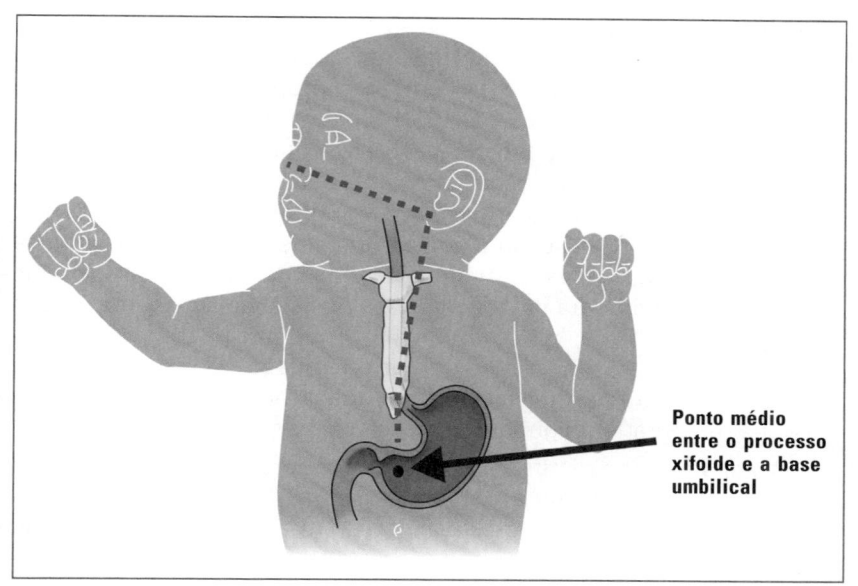

Ponto médio
entre o processo
xifoide e a base
umbilical

Figura 13.1 – *Mensuração do comprimento da sonda gástrica a ser inserida, em recém-nascidos.*

Após os procedimentos iniciais, prosseguir com as seguintes etapas:

✓ Enrolar o RN em uma fralda de pano com os membros em flexão;

✓ Colocar o RN em posição semissentada, apoiando a cabeça com a mão não dominante;

✓ Lubrificar a ponta do cateter com água estéril ou saliva do RN;

✓ Introduzir a sonda delicadamente até a marcação; utilizar a sucção não nutritiva para auxiliar no deslocamento, se possível;

✓ Avaliar a presença de náusea, engasgamento, cianose ou queda da saturação por reflexo vagal, interrompendo o procedimento, se necessário;

✓ Fixar o cateter na região supralabial ou na face (bochecha) com fita hipoalergênica, observando a pressão e a retração sobre a pele. Não utilizar adesivo tipo esparadrapo diretamente na pele; pode-se fixar o cateter com esse adesivo à cânula traqueal, nos bebês intubados. De acordo com o Manual de Atenção Humanizada - Método Canguru, do Ministério a Saúde, recomenda-se fixar a sonda na região anterior ao pavilhão auditivo, já que a fixação próxima ao lábio interfere no desenvolvimento oromotor.

✓ Para confirmar a correta localização do dispositivo, aspirar o conteúdo gástrico, observar seu aspecto (claro, leitoso ou amarelado) e testar o pH em fita apropriada, certificando-se de acidez tipicamente gástrica, menor do que 5. Se não for possível realizar a aspiração, movimentar o RN (lateralização) até que seja possível coletar uma pequena amostra. Embora amplamente utilizada, a técnica de introduzir ar (cerca de um mililitro) na sonda e simultaneamente auscultar o borborigmo na região epigástrica não é confiável e não deve ser realizada, pois ainda que a ponta da sonda esteja posicionada acima da junção gastroesofágica, ou em outro local que não o estômago, será possível auscultar o ruído, dada a pequena dimensão da caixa torácica do RN e facilidade de propagação do som. A radiografia, embora fidedigna, não poderá ser repetida ao longo do dia.

✓ Mensurar em centímetros, o comprimento da extensão externa da sonda e registrar em prontuário para manutenção do posicionamento da mesma (deixar anotado em adesivo fixado à sonda);

✓ Descartar o material; retirar as luvas e lavar as mãos;

✓ Registrar o procedimento.

É imperativo que seja feita a verificação do posicionamento da sonda antes de cada utilização através da avaliação da secreção gástrica (coloração e pH) e mensuração do comprimento externo;

Proceder à troca da sonda a cada dois ou três dias (ou conforme protocolo da unidade), nos casos das sondas fabricadas com polivinil; as de silicone e poliuretano não necessitam respeitar esse período. É importante alternar a narina ou o lado da comissura labial, a cada reintrodução. Quando for necessária a retirada, fechar a sonda, descolar os adesivos da pele com água ou substância removedora apropriada, delicadamente, e tracionar o dispositivo lentamente.

Preconiza-se, também, utilizar seringas tipo dosadoras ("azul", Oralpack®), já que elas não se encaixam em dispositivos vasculares e previnem, assim, a administração inadvertida da dieta na via venosa.

Administrando o leite

A presença de alimentos na luz intestinal influencia favoravelmente a integridade morfológica e funcional da mucosa, melhorando seu trofismo e prevenindo complicações como a enterocolite necrosante.

Antes da infusão de do leite ou líquidos pela sonda, aspirar ao conteúdo residual e mensurá-lo em seringa graduada, devolvendo-o se o volume for mínimo e o aspecto for claro, leitoso ou amarelado.

Se o retorno for superior ao volume administrado anteriormente ou a coloração for esverdeada ou de aspecto sanguinolento, suspender a dieta e notificar a equipe médica e nutricionista. Em RN prematuro, dado os problemas de motilidade gastrointestinal e risco de enterocolite necrosante, se houver retorno de resíduo gástrico de até 2 mL, devolver o aspirado e administrar o leite; se acima de 2 mL, ou se o volume residual for menor, mas recorrente, devolver o conteúdo e discutir com o médico e nutricionista a infusão no próximo horário.

A suspensão do leite deve ser criteriosa e discutida com a equipe, pois o déficit do volume infundido pode levar a quadros de desnutrição. O aumento do intervalo entre os horários das dietas é uma opção para os casos de estase gástrica.

A alimentação enteral pode ser ministrada por gavagem intermitente, a forma mais fisiológica e indicada na assistência ao RN, ou gavagem contínua (gastróclise), em casos especiais de intolerância ao primeiro método ou em RN abaixo de 1.000 g.

A gavagem intermitente consiste na introdução da dieta, geralmente leite, via sonda naso/orogástrica, sendo que sua infusão se dá por ação da gravidade. É indicada para os recém-nascidos que, por indicação médica, não podem se alimentar por via oral e para aqueles que não possuem coordenação dos reflexos sucção-deglutição-respiração.

Material

- ✓ Leite materno (cru ou pasteurizado), leite humano pasteurizado (leite de doadora), ou fórmula láctea infantil, conforme a prescrição médica;

> *Atenção redobrada se o RN estiver com cateter intravenoso*

- ✓ Testar a temperatura, mantendo-a próxima à do ambiente;
- ✓ Seringa de 5 mL, 10 mL ou 20 mL (de preferência tipo dosadora, "azul");
- ✓ Luva não estéril (de procedimento);
- ✓ Estetoscópio neonatal.

Procedimento

- ✓ Higienizar as mãos; reunir o material e calçar a luva;
- ✓ Confirmar a identificação do paciente e orientar os pais ou acompanhante sobre o procedimento a ser realizado;
- ✓ Avaliar e comunicar a presença de distensão abdominal e diminuição dos ruídos hidroaéreos pela ausculta;
- ✓ Verificar o posicionamento da sonda, aspirando ao conteúdo gástrico, observando seu aspecto e volume e checando o valor

de seu pH (recomendável); medir e comparar o comprimento externo ao registrado. Pinçar a sonda;

✓ Posicionar o bebê, elevando o decúbito a 30° ou lateralizado;

✓ Conectar a seringa já sem o êmbolo na sonda, mantendo-a pinçada (Figura 13.2); colocar o volume prescrito da dieta no corpo da seringa;

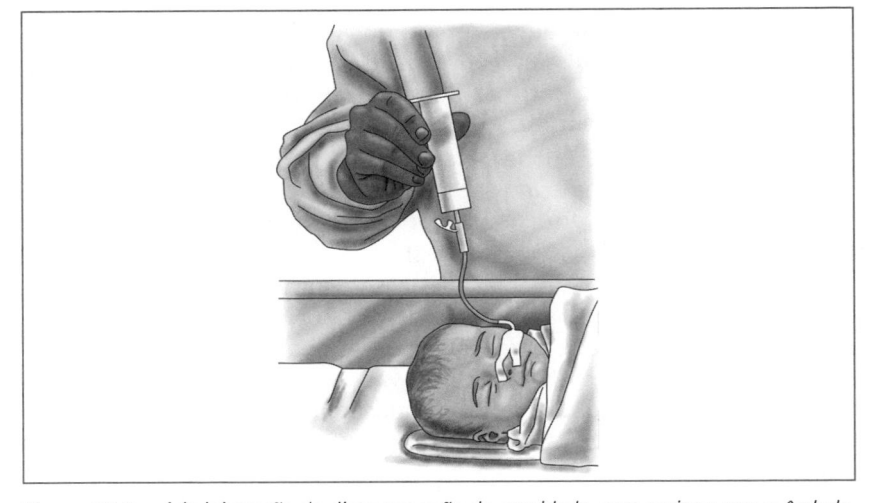

Figura 13.2 – *Administração de dieta por ação da gravidade, com seringa sem o êmbolo.*

✓ Soltar o pinçamento da sonda e observar o início da entrada da dieta pela extensão da sonda;

✓ Controlar a entrada do volume, elevando ou abaixando o nível da seringa lentamente, mantendo uma velocidade de infusão entre 1-3 mL/minuto.

✓ Se possível, oferecer à mãe ou ao pai a possibilidade de segurar a seringa, com supervisão;

✓ Ofertar a sucção não nutritiva durante a infusão da dieta, sempre que possível, e anotar as características do reflexo de sucção do RN;

✓ Após o término, manter o RN em decúbito elevado ou em lateral direito, para facilitar o esvaziamento gástrico. Pode-se manter o RN em decúbito lateral esquerdo, pois essa posição dificulta o refluxo gastroesofágico ou ao colo, em posição canguru;

✓ Evitar o uso de bebê conforto ou a posição semissentada, pois podem aumentar a pressão intra-abdominal e favorecer ao refluxo;

✓ Não é necessário lavar a sonda após o término da dieta, pois isto implica em oferecer maior volume ao RN, o que, em alguns casos é contraindicado. O resíduo que permanece na sonda pode ser retirado com ar em volume suficiente apenas para preenchê-la;

✓ Descartar o material utilizado; retirar a luva e higienizar as mãos;

✓ Registrar o procedimento.

Sondagem enteral

A cateterização enteral pós-pilórica (ou transpilórica) consiste na passagem de uma sonda através da boca ou narina até o duodeno ou primeira porção jejuno. É um ato privativo do enfermeiro e do médico.

A sonda pós-pilórica pode ser necessária como método para ministrar alimentação e medicamentos em neonatos impossibilitados de sugar; sedados; intubados ou em ventilação não invasiva; nos portadores de refluxo gastroesofágico abundante com risco de aspiração e associado a apneia, bradicardia e pneumonias; disfunção gástrica e/ou esvaziamento gástrico lento; no pós-operatório de cirurgias de grande porte; hérnia de hiato; em alguns prematuros, antes que estejam bem coordenados os reflexos de sucção, deglutição e respiração. É contraindicada nos casos de gastrite e em cirurgias do esôfago e faringe.

Entretanto, a cateterização gástrica é a mais indicada no período neonatal, especialmente em pré-termos, uma vez que a sondagem pós-pilórica não apresenta benefícios adicionais comprovados, podendo, inclusive, favorecer o aparecimento de diarreia, má digestão de gorduras e de potássio, risco de perfurações no trato gastrointestinal e mortalidade, além de requerer maior exposição do neonato à radiação, para checagem de seu posicionamento.

Material

✓ Luvas de procedimentos, preferencialmente sem látex; bandeja;

✓ Máscara e óculos para proteção do profissional (recomendado);

✓ Sonda enteral com mandril (RN com mais de 35 semanas de idade gestacional), e conexão em Y, preferencialmente, n.º 05 Fr a 7 Fr para neonatos e lactentes pequenos. Optar pelo menor calibre e comprimento, evitando sondas muito longas; dar preferências para os modelos com introdutor pré-lubrificado;

> *Identificar cada via com adesivo colorido, para chamar a atenção antes da manipulação*

✓ Seringa de 3 mL ou 5 mL;

✓ Água destilada;

✓ Estetoscópio neonatal/pediátrico;

✓ Caneta marcadora; adesivo;

✓ Material hipoalergênico para fixação na pele.

A sonda possui um fino calibre, seu comprimento varia de acordo com o fabricante (de 45 cm a 145 cm) e é confeccionada em material radiopaco, estéril, biocompatível, maleável, de poliuretano (mais resistente) ou silicone, com cilindro de aço inoxidável ou tungstênio em sua ponta distal (revestido) para facilitar a passagem pelo piloro, permitindo também o fechamento dos esfíncteres durante o trajeto (cárdia e piloro). Possui marcações em toda a sua extensão, conector proximal com dupla entrada universal, em forma de "Y", cada qual com tampas de vedação. Resiste à ação do suco gástrico e pode permanecer no paciente por, em geral, em 12 semanas ou de acordo com as especificações (até 6 meses).

Procedimento e cuidados

O procedimento é iniciado com a higienização das mãos, colocação de luvas e exame da boca e narinas, observando tamanho, obstruções, desvios, malformações. A seguir:

✓ Reunir o material em bandeja limpa;

✓ Conferir a prescrição médica;

✓ Conferir a Identificação do paciente (dois identificadores confiáveis) e realizar orientação aos pais;

✓ Calçar luvas descartáveis, óculos e máscara;

✓ Mensurar o comprimento total do cateter a ser introduzido. Não há consenso sobre a forma de realizar essa medida. A seguir serão descritos os três métodos mais utilizados:

– Distância medida desde a ponta do nariz ou região subnasal (se nasoenteral) ou da comissura labial (se oroenteral) ao tragus (de preferência) ou lóbulo da orelha e, deste ponto, ao final do processo xifoide, seguindo até a sínfise púbica. Para determinar a porção gástrica da sonda, faz-se uma pequena marcação na altura junto ao apêndice xifoide.

– Distância direta entre a glabela (região entre as sobrancelhas) e o maléolo medial da tíbia. Mantendo as pernas estendidas e em linha média com relação ao tórax (Figura 13.3). Para determinar a porção gástrica da sonda, faz-se uma pequena marcação na altura determinada pela técnica NEMU.

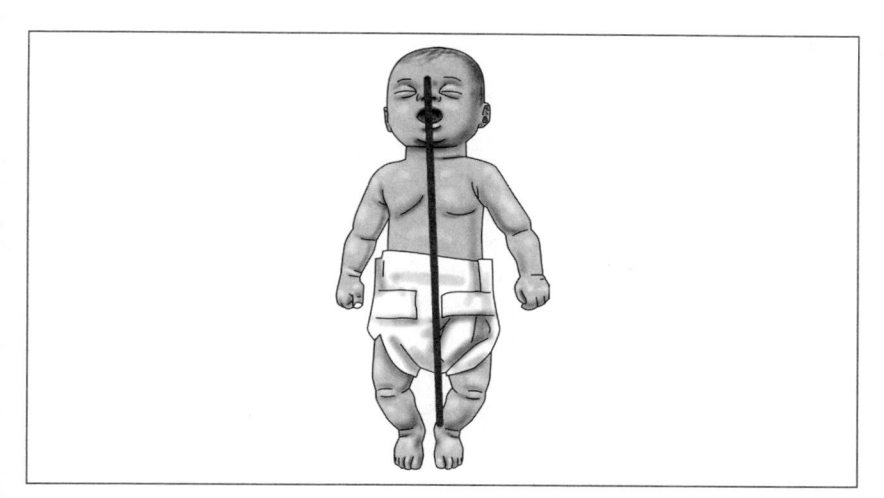

Figura 13.3 – *Posição pós-pilórica: distância direta entre a glabela até o maléolo medial da tíbia.*

– Distância medida desde a ponta do nariz ao lóbulo da orelha e daí até o ponto médio entre o processo xifoide e o coto ou cicatriz umbilical (NEMU) e, em seguida, estendendo-se pela borda costal, até a linha axilar média (Figura 13.4). Para determinar a porção gástrica da sonda, faz-se uma pequena marcação na altura determinada pela técnica NEMU.

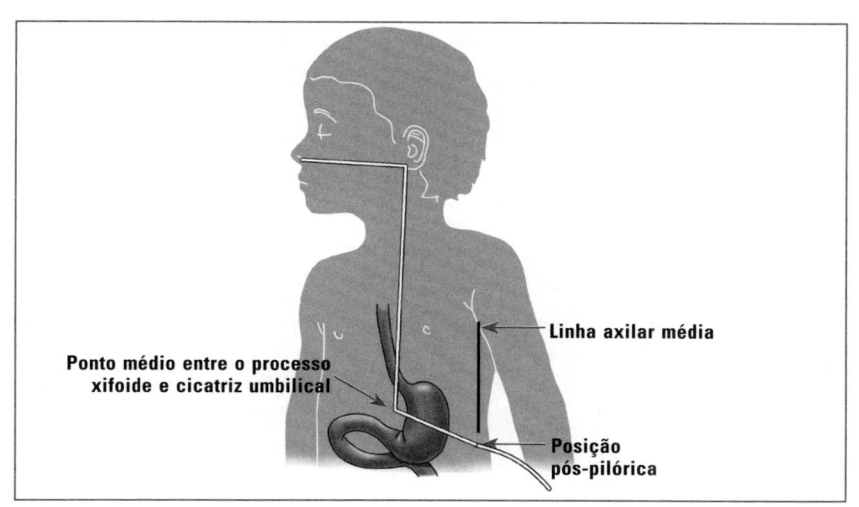

Figura 13.4 – *Posição pós-pilórica: distância da ponta do nariz ao lóbulo da orelha, até o ponto médio entre o processo xifoide e o coto ou cicatriz umbilical, seguindo pela borda costal até a linha axilar média.*

✓ Marcar o ponto correspondente com caneta permanente (recomendável) ou fita adesiva (método menos seguro, pois a fita pode se deslocar, por afrouxamento);

✓ Lubrificar o interior da sonda (se necessário) e testar a mobilidade do fio guia (opcional, se a sonda não possuir lubrificante próprio);

✓ Colocar os recém-nascidos e lactentes pequenos em posição semissentada, apoiando a cabeça, pescoço e porção superior do dorso com a mão não dominante;

✓ Lubrificar a ponta do cateter com água ou saliva do paciente, para deslizar a sonda pela narina;

✓ Introduzir a sonda com movimentos precisos e suaves. Pode-se usar sucção não nutritiva para auxiliar ao deslocamento, em bebês;

✓ Observar a presença de náusea, engasgamento, cianose e queda de saturação (por estímulo vagal), e interromper o procedimento, se necessário;

✓ Para facilitar a migração da sonda através do piloro, pode-se posicionar o paciente em decúbito lateral direito assim que o cateter atingir a porção gástrica, ou, ainda, injetar 1-3 mililitros de ar para estimular a motilidade e abrir o piloro. Prosseguir introduzindo o restante da sonda, mantendo o paciente em decúbito lateral direito. Também é possível colocar a sonda em geladeira, por cerca de 30 minutos, a fim de provocar sua rigidez e diminuir a chance da sonda enrolar dentro do estômago; não introduzir a sonda resfriada, pelo risco de hipotermia;

✓ Fixar a sonda na pele (ou em tubo traqueal), protegendo-a com adesivo hipoalergênico. Sempre que possível, evitar a região próxima ao lábio, porque dificulta a mobilidade muscular e o desenvolvimento oromotor (Figura 13.5);

✓ Observar tração em pele e mucosa;

✓ Descartar o material; retirar as luvas, os óculos e lavar as mãos;

✓ Registrar o procedimento.

Retirar o mandril após a inserção ou mantê-lo até o resultado da radiografia é tema controverso. Uma vez que o cateter não pode ser manipulado com o guia dentro do paciente, pelo risco de perfuração, não há impedimentos para a sua retirada. Também não se recomenda a reintrodução do mandril para não danificar a sonda; assim, guardá-lo na embalagem original também é questionável.

Identificar a sonda, registrando seu comprimento externo e a data. Mantê-la afastada de extensões venosas para prevenir acidente e promover a segurança do paciente.

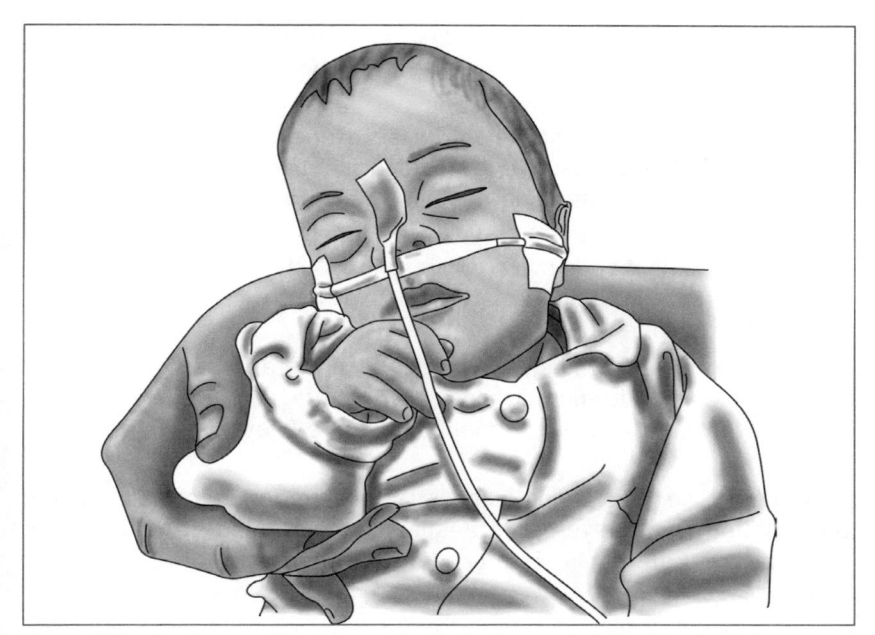

Figura 13.5 – *Sonda enteral fixada em nariz e bochechas, com adesivo hipoalergênico.*

A Sociedade Brasileira de Nutrição Parenteral e Enteral (SBNPE) recomenda como "padrão-ouro" de segurança a confirmação do posicionamento da sonda enteral por meio de radiografia simples de abdômen, logo após a inserção. Entretanto, alguns serviços preconizam o exame após três horas, visto que é o tempo necessário para que o cateter migre até o duodeno ou primeira parte do jejuno. O enfermeiro deve solicitar o exame.

Outros cuidados:

✓ Evitar tração ou pressão da sonda na narina, para prevenir lesão e erosão da mucosa ou cartilagem;

✓ Realizar higiene nasal com hastes de algodão umedecidas em soro fisiológico, diariamente;

✓ Antes de utilizar a sonda, avaliar a fixação;

✓ Trocar as fixações somente se necessário, umedecendo os adesivos com solução removedora adequada, como as oleosas, delicadamente;

✓ A nutrição enteral é iniciada com a confirmação da localização do cateter no tubo digestório pelo médico, cerca de três horas após;

✓ O uso de drogas pró-cinéticas, para aumentar o deslocamento do dispositivo até o duodeno é controverso;

✓ Como se trata de um dispositivo de longa permanência, para manter sua perfusão é importante que a unidade tenha um protocolo que descreva os cuidados como, por exemplo, infusão de 1-2 mL de água destilada estéril a intervalos regulares, considerando o peso do RN e a tolerância ao volume.

A utilização de dispositivo eletromagnético na ponta da sonda, com um transmissor simultâneo para a tela de um monitor é um avanço ainda pouco disponível em nosso meio.

Assim como na sondagem gástrica, a dieta e outras substâncias podem ser ministradas por gavagem intermitente, por gavagem contínua (gastróclise) ou em *bolus* (pequenos volumes injetados rapidamente, com a própria seringa).

A gastróclise consiste na administração da dieta de forma contínua, lenta, uniforme e em tempo preestipulado, por meio de uma bomba infusora, de preferência. É indicada para neonatos com peso entre 800 g e 1.000 g, bem como em outras crianças, que não toleram a administração por gavagem intermitente, apresentando resíduos, distensão abdominal, além dos pacientes que se mantêm em ventilação mecânica. A recomendação deste método tem sido mais limitada, pois não é fisiológico.

O equipo de dieta enteral tem validade de 24 horas, sendo a troca realizada na primeira dieta do dia ou conforme o protocolo institucional.

A osmolaridade fisiológica das secreções do trato gastrointestinal varia entre 100 mOsm e 400 mOsm. Preparações líquidas hiperosmolares, com grande quantidade de sorbitol, podem provocar quadro de intolerância gastrintestinal e não devem ser administrados rapidamente no estômago, nem diretamente no intestino.

Para a infusão pré-pilórica (gástrica), as dietas podem ser mais concentradas e oferecidas mais rapidamente. Enquanto, para as sondas pós-pilóricas (entéricas), a osmolaridade da dieta é baixa e deve-se infundi-la lentamente, entre 60-120 minutos, em geral. Excepcionalmente, poderão ser infundidas mais lentamente, porém sem exceder 180 minutos, dependendo do volume.

Administrando medicamentos por sondas

Quando for necessário administrar medicamentos pelas sondas, preferir sempre a apresentação líquida ou amolecer os comprimidos em água, até obter uma solução homogênea. Considerando a segurança do paciente, muitos medicamentos já são diluídos e preparados pelo serviço farmacêutico das instituições. Medicamentos com revestimento entérico ou de liberação prolongada não podem ser manipulados. Medicamentos ácidos, como sulfato ferroso, xaropes e outros (glibionato de cálcio, citrato de lítio, fosfato de sódio monobásico e cloreto de potássio líquido) apresentam incompatibilidade física e desencadeiam oclusão da sonda.

Para reduzir a possibilidade de interação entre os medicamentos e a nutrição enteral, administrá-los separadamente, a não ser que haja compatibilidade conhecida entre eles. De um modo geral, interrompe-se a dieta uma hora antes e duas horas após a medicação, o que nem sempre é possível com pacientes neonatais, devido às suas necessidades calóricas. Para os fármacos cuja absorção dependa do esvaziamento gástrico fechar a sonda no mínimo 30 minutos antes e 30 minutos após, se a dieta for administrada continuamente, o que também nem sempre é possível respeitar.

Em casos de obstrução, injetar, lentamente, alguns mililitros de água morna na sonda e aspirar ao conteúdo para checar sua permeabilidade ou enxaguar a sonda com água carbonatada.

É importante destacar que as dúvidas sobre essas questões devem ser discutidas com o farmacêutico hospitalar.

Sondagem vesical

O cateterismo vesical é a introdução de um cateter na bexiga através do meato urinário, cujo principal objetivo é drenar a urina acumulada.

Há dois tipos comuns de procedimentos nessa prática. O primeiro deles é o cateterismo intermitente ou de alívio, quando o cateter não permanece na bexiga, sendo utilizado para o seu esvaziamento imediato. O outro é o cateterismo de demora, quando o cateter permanece na bexiga para permitir a drenagem contínua da urina.

Dentre as indicações para a realização do cateterismo vesical estão: monitorar o débito urinário, em horário específico ou a intervalos; esvaziar a bexiga em pacientes com retenção urinária e coletar amostras de urina para exames, especialmente para urocultura.

A sondagem vesical é um procedimento invasivo e que envolve riscos ao paciente, que está sujeito a infecções do trato urinário e/ou a trauma uretral ou vesical. A Infecção do Trato urinário (ITU) é a complicação mais frequente do cateterismo urinário acometendo desde o meato uretral ao córtex renal e estruturas adjacentes às vias urinárias.

Dois fatores determinantes são considerados para a instalação de processos infecciosos: os intrínsecos, relacionados à condição de saúde do RN no momento da admissão, imunossupressão, ou ainda imaturidade imunológica; e os extrínsecos, referentes à execução dos procedimentos invasivos. Nestes, considera-se que existam fatores preveníveis, dependentes de ações assépticas e do comprometimento dos profissionais de saúde.

Em revisão da literatura, apesar das recomendações sobre melhores práticas para a execução da técnica do Cateterismo Vesical de Demora (CVD) e prevenção de infecção por cateter urinário, ainda é possível encontrar divergências na prática clínica. Alguns exemplos se referem ao modo de realização da antissepsia do meato uretral, à necessidade do uso e tipos de antissépticos, manutenção do sistema, entre outros passos da execução da técnica. O *Guideline for Prevention of Catheter Associated Urinary Tract Infections* (CAUTI) enfatiza a capacitação dos profissionais de saúde como uma das principais formas de prevenção da ITU.

Cabe ao enfermeiro, antes de iniciar o procedimento, revisar os registros do paciente buscando a indicação do procedimento, alterações geniturinárias, intercorrências e alergias.

Material

✓ Conjunto (*kit*) estéril para cateterismo vesical (cuba rim, cúpula e pinça de Cheron ou Kocher, campo fenestrado); bandeja limpa. O uso do *kit* otimiza a operacionalização do trabalho da enfermagem e pode reduzir o risco de contaminação, durante a realização da técnica;

✓ Equipamento para proteção individual: dois pares de luvas estéreis (de preferência sem látex), máscara cirúrgica, gorro e óculos de proteção, avental estéril, indicado para manter a técnica asséptica;

✓ Cateter vesical de demora infantil, duas vias (tipo "Foley"), em látex siliconado ou silicone, n.° 6 Fr (cateterismo vesical de demora), com balonete (capacidade de 3 cc) ou cateter uretral n.° 4 Fr ou 6 Fr para todas as indicações de cateterismo: intermitente, alívio ou de demora. Selecionar o menor calibre possível, capaz de proporcionar uma drenagem de urina adequada e minimizar o risco para lesões uretrais. O uso do cateter de silicone é indicado por alguns pesquisadores, para reduzir o risco de incrustações e obstruções;

✓ Gaze ou bolas de algodão estéril;

✓ Tubo de lubrificante hidrossolúvel estéril (lidocaína gel), de uso único, desinfetado externamente com álcool a 70%. Atualmente é indicado o uso de seringa preenchida com anestésico, descartável após cada procedimento, proporcionando praticidade e diminuindo o risco de contaminação da técnica. O reaproveitamento do tubo de gel anestésico estéril não é indicado, devendo ser aberto um novo tubo a cada cateterismo;

✓ Seringa de três ou 5 mL sem rosca (evitar o tipo *Luer-lock*®, pois não se adaptam perfeitamente);

✓ Agulha 40×1,2 mm (em cateterismo vesical de demora);

✓ Ampola de água destilada estéril (em cateterismo vesical de demora). Deve-se evitar o uso de soro fisiológico, uma vez que em contato com a temperatura corporal costuma ocorrer a cristalização do conteúdo dentro do balonete, o que dificulta ou impede sua desinflação posterior;

✓ Sistema coletor fechado de urina, tipo bureta (em cateterismo vesical de demora). São recomendados alguns itens imprescindíveis na bolsa coletora porque facilitam o cuidado e reduzem o risco de infecção: válvula antirrefluxo, câmara de gotejamento e via de aspiração para coleta de exame; solução antisséptica de clorexidina aquosa a 0,2% ou conforme protocolo institucional, de uso único (embalagem fechada); limpar abertura com álcool 70%, antes de abrir o frasco. Embora existam diferenças entre os antissépticos mais utilizados nas instituições brasileiras, a clorexidina aquosa é a mais indicada para o uso em mucosas. Soluções a base de iodo não devem ser utilizadas em RN;

✓ Frasco para coletar urina, se solicitado.

Procedimento e cuidados

Avaliar as condições clínicas do paciente, padrão urinário, bem como o horário da última eliminação urinária, caso a indicação do procedimento seja a coleta de urina estéril para exames. Confirmar o procedimento na prescrição médica e a solicitação de exames.

A cateterização, se possível, deve ser realizada em presença de um dos responsáveis e após serem orientados, sempre com a participação de dois profissionais.

O assistente auxiliará a execução do procedimento abrindo as embalagens estéreis, oferecendo os materiais necessários e mantendo a posição do paciente:

✓ Higienizar as mãos e reunir o material necessário;

✓ Conferir a identificação do paciente;

✓ Proteger a privacidade do RN e família, se possível utilizando um biombo;

✓ Proceder à paramentação, avental com gorro, máscara e óculos de proteção;

✓ Posicionar o RN e realizar imobilização dos membros inferiores;

> *Atenção: checar se o antisséptico é à base de água*

✓ Calçar as luvas de procedimento e realizar a higiene genital de forma ampla (região púbica e perineal), utilizando solução degermante de clorexidina; enxaguar com soro fisiológico e secar; retirar as luvas. Antes do cateterismo de demora é recomendada a higienização da genitália, para reduzir a microbiota e o risco de infecção. Nesse momento, tentar visualizar o meato uretral, o que facilitará a inserção da sonda nos passos seguintes do procedimento;

✓ Higienizar as mãos;

✓ Calçar luvas estéreis;

✓ Com auxílio do assistente, abrir o *kit* estéril e todos os demais materiais sobre o campo esterilizado aberto, utilizando técnica asséptica (por estar usando luvas estéreis, atentar para tocar apenas nos materiais estéreis e nunca em seus invólucros contaminados). O assistente, por sua vez, deve atentar-se para não tocar no material estéril;

✓ Solicitar que o assistente coloque a solução antisséptica na cúpula e que realize a desinfecção prévia do tubo de lidocaína com álcool a 70%. Depois o mesmo deve abri-lo com agulha estéril 40×1,2 mm;

✓ Solicitar que o assistente auxilie no preenchimento da seringa com lidocaína gel (tubo novo) ou a coloque sobre uma das gazes, com técnica asséptica, sem tocá-las;

✓ O assistente desinfeta e abre a ampola de água destilada para que o enfermeiro aspire ao conteúdo em seringa, sem contaminar;

✓ Em caso de CVD, testar o balão do cateter vesical, inflando-o com água destilada estéril (volume registrado na sonda, pelo fabricante, de 3-10 cc, em geral). O teste prévio do balonete é recomendado para confirmar sua integridade, evitando o seu deslocamento, saída acidental, e nova cateterização. Volumes maiores de água para insuflar o balonete devem ser evitados, pois podem impedir o total esvaziamento da bexiga, mantendo urina residual e propiciando a proliferação de micro-organismos, o que aumenta a probabilidade de infecção;

✓ Conectar a via ao coletor de urina (se sondagem de demora);

✓ Proceder à antissepsia da região genital do RN utilizando clorexidina aquosa, com técnica asséptica: usando uma pinça estéril na mão dominante, pegar uma gaze umedecida com solução antisséptica e proceder à antissepsia do meato uretral três vezes. Iniciar a antissepsia sempre partindo da área menos contaminada para a mais contaminada, visando reduzir o número de micro-organismos, e evitar trazê-los ao meato uretral. Ressalta-se que a antissepsia não substitui a higienização da genitália pré-cateterização. A seguir são especificados detalhes da antissepsia, segundo o sexo do RN:

– No sexo masculino: segurar o pênis com a mão não dominante; iniciar antissepsia em movimento único e circular, a partir da uretra; repetir o mesmo movimento agora até a base da glande, depois o mesmo até o prepúcio, trocando a gaze em cada um deles (uretra; uretra e glande; uretra, glande e prepúcio). Não tracionar o prepúcio, devido à aderência balanoprepucial;

– No sexo feminino: afastar os pequenos lábios com a mão não dominante e visualizar o meato uretral (abaixo do clitóris); com movimento com movimento circular no meato, deslizando sempre no sentido anteroposterior, de cima para baixo. Repetir o movimento realizando a antissepsia do meato uretral, deslizando pelo pequeno lábio direito com a segunda gaze e, em seguida, deslizando pelo pequeno lábio esquerdo com a terceira gaze (meato; meato e pequeno lábio direito; meato e pequeno lábio esquerdo).

✓ Posicionar o campo fenestrado sobre a região genital. O campo pode ser posicionado antes da antissepsia;

✓ Após a antissepsia, a mão não dominante deverá ser mantida em contato com a genitália do RN, auxiliando a visualização do meato urinário, de forma a não tocar a sonda que será inserida. Não forçar o prepúcio para exposição do meato urinário em meninos, pois pode acarretar lesões e aumentar o risco de infecção;

✓ Lubrificar o cateter e o meato com o gel anestésico; enrolar o cateter na mão dominante e introduzi-lo no meato urinário, com delicadeza, sem forçar, até o final ou pelo menos até a sua metade (evita que o balonete seja insuflado na uretra). Quando for possível injetar o anestésico, na uretra aguardar de 3-5 minutos para a inserção do cateter. O gel anestésico facilita a introdução do cateter e minimiza o desconforto do procedimento;

✓ Se o objetivo do cateterismo for a drenagem intermitente da urina ou coleta de amostra, usar cateter uretral. Após a inserção aguardar o término do fluxo, coletar a urina em recipiente estéril e retirar o cateter;

✓ Observar o retorno da urina no frasco coletor. Caso o cateter possua fio guia, retirá-lo;

✓ Insuflar o balão com água destilada e uma nova seringa, no volume especificado pelo fabricante;

✓ Tracionar levemente o cateter até encontrar resistência (o balão está inflado dentro da bexiga e impede a saúda do cateter);

✓ Após a realização do procedimento, limpar a região genital, já que o excesso de antisséptico pode provocar irritação na pele e mucosa;

✓ Fixar adequadamente o cateter, com adesivo hipoalergênico, na região suprapúbica ou inguinal, evitando trações e mobilização da sonda (movimento de "vai e vem"). A fixação correta impede a tração do cateter e minimiza o risco de traumas uretrais e no colo vesical;

✓ Abaixar o recipiente coletor e fixá-lo ao leito;

✓ Identificar o coletor e extensão, com data do procedimento e nome do profissional; trocar a cada 72 horas ou conforme protocolo da instituição;

✓ Desprezar e encaminhar o material utilizado; retirar as luvas; higienizar as mãos; retirar os óculos (lavar) e demais equipamentos;

✓ Registrar o procedimento.

Os cuidados adotados pela equipe de enfermagem são:

✓ Manter a bolsa coletora abaixo do nível da bexiga, a fim de evitar o refluxo da urina, o que aumenta o risco de infecção;

✓ Observar se as extensões estão despinçadas e sem dobras;

✓ Observar a fixação do cateter vesical, a cada plantão e trocar o adesivo sempre que necessário, retirando-o após umedecer com água ou solução oleosa;

✓ Esvaziar o coletor regularmente, não ultrapassando o volume de 2/3 da capacidade total, ou a cada seis horas;

✓ Avaliar e registrar intercorrências;

✓ Anotar a indicação da cateterização, data e hora do procedimento, tipo e tamanho do cateter, volume de água instilado no balonete, sistema de drenagem utilizado e intercorrência durante o procedimento. Avaliar diariamente a necessidade de troca ou retirada do cateter, visando o controle e redução de infecções;

✓ Anotar o volume drenado, odor, cor e aspecto da urina;

✓ Higienizar os genitais com água e sabão neutro, durante o banho.

Em caso de alterações visíveis no aspecto da urina, coletar uma amostra da bolsa coletora para exame. Comunicar o médico.

Para retirar o cateter vesical, esvaziar completamente o balão, tracionar a sonda suavemente e avaliar a integridade do balonete.

A punção suprapúbica é realizada pelo médico para obtenção de urina para cultura, principalmente para detecção de agentes anaeróbios.

Os cuidados de Enfermagem são: checar o último horário da troca de fralda, pois é fundamental que a bexiga não esteja vazia; preparar material (gaze e antisséptico, luvas estéreis, máscara e óculos de proteção, campo fenestrado estéril, agulha descartável 25×0,7 mm ou 20×0,6 mm, e seringa de 5 mL); posicionar o RN confortavelmente e utilizar métodos farmacológicos prescritos e não farmacológicos para o manejo da dor durante o procedimento; observar sinais de sangramento no local de punção após o procedimento. Considerar a aplicação de anestésico em gel ou creme, na região a ser puncionada, trinta minutos antes do procedimento.

É importante a equipe de saúde compreender sua importância seu papel na garantia da segurança dos procedimentos invasivos e na promoção de conforto ao RN e família. Desta forma, inserção, manuseio e manutenção dos cateteres devem seguir protocolos institucionais bem estabelecidos e atualizados para garantir as melhores práticas, de forma a auxiliar a recuperação, do paciente e prevenir iatrogenias.

Referências

1. Agência Nacional de Vigilância Sanitária (Anvisa). Medidas de Prevenção de Infecção Relacionada à Assistência à Saúde. Brasília: Ministério da Saúde; 2013. p. 92. [acesso 10 dez 2015]. Disponível em:http://portal.anvisa.gov.br/wps/wcm/connect/f7893080443f4a03b441b64e461d9186/Modulo+4+Medidas+de+Prevencao+de+IRA+a+Saude.pdf?MOD=AJPERES

2. Araújo BF, Zatti H. Neonatologia: guia de rotinas. Caxias do Sul: Educs; 2004.

3. Beck ARM. Correlação entre medidas antropométricas e biométricas na inserção da sonda gástrica em pediatria. [tese], Faculdade de Ciências Médicas – Universidade Estadual de Campinas – Unicamp, 2009.

4. Beckstrand J, Ellet mLC, McDaniel A. Predicting the internal distance to the stomach for positioning nasogastric feeding tubes in children. J Adv Nurs. 2007;59(3):274-89.

5. Bertoni APS, Souza ABG, Morgado GO. Procedimentos em Terapia Intensiva Neonatal. In: Souza ABG. Unidade de Terapia Intensiva Neonatal: cuidados ao recém-nascido de médio e alto risco. São Paulo, Atheneu, 2015. p. 163-222.

6. Boer J, Smit BJ, Mainous R. Nasogastric tube position and intragastric air collection in a neonatal intensive care population. Advances in Neonatal Care. 2009; 9(6):293-98.

7. Clifford P, Heimall L, Brittingham L, Finn Davis K. Following the evidence: enteral tube placement and verification in neonates and young children. J Perinat Neonatal Nurs. 2015;29(2):149-61.

8. Clinical Guidelines for the Use of Parenteral and Enteral Nutrition in Adult and Pediatric Patients, 2009. American Society for Parenteral and Enteral Nutrition (ASPEN) Board of Directors JPEN J Parenter Enteral Nutr 33:255-259,2009.

9. Conselho Federal de Enfermagem. Cofen. Resolução 277/2003. Dispõe sobre a Ministração de Nutrição Parenteral e Enteral. Brasília, 16 de junho de 2003.

10. Conselho Federal de Enfermagem. Cofen. Resolução no 0450/2013. Normatiza o procedimento de sondagem vesical. Brasília, 11/12/2013. [acesso em 10 ago 2015]. Disponível em: http://www.cofen.gov.br/resolucao-cofen--no-04502013-4_23266.html

11. Conselho Federal de Enfermagem. Cofen. Resolução n° 453/2014. Aprova a Norma Técnica que dispõe sobre a Atuação da Equipe de Enfermagem em Terapia Nutricional. Brasília, 16/01/2014. [acesso 10 dez 2015]. Disponível em: http://www.cofen.gov.br/resolucao-cofen-no-04532014_23430.html

12. European Association of Urology Nurses - EAUN - AoUN-. Catheterisation Indwelling catheters in adults: Urethral and Suprapubic. Netherlands. 2012. p.113.12.Fernandes VPI, Lima A, Euzébio Jr AA, Nogueira R. Nutrição enteral em pediatria. Residência Pediátrica, 2013;3(3):67-75.

13. Gardner SL, Carter BS. Merenstein e Gardner's Handbook of Neonatal Care. 7ª ed. USA: Mosby Elsevier; 2011.

14. Garijo C, et al. Guias Práticos de Enfermagem em Pediatria. Procedimento: introdução de sonda nasogástrica. Rio de Janeiro: McGraw-Hill Interamericana; 2000. p. 224-6.

15. Gould CV, Umscheid CA, Agarwal RK, Kuntz G, Pegues DA. Guideline for prevention of catheter-associated urinary tract infections 2009. Centers for Disease Control and Prevention (CDC). 2009; 67.

16. Hadfield-Law L. Male catheterization. Accid Emerg Nurs. 2001;9(4):257-63.

17. Hockenberry MJ, Wilson D. Wong - Fundamentos de Enfermagem Pediátrica. 9a ed. Rio de Janeiro: Elsevier, 2014; p 632-38, 667-71.

18. Irving SY, Lyman B, Northington L, Bartlett JA, Kemper C, Grp NPW. Nasogastric tube placement and verification in children: review of the current literature. Critical Care Nurse. 2014;34(3):67-78

19. Jasper E, Galinski A, Morita M. Eliminação urinária. In: Taylor C, Lillis C, LeMone P, Lynn P, editors. Fundamentos de Enfermagem. Porto Alegre: Artmed; 2014. p. 1253-325.

20. Joint Commission on Accreditation of Healthcare Organizations: Comprehensive accreditation manual for hospitals; restraint and seclusion standards, TX7. 1-TX7.5, Oakbrook Terrace III, 2001.[acesso 10 ago 2015]. Disponível em: https://books.google.com.br/books?id=f_HYjDUArkMC&pg=PA48&lpg=PA48&dq=restraint+and+seclusion+complying+with+joint+commission+standards&source=bl&ots=vAUe6jB4Wr&sig=ODwJ3yHNq24wqjWcYGgK5TOOn9E&hl=pt-PT&sa=X&ved=0CDAQ6AEwAWoVChMIqYCB9d-9xwIVC5SQCh0ehwZE#v=onepage&q=restraint%20and%20seclusion%20complying%20with%20joint%20commission%20standards&f=false

21. Kimura AF, et al. Manual de Assistência em Enfermagem Neonatal: Sondas, Cateteres. São Caetano do Sul: Divisão; 2009. p. 134-6.

22. Kyle T. Enfermagem Pediátrica. Rio de Janeiro: Guanabara Koogan; 2011. p. 309-33. [Trad. Cosendey CH, Gomes IL.]

23. Mazzo A, Godoy S, Alves LM, Mendes IAC, Trevizan MA, Rangel EML. Cateterismo Urinário: facilidades e dificuldades relacionadas à sua padronização. Texto Contexto Enferm. 2011; 20(2): 333-9.

24. Metheny NA, Meert KL. A review of published case reports of inadvertent pulmonary placement of nasogastric tubes in children. Journal of Pediatric Nursing. 2014;29(1):e7-e12.

25. Ministério da Saúde (Brasil). Atenção à Saúde, Departamento de Ações Programáticas e Estratégicas. Atenção à saúde do recém-nascido: guia para os profissionais de saúde / Ministério da Saúde, Secretaria de Atenção à Saúde, Departamento de Ações Programáticas e Estratégicas. Brasília: Ministério da Saúde; 2011. 4 v.:il. [Série A. Normas e Manuais Técnicas].

26. Ministério da Saúde (Brasil). Atenção humanizada ao recém-nascido de baixo peso: Método Canguru/ Ministério da Saúde, Secretaria de Atenção à Saúde, Departamento de Ações Programáticas Estratégicas. 2ª. ed. Brasília: Editora do Ministério da Saúde, 2011.

27. Nealis TB, Buchman A. Enteral and parenteral nutrition. ACP Medicine. 2011:1-19.

28. Perry AG, Potter Pa. Guia completo de procedimentos e competências de enfermagem. Rio de Janeiro: Elsevier; 2012. 640 p.

29. Pratt RJ, Pellowe CM, Wilson JA, Loveday HP, Harper PJ, Jones SR, et al. epic2: National evidence-based guidelines for preventing healthcare-associated infections in NHS hospitals in England. J Hosp Infect. 2007;65 Suppl 1:S1-64.

30. Quandt D. Malposition of feeding tubes in neonates: is it an issue? Journal of Pediatric, Gastroenterology an Nutrition. 2009; 48(5):608-11.

31. Reis AT. Administração de medicamentos ao recém-nascido. In: Araújo LA, Reis AT. Enfermagem na prática materno-neonatal. Rio de Janeiro: Guanabara Koogan; 2012. p. 211-7.

32. Ringer AS, Gray JE. Procedimentos neonatais comuns. In: Cloherty JP, et al. Manual de Neonatologia. 6ª ed. Rio de Janeiro: Guanabara Koogan; 2010. p. 532-44.

33. Rodrigues FPM, Magalhães M. Normas e Condutas em Neonatologia: Serviço de Neonatologia do Departamento de Pediatria da Santa Casa de São Paulo, Faculdade de Ciência Médicas da Santa Casa de São Paulo. São Paulo: Atheneu; 2008. p. 77-9.

34. Salvador PTCO, Alves KYA, Dantas RAN, Dantas DV. Infecção do trato urinário relacionada ao cateterismo vesical: revisão integrativa da literatura. Revista Enferm UFPE. 2010;14-21.

35. Souza Neto JL, Vilela F, Kalil A, Silva MN, Lima AR, Maciel LC. Infecção do trato urinário relacionada com a utilização do cateter vesical de demora: resultados da bacteriúria e da microbiota estudadas. Rev Col Bras Cir. [on-line] 2008; 35(1). [acesso 10 dez 2015]. Disponível em: http://www.scielo.br/rcbc

36. Tamez RN. Enfermagem na UTI neonatal: Assistência ao Recém-nascido de Alto Risco. 5ª ed. Rio de Janeiro: Guanabara Koogan; 2013.

37. Wallace T, Steward D. Gastric tube use and care in the NICU. Newborn and Infant Nursing Reviews. 2014;14(3):103-8.

38. Watson J, McGuire W. Nasal versus oral route for placing feeding tubes in preterm or low birth weight infants. Cochrane Database of Systematic Reviews. 2013(2).

39. Whaley L, Wong D. Enfermagem pediátrica. 5ª ed. Rio de Janeiro: Guanabara Koogan; 1999.

40. Williams NT. Medication administration through enteral feeding tubes. American Journal of Health-System Pharmacists 2008; 65:2347-57.

CAPÍTULO 14

Coleta de Material Biológico para Exames no Período Neonatal: Sangue, Urina e Líquor

Aspásia Basile Gesteira Souza

A coleta de sangue e de outros materiais biológicos para análise são procedimentos frequentes no cuidado do recém--nascido (RN) internado, em especial os testes sanguíneos.

A metodologia utilizada para a obtenção de uma amostra biológica é o primeiro passo para a realização de um exame laboratorial, podendo influenciar a precisão do resultado e não refletir a real situação clínica do paciente.

Os exames laboratoriais objetivam a confirmação e a diferenciação diagnóstica, o acompanhamento clínico, a previsão prognóstica, as triagens e os levantamentos epidemiológicos.

Entre os fatores que interferem nos resultados, destacam-se: erro na coleta, no manuseio, armazenamento ou identificação; recipiente com conservante inadequado; tempo para encaminhamento da amostra acima do preconizado; erros no preparo do paciente; hemólise sanguínea; deterioração ou alteração na amostra; dieta e medicamentos utilizados pelo cliente; doenças preexistentes; idade; sexo; tempo de jejum.

Os exames coletados no período da tarde, como a dosagem de ferro e cortisol, podem resultar em valores até 50% mais baixos, devido à influência do ritmo circadiano, com alterações hormonais e quantitativas características; assim, sempre que possível, devem ser coletados no período matutino. Dependendo do exame, um jejum de 1-4 horas, entre as mamadas é suficiente.

A coleta de material é denominada "fase pré-analítica". Em neonatologia, essa etapa é de responsabilidade do médico e do enfermeiro, mas dependendo da complexidade do exame, o técnico de enfermagem ou de laboratório pode realizar o procedimento.

O profissional utiliza luvas descartáveis e óculos (recomendável) como precauções universais, e todos da equipe devem estar cientes sobre o risco biológico presente e conhecer o protocolo a ser adotado, em caso de acidente. O enfermeiro deve rever com a equipe, os indicadores de qualidade envolvidos no procedimento, as complicações e a atualização da técnica.

A coleta de exames é direcionada para o flebotomista ou colaborador mais experiente e, sempre que possível, realizada em dupla.

Nos procedimentos dolorosos efetuar ações não farmacológicas para minimizar a dor e o desconforto (vide Capítulo 5: *Avaliação e Manejo Não Farmacológico da Dor no Recém-nascido*). Quando possível, manter o RN ao colo da mãe, em posição canguru ou em amamentação. A utilização de pomadas anestésicas (lidocaína, prilocaína etc.), 30 minutos antes do procedimento é controversa.

A contenção ou a imobilização terapêutica, com enrolamento, pode ser necessária. Lembrar que o uso da contenção deve ser suave e realizada se houver risco para o sucesso do procedimento. A imobilização é um ato momentâneo e não deve ultrapassar 15-30 minutos.

A equipe de enfermagem é responsável, diretamente, pelo sucesso desse processo, que inclui coleta, identificação, conservação e encaminhamento do material. Assim, o treinamento para o procedimento necessita de uniformização.

A inexistência de um protocolo ideal para a obtenção de amostras em neonatos contribui para a ocorrência de erros.

A confirmação da identificação do paciente antes da coleta de qualquer material é realizada por meio de dois identificadores confiáveis, contidos na pulseira (em caso de internação) ou confirmados pelo acompanhante, como: nome e número do leito; nome e registro hospitalar; nome da criança e da mãe etc.

Já a identificação dos recipientes é realizada na presença dos pais e à beira do leito, evitando erros e troca de material, antes da coleta ou logo após (recomendável). Os recipientes são acondicionados em maletas que ofereçam biossegurança para o seu transporte.

As amostras de sangue podem ser coletadas diretamente, por punção de vasos arteriais, venosos ou umbilicais, por punção percutânea capilar ou através de cateteres anteriormente introduzidos no paciente, em situações especiais, e o volume retirado gira em torno de 3 mL/kg de peso, por coleta.

Coleta de sangue por punção direta

A coleta de sangue por punção é a mais recomendada, pois a composição da amostra pode ser afetada pelos fluidos encontrados no trajeto do cateter, alterando os resultados dos exames. A Norma Regulamentadora (NR) n.º 32 recomenda que a punção seja realizada com um cateter agulhado que possua um dispositivo de segurança, o que nem sempre está disponível nas instituições.

As veias de escolha estão localizadas no dorso da mão, pé, e na fossa antecubital, distribuídas anatomicamente em formato de "H" (veias: cefálica, cubital mediana e basílica) ou "M" (cefálica, cubital mediana, basílica e basílica mediana).

Os tubos para armazenagem devem ser de tamanho neonatal – microcoletores, para evitar a retirada excessiva de sangue, diminuindo a necessidade de transfusões. Iniciar a punção da pele cerca de 1 cm antes da veia, para evitar sua perfuração e o mal posicionamento da agulha.

A punção com agulha hipodérmica e seringa, em sistema aberto, deve ser evitada, por questões ligadas à biossegurança (acidente com perfurocortante), risco de transfixação da veia e de hemólise na transferência do material para tubos etc.

A relação entre o calibre da agulha e a veia é importante, para não lesar a parede interna do vaso.

Para punções de curta duração, como é a coleta de sangue ou para a administração de dose de medicamento ou contraste pode-se utilizar o cateter de agulha rígida (cateter agulhado), tipo *scalp* (escalpe) ou *Butterfly*®.

Optar pelos calibres: 27 G, os mais finos, com 0,4 mm de diâmetro (asas flexíveis e conectores *Luer-Lok*® na coloração cinza); 25 G (asas na coloração laranja); 23 G (asas na coloração azul). A sigla G (*Gauge*) refere-se à escala inglesa para medir o calibre interno, onde um milímetro corresponde a 19 G.

Quando a punção objetivar infusões ou coleta de sangue intermitente é indicado o uso de cateteres sobre agulha (tipo Angiocath/Jelco®), nos calibres 22 G e 24 G.

Sempre que possível, puncionar as veias dos membros superiores (antebraços, preferencialmente ou as metacarpianas - nas mãos) membros inferiores, epicranianas (antes dos 9 meses de vida) e, em último caso, a jugular.

O sistema de coleta fechado é formado por uma agulha dupla, com uma ponta mais longa na qual se encontra o bisel, que puncionará a pele, e uma ponta curta e revestida, que será acoplada, por rosquea-mento, a um suporte (canhão) por dentro do qual a tampa de borracha do tubo será penetrada, após a punção, transferindo o sangue sob vácuo. O lado com a agulha deve possuir uma trava de segurança para proteção, conforme a recomendação da NR n.º 32 (Figura 14.1). O método a vácuo nem sempre pode ser utilizado para perfurar veias de pequeno calibre e com baixa pressão.

Punções nas veias cefálicas podem ser necessárias, embora os riscos e os aspectos estéticos (tricotomia) devam ser considerados. Sempre que possível evitar as dobras cutâneas. Puncionar as veias no sentido da porção distal para a porção proximal.

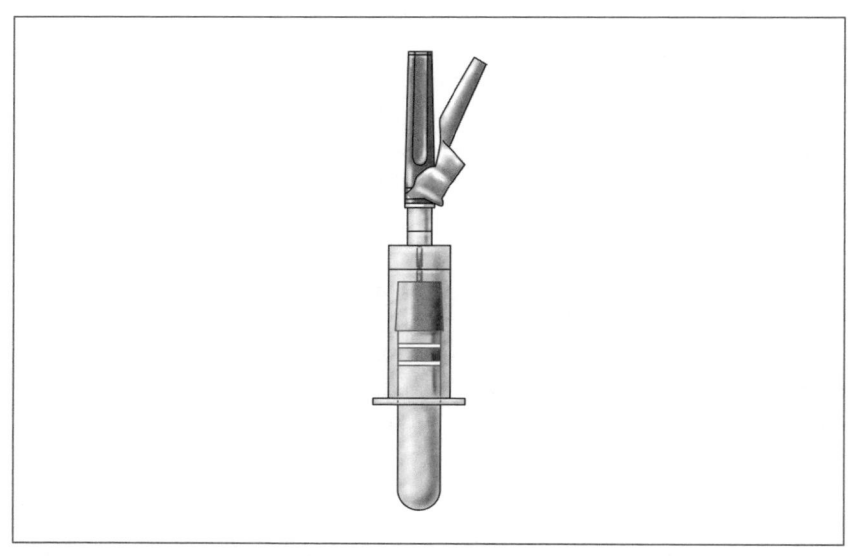

Figura 14.1 – *Sistema para coleta de sangue a vácuo com trava de segurança.*

Se a punção for realizada com agulha hipodérmica e seringa aspirar ao sangue lentamente (sem pressão), retirar a agulha e depositá-lo no tubo coletor, deixando-o escorrer pela parede interna do recipiente ou, prefe-rencialmente, usar dispositivos de transferência, disponíveis no mercado.

A compressão com torniquete (manual, com gaze ou com um garrote), para promover a estase venosa e o aumento na pressão intravascular, nem sempre é indicada em neonatologia, devido à fra-gilidade dos vasos; quando necessário, utilizar modelo sem látex na composição (altamente alergênico), por período menor que um minuto, evitando estase e hemoconcentração desnecessárias.

O uso de transiluminador cutâneo (Figura 14.2) facilita o procedimento, destacando as veias disponíveis como linhas escuras. Os modelos emitem luz fria e os mais modernos são confeccionados com LED (*Light Emitter Diode*). Outro recurso inovador, mas menos disponível é o uso do ultrassom para auxiliar a punção venosa em condições clínicas desfavoráveis, minimizando o risco de erro e o estresse para os recém-nascidos e seus pais; entretanto, essa ferramenta necessita ser implementada e ajustada à prática assistencial do enfermeiro que deve ser habilitado para o procedimento.

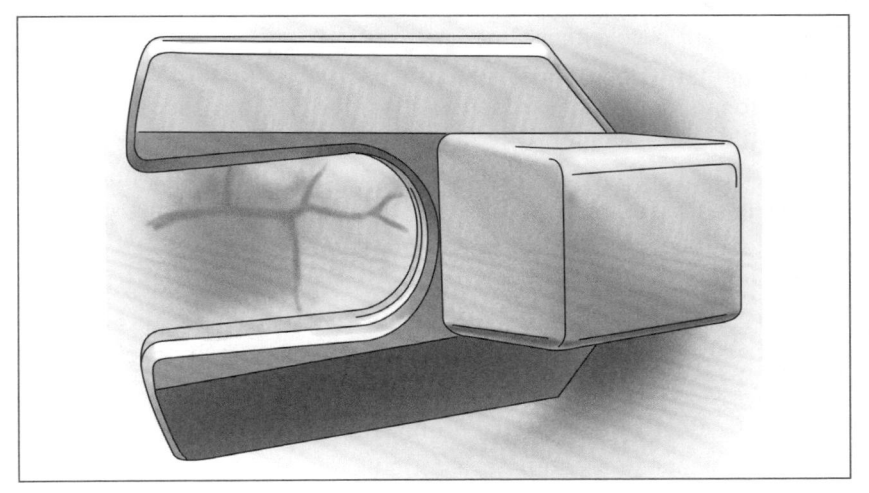

Figura 14.2 – *Transiluminador para localizar veias periféricas (linhas escuras).*

Material

- ✓ Bandeja limpa;
- ✓ Bolas de algodão ou gaze (de preferência) estéreis, ou *swab* para antissepsia;
- ✓ Solução antisséptica, conforme orientação do Núcleo de Controle de Infecção Hospitalar (álcool 70%, clorexidina degermante 2%, clorexidina aquosa 0,2%);
- ✓ Dispositivo no calibre adequado; acoplador para coleta à vácuo;
- ✓ Microcoletores apropriados para cada tipo de exame, com os respectivos conservantes (descritos adiante);
- ✓ Etiquetas para identificar cada recipiente de preferência logo após o exame, em presença dos pais;
- ✓ Luvas de procedimento; óculos de proteção e máscara;

✓ Cinta compressiva tipo garrote, sem látex, se necessário;

✓ Seringa de 1 mL ou 3 mL; agulha hipodérmica 20 x 0,55 mm ou escalpe 25 G;

✓ Papel toalha ou campo impermeável;

✓ Foco de luz.

Se houver dúvida quanto à quantidade de sangue ou tipo de recipiente, contatar o responsável pelo laboratório.

> Lembrar que a extensão do escalpe contém 0,5 mL de sangue

Procedimento

✓ Conferir a solicitação médica;

✓ Orientar os pais sobre a necessidade do procedimento, esclarecendo suas dúvidas; em caso de recusa, notificar o médico responsável;

✓ Utilizar pomada anestésica no local, se protocolo da instituição;

✓ Higienizar as mãos;

✓ Reunir o material necessário em bandeja limpa;

✓ Identificar o paciente (usar dois identificadores confiáveis);

✓ Posicionar o RN confortavelmente, certificando-se de que ele estará o mais aquecido e protegido possível; realizar imobilização suave;

✓ Implementar medidas não farmacológicas para o manejo da dor;

✓ Posicionar o foco de luz, se necessário;

✓ Posicionar-se à altura do leito; solicitar a colaboração dos pais;

✓ Garrotear o membro acima do local escolhido (cerca de 5 cm), manualmente ou com torniquete elástico, protegendo a pele com gazes; evitar compressão por mais de um minuto;

✓ Avaliar a rede venosa visualmente e por palpação. Usar outros dispositivos como o visualizador de veias ou ultrassonografia, se possível;

✓ Retirar o garrote e aguardar 1-3 minutos, favorecendo o reestabelecimento da circulação;

✓ Calçar as luvas de procedimento;

✓ Realizar a antissepsia da pele, com *swab* descartável ou gaze/algodão estéril umedecidos em álcool 70%, ou conforme orientação do protocolo institucional, utilizando movimentos circulares, de dentro para fora, em espiral, com aplicação única (não retornar à área limpa); aguardar a secagem da pele, antes da punção;

✓ Distender a pele do RN com a mão não dominante, para facilitar a fixação da veia sob a pele;

✓ Com a mão dominante, inserir a agulha na pele, em ângulo de 30-45° com o bisel votado para cima. Introduzir a agulha cerca de 1 cm abaixo ou lateralmente ao local onde a veia será puncionada, diminuindo o risco de transfixá-la;

✓ Observar o retorno de sangue;

✓ Reduzir o ângulo do cateter; introduzir o dispositivo, suavemente, até que o refluxo venoso ser efetivo. Em caso de erro, realizar no máximo duas tentativas, antes de solicitar outro colaborador;

✓ Descomprimir o garrote e aspirar o volume de sangue necessário utilizando seringa pequena, lentamente, sem pressão, ou conectar o sistema à vácuo;

✓ Retirar a agulha e comprimir o local com gaze estéril seca, por 1-3 minutos;

✓ Aplicar um curativo adesivo, se necessário;

✓ O colaborador auxiliar desinfeta a tampa do microtubo e introduz o sangue acoplando uma agulha descartável de transferência, ou com a agulha do dispositivo; misturar o conteúdo suavemente, invertendo o recipiente de cinco a dez vezes; opcionalmente retirar a tampa e depositar o sangue lentamente, escorrendo-o pela parede interna, sem agulha;

✓ Descartar o material em local apropriado; retirar as luvas; lavar as mãos;

✓ Registrar o procedimento, anotando o volume retirado, local, intercorrências;

✓ Protocolar o material e encaminhá-lo ao laboratório;

✓ Monitorar o local da punção para avaliar a presença de hematoma ou sinais flogísticos.

> Evitar a coleta de sangue por cateter

Coleta por cateter

Esse tipo de coleta é reservada à situações excepcionais, que impeçam a punção direta. Quando for necessária a coleta por cateter periférico ou central, recomenda-se solicitar a autorização do médico responsável, cientificando-o quanto à interrupção da infusão de drogas, se for o caso. Comunicar, também, ao laboratório de análises clínicas e anotar todas as substâncias infundidas no paciente (soro fisiológico, glicose, medicamentos etc.).

Procedimento

Após checar a solicitação, identificar o paciente (dois identificadores), orientar os pais, higienizar as mãos, preparar o material, calçar as luvas descartáveis, óculos e máscara; a seguir:

✓ Descontinuar o fluxo de infusão completamente;

✓ Fazer a desinfecção rigorosa, com álcool a 70%, nas conexões de acesso;

✓ Enxaguar a cânula de infusão com solução fisiológica isotônica, a 0,9%, com volume proporcional ao tamanho do cateter ("lavar o cateter" ou *flush*);

✓ Aspirar ao sangue, lentamente, e descartar os primeiros mililitros de sangue (duas vezes o volume correspondente ao espaço do cateter), antes de a amostra ser coletada. Se o cateter estiver sendo preservado com anticoagulante ou sob a infusão de eletrólitos, glicose concentrada ou outros, desprezar seis vezes o volume do cateter. Esse procedimento torna necessário que aquele volume do cateter seja conhecido, previamente;

✓ Conectar o adaptador de coleta a vácuo ou uma nova seringa estéril ao cateter;

✓ Coletar o sangue, lentamente, no volume necessário;

✓ Retirar o adaptador ou seringa;

✓ Desinfetar a tampa do tubo com álcool e transferir o sangue coletado;

✓ Providenciar o reinício da infusão, de acordo com a prescrição médica, ou lavar o cateter com solução fisiológica;

✓ Identificar o frasco em presença dos pais; desprezar o material em local apropriado;

✓ Retirar luvas e lavar as mãos;

✓ Registrar o procedimento;

✓ Protocolar o exame e encaminhar a amostra;

✓ Observar o acesso venoso.

> *Afixar tabela com o volume interno dos cateteres e dispositivos*

As complicações da punção direta no vaso incluem: formação de hematomas, flebite, infiltração, celulite, infecção, embolia gasosa e tromboembolia pulmonar.

Coleta por punção capilar

A amostra de sangue capilar obtida pela punção percutânea permite volumes suficientes para alguns exames, evitando a punção venosa. Estados patológicos, como desidratação ou déficit na perfusão periférica podem dificultar a obtenção de amostras por essa via, também frequentes na coleta de sangue por cateteres.

Recomenda-se o aquecimento da região (até 40 °C), por 3-5 minutos, aumentando o fluxo sanguíneo, sem produzir alterações significativas na maior parte dos analitos investigados e favorecendo a coleta.

O sangue capilar é uma mistura indeterminada proveniente de arteríolas, vênulas e fluidos intersticiais, embora a maior parte seja formada por sangue arterial, devido à sua maior pressão. Assim, algumas alterações nos resultados são previstas, como o incremento da hemoglobina e do hematócrito em 2% a 3% e da glicose em 10%, em relação ao sangue venoso. Outras condições como o choro intenso ou outro esforço podem promover diminuição na contagem de leucócitos, devido ao aumento do cortisol e, também, na gasometria.

A punção transcutânea é realizada, de preferência, na superfície lateral ou medial da região do calcâneo, evitando-se a curvatura posterior, na área central do pé (área do arco). Regiões com hematomas e edema também estão excluídas.

A profundidade da punção capilar não deve ser maior do que 2 mm, no RN de termo, e 1 mm no prematuro, devido ao risco de provocar lesão óssea. Na falange distal, a distância entre a pele e o osso varia de 1 mm a 1,5 mm, assim, não se recomenda a punção nessa região. Não utilizar agulhas nesse procedimento, somente lancetas curtas, podendo ser as trifacetadas.

Quando a punção fornecer quantidade de sangue insuficiente, realizar nova punção em outro local, utilizando nova lanceta.

Material

> *Não puncionar os dedos para coleta percutânea*

- ✓ Gaze ou algodão estéril, ou almofada tipo *swab*;
- ✓ Álcool 70%, clorexidina aquosa 0,2% ou outro antisséptico adotado na instituição;
- ✓ Lanceta curta (até 2,25 mm para o RNT e 0,85 mm para o RNPT);
- ✓ Luva de procedimento;
- ✓ Fita reagente, papel de filtro, microtubo ou outro recipiente para coletar a amostra (identificados); funil para transferência, capilar plástico heparinizado.

Procedimento

- ✓ Checar a requisição do exame médico;
- ✓ Confirmar a identificação do paciente (dois identificadores confiáveis);
- ✓ Orientar aos pais ou acompanhante quanto ao procedimento a ser realizado;
- ✓ Higienizar as mãos;
- ✓ Reunir o material; acoplar o funil ao microtubo se a coleta for por gotejamento;

✓ Solicitar auxílio para a coleta; promover a sucção não nutritiva, amamentação ou posição canguru, a fim de diminuir a dor durante o procedimento; ministrar glicose por via oral, com a mesma finalidade;

✓ Identificar os tubos, o papel-filtro etc. em presença dos pais;

✓ Calçar luvas, aquecer o local da punção com uma bolsa de água morna sobre a meia ou macacão, para aumentar a vasodilatação;

✓ Fazer antissepsia no local com álcool a 70% ou, conforme a orientação da Comissão de Controle de Infecção Hospitalar (CCIH), com clorexidina degermante 2%, aquoso 0,2% em movimento circular, do centro para fora; é recomendável retirar o excesso de antisséptico com SF 0,9% estéril; aguardar a secagem natural da região, por mais de 30 segundos;

✓ Preparar a lanceta ou caneta lancetadora (lanceta com mola);

✓ Segurar o calcâneo entre os dedos polegar e indicador;

✓ Puncionar a pele com movimento firme e rápido e introduzir a lanceta de forma perpendicular, na face lateral interna ou externa do calcanhar;

✓ Descartar a lanceta em recipiente apropriado;

✓ Limpar a primeira gota de sangue e proceder à coleta (tubos, papel-filtro, fitas reagentes);

✓ Promover a homogeneização adequada do sangue nos tubos com aditivos (anticoagulantes e/ou estabilizadores);

✓ Pressionar o local da punção com algodão ou gaze estéril por 1-3 min; elevar a extremidade puncionada, para facilitar a interrupção do sangramento; desprezar o material em local apropriado;

✓ Retirar as luvas e lavar as mãos;

✓ Protocolar o exame e encaminhar os recipientes ao laboratório ou realizar a leitura, imediatamente, comunicando resultados alterados;

✓ Registrar em prontuário.

Recipientes com aditivos

A utilização de anticoagulantes nos tubos ou recipientes de coleta de sangue possibilita a obtenção de plasma após a centrifugação ou promove a preservação dos elementos celulares sanguíneos para análise; eles devem ser utilizados de acordo com as normas estabelecidas pelo fabricante.

Tubos que contenham anticoagulantes podem atuar como potenciais meios de cultura para micro-organismos. Assim, o fabricante deve assegurar que o interior dos tubos seja estéril.

Os recipientes utilizados para a coleta de sangue seguem uma norma de fabricação específica que garante a capacidade de volume em relação ao anticoagulante ou aditivo utilizado, assim como espaço suficiente para realizar a efetiva homogeneização mecânica ou manual, que é realizada com a inversão suave do tubo, como mencionado, por cinco a dez vezes. O excesso de anticoagulante ou a coleta de sangue em volume inferior ao indicado para o tubo promove um efeito de diluição da amostra, sendo um importante fator de erro analítico.

Os frascos podem ser confeccionados em material plástico ou vidro.

Os anticoagulantes conservantes padronizados são apresentados no Quadro 14.1.

> *Afixar um quadro indicando o recipiente adequado para cada exame*

Quadro 14.1
Características dos recipientes utilizados para a coleta de amostra sanguínea

Anticoagulante	Características	Tampa	Exames
Sais ácidos etilenodiaminotetracéticos (EDTA K2, K3)	O EDTA K2 é aprovado pela *Food and Drug Administration* (FDA) para bancos de sangue, e recomendado pela *Clinical and Laboratory Standards Institute* (CLSI) e pelo *International Council for Standardization in Hematology* (ICSH), por ser o melhor anticoagulante para preservar a morfologia celular. Age ao sequestrar o íon cálcio livre, impedindo a coagulação sanguínea	Roxa	Hematologia: hemograma, diagnósticos moleculares, detecção de carga viral
Gel separador de coágulo, ácido citrato dextrose	O produto é eficiente para o processo de utilização do soro	Amarela	Bioquímica, sorologias, imunologia, marcadores tumorais, hormônios específicos, tipagem, ou para preservação celular
Citrato trissódico e outras substâncias	O tubo de citrato deve permitir a obtenção de uma solução de 9:1 (nove partes de sangue adicionadas a uma parte de solução de citrato). O volume de sangue nesse tubo é de extrema importância, pois interfere, significativamente, no resultado dos exames laboratoriais	Azul claro	Provas de coagulação (tempo de trombina, tempo de protrombina ativado)
Tubo revestido internamente com sílica/tubo "seco"	Pode conter substância ativadora de coágulo quando gentilmente invertidos	Vermelha	Bioquímica, Sorologia, tipagem sanguínea (ABO, Rh)

Continua...

Quadro 14.1 Características dos recipientes utilizados para a coleta de amostra sanguínea – continuação			
Anticoagulante	*Características*	*Tampa*	*Exames*
Heparina sódica ou heparina amônica ou heparina de lítio	Usado quando se faz necessário o uso de plasma	Verde	Bioquímica. Atenção: dosagem de lítio ou de amônia somente poderá ser realizada em tubo com heparina sódica
Fluoreto de sódio, EDTA, heparina	O EDTA age como anticoagulante e o fluoreto como inibidor da glicólise pelos elementos do sangue	Cinza	Glicemia e lactato no plasma

Coleta de sangue para hemocultura

A hemocultura é realizada para detectar o crescimento de micro-organismos aeróbios e/ou anaeróbios; o sangue, preferencialmente o venoso, é transferido para frascos específicos, contendo meios de cultura próprios TSB (*Trypticase Soy Broth* – caldo de caseína de soja), para aeróbios, e caldo Columbia, para anaeróbios. O frasco não deve conter heparina, pois esta tem efeito tóxico sobre micro-organismos sensíveis. O cuidado na coleta da amostra de sangue é um fator determinante para a obtenção de um resultado preciso e rápido.

A coleta deve ser realizada na ascensão da curva térmica (início da febre), de preferência, quando ocorre um aumento na sensibilidade para a detecção do agente, pois há melhor chance de se obter um maior número de micro-organismos. Nessa fase, a positividade é superior do que no pico febril, uma vez que a febre promove a destruição dos patógenos.

Recomenda-se coletar um volume de sangue correspondente a 10% do meio de cultura do frasco (proporção sangue/caldo de cultura de 1:5 a 1:10). Quantidades de sangue abaixo ou acima dessa proporção podem alterar o crescimento microbiológico e interferir no resultado do exame. Assim, as unidades de atendimento devem providenciar recipientes de vidro especiais para a coleta em clientes pediátricos (capacidade de até 4 mL), evitando a retirada de grandes volumes.

Em neonatos, coletar de 0,5-1,0 mL (recomendado) de sangue, transferidos para cada frasco neonatal/pediátrico, de acordo com as recomendações do fabricante. Ainda não é possível estabelecer volumes exatos em recém-nascidos, especialmente os prematuros.

De acordo com as recomendações do CLSI (*Clinical and Laboratory Standards Institute - Blood Cultures* IV, 2007) o volume de sangue extraído em crianças deveria ser de até 1% da volemia. Entretanto, outros estudos caracterizam como seguras as retiradas de até 4,0% a 4,5% da volemia (volemia = 10% do peso do RN).

O Consenso Brasileiro de Sepse e o CLSI estabelecem a coleta de duas a, no máximo, quatro amostras, simultaneamente ou a intervalos maiores do que 20 minutos, por punção em sítios diferentes (cada amostra é dividida em um frasco para a detecção de micro-organismos aeróbios, e um frasco para os anaeróbios, se for solicitado), aumentando em mais de 80% a chance de identificação do agente.

Em situações especiais, como RN muito baixo peso e anêmico, a coleta de apenas uma amostra, para aeróbio, pode ser necessária.

Se a amostra obtida for inferior ao preconizado, o maior volume de sangue deve ser inoculado no frasco aeróbio (para identificar *Pseudomonas aeruginosa, Stenotrophomonas maltophilia* ou leveduras, que são aeróbios estritos).

Para o diagnóstico de infecção sistêmica coletar amostra para cultura preferencialmente por punção venosa periférica. Punções arteriais não trazem benefício para a identificação de patógenos.

A coleta de sangue através de cateteres é utilizada somente para o diagnóstico de infecções relacionadas ao dispositivo e deve ser acompanhada de uma amostra de sangue periférico.

Estudo realizado por Sukrut Dwivedi e equipe, em 2009, demonstrou que o descarte do volume inicial, na coleta por cateter vascular, não diminui a chance de contaminação da amostra, tornando essa prática desnecessária.

Coletar a amostra antes de administrar o antimicrobiano, de preferência, ou imediatamente antes da próxima dose.

Os exames submetidos a métodos automatizados revelam se há crescimento de micro-organismos já nas primeiras 48 horas, em 80% dos casos.

Material

✓ Luvas de procedimento e luvas estéreis;

✓ Frascos com o meio de cultura, identificados; mantê-los na posição vertical;

✓ Gaze ou algodão estéril (ou almofada embebida em álcool);

✓ Álcool 70% ou clorexidina alcoólico 0,5%; torniquete;

✓ Dispositivo agulhado para a punção;
✓ Recipiente ou saco fechado para transporte.

> *RN até 1.000 kg =*
> *2 mL (para aeróbio)*
> *RN 1-2 kg - 4 mL*
> *RN acima 2 kg =*
> *6 mL (sendo 4 mL*
> *para aeróbio)*

Procedimento

✓ Fazer higienização cuidadosa das mãos e reunir o material;

✓ Confirmar a solicitação médica e a identificação do paciente (usar dois identificadores confiáveis);

✓ Informar o procedimento para os pais;

✓ Preparar os frascos de hemocultura (identificação completa em presença dos pais, registrar a temperatura corporal, data, hora e sítio da coleta); mantê-los em temperatura ambiente;

✓ Calçar luva de procedimento;

✓ Colocar o torniquete, se necessário, e pesquisar as condições das veias. Retirar o torniquete, se a punção não for imediata;

✓ Retirar o selo e realizar a antissepsia prévia da tampa de borracha do frasco, com álcool a 70% e algodão ou gaze estéril (de preferência);

✓ Manter um algodão ou gaze estéril, umedecida com álcool a 70%, sobre a tampa;

✓ Promover a assepsia da área a ser puncionada, com gaze estéril e clorexidina alcoólica 0,5% (retirar o resíduo SF 0,9% estéril, após a coleta) ou álcool 70%, em movimentos semicirculares (em caracol), de dentro para fora;

✓ Aguardar a secagem natural (de 30 segundos a 2 minutos), para que o antisséptico exerça efeito; repetir o processo mais duas vezes;

✓ Não tocar no local (usar luva estéril se precisar palpar o vaso novamente) e abrir o material para a punção. Usar torniquete se necessário;

✓ Repetir todo o procedimento se houver contaminação;

✓ Puncionar o acesso venoso, utilizando cateter agulhado ou outro;

✓ Observar a marca guia de nível, no próprio frasco;

✓ Transferir imediatamente o sangue para o frasco de hemocultura, colocando primeiramente o sangue no frasco anaeróbio (sem trocar a agulha da punção). Se a coleta for realizada com *scalp* e/ou adaptador do sistema fechado a vácuo, inocular primeiro o frasco aeróbio, e manter os frascos de hemocultura na posição vertical, neste caso, durante toda a coleta, a fim de evitar refluxo para a veia do paciente. Como mencionado, a maior quantidade de sangue deve ser colocada no frasco aeróbio, se a mostra for insuficiente para preencher aos dois frascos;

✓ Pressionar o local da punção até cessar o sangramento, com algodão ou gaze estéril (secos);

✓ Registrar o volume colhido na etiqueta do frasco;

✓ Desprezar o material em caixa de perfurocortante;

✓ Desprezar as luvas;

✓ Higienizar as mãos;

✓ Registrar o procedimento em prontuário, anotando o volume retirado, local da punção, intercorrências;

✓ Após a coleta, o material deve ser encaminhado, imediatamente, ao laboratório, em tempo menor do que uma hora (30 minutos para anaeróbios), temperatura ambiente até 37 °C, em recipiente fechado.

Coleta de sangue para gasometria

A coleta para gasometria é realizada com uma amostra de sangue arterial, venoso ou capilar, por punção em calcanhar (coletado em tubo capilar). É um exame laboratorial importante solicitado para pacientes críticos. O monitoramento da saturação periférica de O_2 diminui a frequência das coletas.

A punção é realizada pelo médico ou enfermeiro, geralmente em artéria radial (preferencial), tibial posterior, pediosa dorsal, temporal (menos utilizada) e braquial. Em neonatos, as artérias umbilicais podem ser utilizadas, nas primeiras 48 horas de vida.

Fazer antissepsia local com clorexidina degermante em RN com peso < 1.000 g. Usar cateter agulhado n.º 27 em bebês menores de 1.500 g.

Os procedimentos iniciais assemelham-se aos realizados para a punção venosa.

O pulso deve ser palpado para localizar a artéria e o torniquete não pode ser utilizado.

Ao escolher o local da punção avaliar o tipo de tecido periarterial, uma vez que músculo, tendão e gordura são menos sensíveis à dor.

Realizar o teste de Allen, antes da punção, comprimindo a artéria radial e a ulnar da mão a ser puncionada. Liberar uma delas e avaliar a presença de circulação colateral da mão. Repetir o procedimento com a liberação da outra artéria. O teste avalia o suprimento de sangue, se correr espasmo ou trombose do vaso puncionado.

Utilizar uma seringa pequena, de 1 mL ou 3 mL, com uma mínima quantidade de heparina em seu interior ou seringas apropriadas para recém-nascidos, disponíveis no mercado, contendo heparina balanceada de lítio com cálcio, aplicada por aspersão na parede interna da seringa, requerendo, assim, volumes menores de sangue, em torno de 0,6 mL, para a realização do exame.

Após a punção, aspirar ao êmbolo lentamente; desprezar a agulha e eliminar totalmente o ar residual dentro da seringa, obstruindo seu bico de forma a impedir, completamente, o contato com o ar atmosférico. Rolar a seringa entre as mãos para a mistura com o anticoagulante. Comprimir o local por 5 minutos com gaze ou algodão seco e estéril e aplicar um curativo adesivo, se necessário.

O material deve ser encaminhado ao laboratório em até 15 minutos; o resfriamento com gelo e água é possível, para seringas de vidro.

Observar frequentemente a perfusão e a coloração do membro, durante a primeira hora pós-coleta, e a formação de hematomas, uma das possíveis complicações.

Coleta de urina tipo I e urocultura

A urina é o produto final do mecanismo de filtração renal, e constituída por um grande número de substâncias orgânicas e inorgânicas, dissolvidas em água. A urinálise é um procedimento de grande valia diagnóstica, especialmente em crianças e mulheres, e para identificar foco infeccioso.

Alguns distúrbios metabólicos podem ser diagnosticados por meio da coleta de toda a urina eliminada de duas a 24 horas, como, por exemplo, o *clearence* de creatinina, que avalia a função de filtração renal. Basicamente, a coleta de urina é realizada para a pesquisa de elementos anormais do sedimento (EAS) ou urina tipo I; para a pesquisa de micro-organismos (urocultura) e para avaliação da filtração renal.

A coleta da amostra pode ser realizada a qualquer momento do dia, preferencialmente pela manhã ("primeira urina") ou após um período de duas horas ou mais de retenção, por ser mais concentrada. Sua composição modifica-se no decorrer do dia; o horário da coleta pode influenciar os achados laboratoriais.

A coleta de urina em neonatos deve ser obtida com o uso de coletor urinário ou através de uma sonda de demora ou de alívio, e por punção suprapúbica (procedimento médico).

Outros métodos podem ser utilizados para obter uma pequena quantidade de urina, como aspirar com seringa o conteúdo diretamente da fralda que, nesse caso não deve conter gel absorvente; interpor bolas de algodão e gazes estéreis, entre o genital e a fralda, aspirando a urina quando úmidas.

Para favorecer a micção, o colaborador pode massagear a região suprapúbica, colocar uma compressa úmida no abdômen ou, ainda, friccionar os músculos paravertebrais para estimular o reflexo espinhal de Perez.

Para realizar a uroanálise, a maioria dos laboratórios preconiza um volume de urina entre 3-10 mL.

Coleta por saco coletor

O uso do saco coletor é bastante difundido, mas o método apresenta maior risco de contaminação e resultados falso-positivo levando à recoleta da amostra, quando os sinais clínicos não forem suficientes para diagnosticar a infecção.

Material

- ✓ Saco coletor urinário específico para cada sexo, em embalagem íntegra;
- ✓ Água e sabão neutro (preferível);
- ✓ Antisséptico aquoso se for rotina da instituição;

> *Não esfregar o genital se o RN apresentar assaduras*

- ✓ Gazes ou compressas pequenas estéreis;
- ✓ Luvas de procedimento;
- ✓ Luva estéril, se protocolado para coleta de urocultura.

Procedimento

- ✓ Confirmar a solicitação médica;
- ✓ Higienizar as mãos;
- ✓ Reunir o material (manter os descartáveis fechados);
- ✓ Confirmar a identificação do paciente (dois identificadores confiáveis) e orientar os pais;
- ✓ Calçar luvas de procedimento;

✓ Verificar se a fralda está seca ou confirmar com o acompanhante o horário da última micção (bexiga deve conter urina). Se o bebê urinou recentemente realizar o procedimento após 1-2 horas, aproximadamente;

✓ Fazer a higienização do períneo, genitais (em meninas, de cima para baixo e em meninos expor a glande, se possível e sem forçar), coxas e nádegas com água e sabão neutro (ou o antisséptico adotado pela instituição);

✓ Enxaguar e secar com gaze estéril;

✓ Expor a parte adesiva do saco coletor e adaptá-lo ao genital, com cuidado para evitar contaminação da amostra a ser coletada. Em meninas afastar a porção final dos pequenos lábios para fixar o coletor primeiramente no períneo e aderir o restante do coletor de baixo para cima; evitar o decúbito dorsal que pode favorecer vazamentos. Se necessário, proteger a pele com placa de hidrocoloide.

O volume ideal para a urinálise é de 4 mL ou mais. Esclarecer dúvidas com o responsável pelo laboratório, quando não for possível obter amostras suficientes, especialmente em prematuros.

O coletor deve permanecer fixado por 30 minutos, devendo ser substituído por outro, caso a criança não urine no período; repetir a antissepsia local.

Retirar o saco coletor, delicadamente, e fechá-lo, colando as metades adesivas, sem contaminar o conteúdo.

Identificar o recipiente, protocolar e encaminhar o material para o laboratório, no período máximo de duas horas, em temperatura ambiente. A amostra pode ser refrigerada por, no máximo, 24 horas; não congelar.

Amostra por sonda de demora

Evitar a sondagem de alívio, sempre que possível. Para as crianças com cateter vesical, a coleta é realizada na extensão do coletor (Figura 14.3) e não diretamente na bolsa coletora de armazenamento, onde a urina já pode estar colonizada.

Material

✓ Luva de procedimento; óculos de proteção e máscara;

✓ Gaze estéril;

✓ Álcool 70%;

✓ Recipiente estéril identificado;

✓ Seringa de 10 mL e agulha de médio calibre (25×0,7 mm).

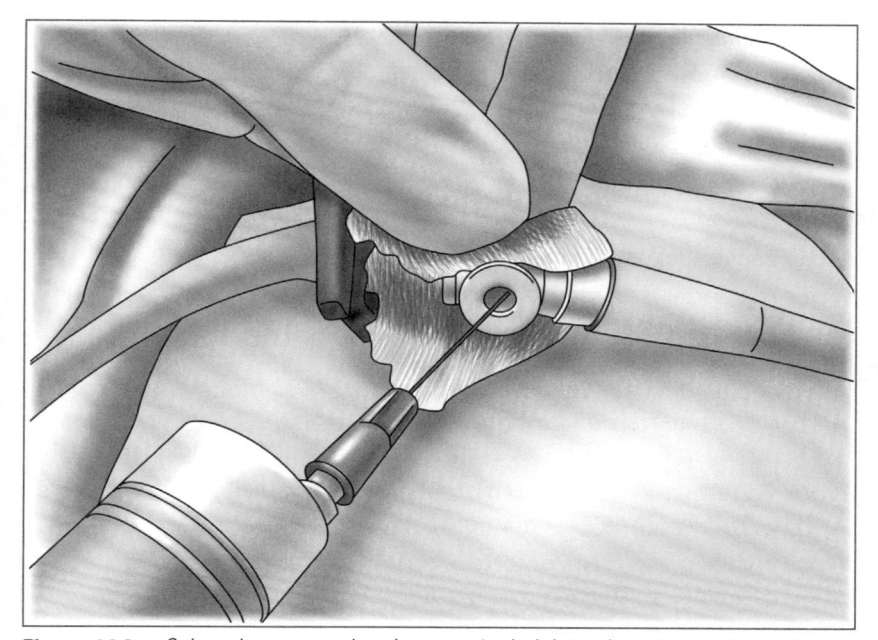

Figura 14.3 – *Coleta de amostra de urina através do injetor da extensão do coletor.*

Procedimento

✓ Conferir o pedido médico;

✓ Higienizar as mãos e reunir o material;

✓ Conferir a identificação do RN (usar dois identificadores confiáveis) e orientar os pais;

✓ Pinçar a extensão por dez a quinze minutos, no mínimo, para proporcionar o acúmulo de urina; a produção de urina é, em média, de 1 mL/kg/hora, se o paciente não estiver recebendo soroterapia;

✓ Proceder à desinfecção do dispositivo de coleta, com álcool a 70%, com três ou mais fricções;

✓ Coletar de 4 a 10 mL, com seringa e agulha;

✓ Transferir para o frasco estéril, sem contaminar;

✓ Liberar o cateter; desprezar o material em local apropriado;

✓ Retirar a luva, lavar as mãos e registrar o procedimento;

✓ Protocolar o exame e encaminhar para o laboratório, em até duas horas.

Punção suprapúbica

A punção suprapúbica é um ato médico indicada, em geral, para urocultura, especialmente para detecção de agentes anaeróbios.

Os cuidados da equipe de enfermagem são:

✓ Checar o último horário da troca de fralda, pois é fundamental que a bexiga contenha um volume mínimo para o exame;

✓ Esclarecer as dúvidas dos pais;

✓ Higienizar as mãos e reunir o material em uma bandeja limpa: pacote de gaze estéril; antisséptico; um par de luvas estéreis; um par de luvas de procedimento; campo fenestrado estéril; agulha descartável 25×0,7 mm ou 20×0,6 mm; seringa de 5-10 mL; etiqueta de identificação; tubo estéril. O uso de óculos de proteção é recomendável, na transferência da seringa para o tubo;

✓ Confirmar a identificação do RN (dois identificadores confiáveis); calçar luvas de procedimentos;

✓ Posicionar o RN confortavelmente e utilizar métodos não farmacológicos para o manejo da dor;

✓ Calçar luvas e óculos de proteção;

✓ Restringir a movimentação, apoiando as mãos no tórax e coxas;

✓ Abrir o frasco de coleta e transferir a urina, se necessário;

✓ Observar sinais de sangramento no local da punção, após o procedimento;

✓ Desprezar o material em local apropriado; retirar as luvas, lavar as mãos e encaminhar o material;

✓ Registrar em prontuário.

Coleta de líquor

O líquido cefalorraquidiano (LCR) é um fluido aquoso, semelhante a um microfiltrado de plasma, que circula pelo sistema ventricular, canal central da medula e espaços subaracnoides craniano e raquiano, produzido, em grande parte, pelo plexo coroide nos ventrículos laterais e no 3° e 4° ventrículos cerebrais, e representam a maior parte do fluido extracelular do sistema nervoso central.

A produção e a composição do LCR podem ser afetadas pela presença de tumor, infecção, trauma, isquemia e hidrocefalia.

Entre os métodos diagnósticos, a análise do LCR é de grande valia em neonatologia e pediatria.

A coleta é realizada por médico, auxiliado pelo enfermeiro. Por ser um procedimento invasivo, quando a indicação for eletiva deve-se obter o consentimento formal dos pais.

Além do diagnóstico, a punção ainda pode ser utilizada para a descompressão do SNC e a infusão de medicamentos.

Para a coleta de material, o médico punciona o espaço subaracnoide, entre os processos espinhosos das vértebras L3, L4 e L5. Embora o exame possa ser realizado em outras regiões, a punção lombar é a mais utilizada. As características química, citológica e física do líquor serão analisadas, e alterações, como sangramento e infecção, podem ser detectadas.

Em geral, o RN é posicionado em decúbito lateral, com flexão do tronco e joelhos ao centro do corpo. Essa posição é confortável para o RN, segura para o médico e causa menor risco para alteração dos movimentos respiratórios. É importante a contenção e restrição correta da criança, para evitar desposicionamento da agulha, agitação e acidentes. A curvatura da coluna deve ser mantida por um assistente. Não flexionar demasiadamente o pescoço.

Estudos apontam que a posição sentada, com o tronco fletido possibilita um maior espaço intervertebral, facilitando a punção; entretanto, a frequência cardíaca e a saturação podem se alterar.

O ponto entre a junção de uma linha imaginária, que une o ponto superior das cristas ilíacas e a coluna espinhal estabelece a localização da quarta vértebra.

Cuidado adicional deve ser tomado ao se posicionar o RN em uso de dispositivos, como cateter venoso e gástrico, evitando o seu deslocamento.

Durante o procedimento monitorar a saturação de oxigênio (SatO$_2$) a frequência cardíaca e respiratória.

Medidas não farmacológicas para diminuir a dor e anestesia locorregional, com lidocaína a 1% são instituídas, antes da punção.

O material para punção lombar é composto por caixa de punção lombar, contendo agulha com estilete n.º 22 ou 24 e pinças; seringas; agulhas 25 ou 30×0,7 mm, 25 ou 30×0,8 mm; luvas estéreis; pacote de gazes estéreis; clorexidina alcoólica a 2%, para antissepsia (em movimentos circulares de dentro para fora); campo fenestrado estéril; capote estéril; máscara e gorro; três a quatro tubos estéreis, sem anticoagulante (ou um único tubo). Óculos de proteção são recomendados. Evitar o uso de agulha ou escalpe (21 G e 23 G), pois a punção com esses materiais podem introduzir resíduos de pele no orifício.

Um manômetro é colocado antes da remoção do LCR, para indicar a pressão, que varia, em menores de 8 anos, entre 1-10 cmH$_2$O (10-100 mmHg), sendo um pouco mais baixa em RN.

Os valores normais do LCR no período neonatal apresentam amplas variações, dificultando a sua interpretação. O valor de referência na contagem de leucócitos, proteínas e glicose no líquor analisado diferem (Tabela 14.1), no RN prematuro (RNPT). A diminuição de glicose liquórica pode ser um indicativo de meningite, e seu valor de referência corresponde a 65% e 80% da glicemia sérica (cerca de 2/3).

Tabela 14.1
Características do líquor de acordo com a idade gestacional*

Característica do líquor	Valor de referência RNPT	Valor de referência RN a termo
Leucócitos (/mm³)	0-29 (menos de 15 células/mm³)	0-32 (menos de 15 células/mm³)
Proteína (mg%)	65-150	20-170
Glicose (mg%)	24-63	34-119

*Os valores podem variar, de acordo com as semanas de vida.

Embora raríssima no período neonatal, a herniação das amigdalas cerebelares, por diferença de pressão entre o cérebro e a coluna, causada pela punção é uma possibilidade. Assim, em suspeita de hipertensão intracraniana grave, recomenda-se encaminhar solicitação médica para tomografia, antes da coleta.

As atividades de enfermagem antes e após o procedimento para a punção lombar são:

✓ Conferir a solicitação médica;

✓ Higienizar as mãos e reunir o material necessário para a coleta do LCR, em bandeja limpa;

✓ Conferir a identificação do RN (dois identificadores confiáveis);

✓ Orientar a família quanto ao exame;

✓ Coletar uma amostra de sangue, conforme pedido médico, para avaliação de glicemia e proteínas;

✓ Identificar os frascos, conforme rotina institucional: tubo n.º 1 para análise bioquímica e sorológica (tampa vermelha); tubo n.º 2 para microbiologia (tampa amarela); tubo n.º 3 para citologia (tampa roxa); ou tubo estéril único (tampa azul). A identificação deve conter o local da punção, e ser realizada, de preferência, em presença dos pais;

✓ Posicionar o RN, apenas restringindo a movimentação da coluna, sem que prejudique a função cardiorrespiratória pela hiperflexão;

✓ Monitorar FC, FR e SatO$_2$, durante e após o procedimento;

✓ Auxiliar a coleta de 0,5-1,0 mL de líquor, em cada tubo (aspiração lenta, não recomendada, ou por gotejamento direto no tubo); oferecer os tubos por ordem de identificação: primeiro tubo será utilizado pelo laboratório para as análises bioquímicas e sorológicas; o segundo será utilizado para os exames microbiológicos, e o terceiro para as contagens celulares. A coleta de 3 mL em tubo único também é possível;

Observar o aspecto do líquor quanto a sua coloração e limpidez (límpido, levemente turvo, turvo ou opalescente, e purulento). Em recém-nascidos é comum encontrar uma coloração amarelada (xantocromia), devido á hiperbilirrubinemia.

✓ Comprimir o local após a retirada da agulha por mais de 3 minutos, evitando o escape liquórico;

✓ Manter um curativo oclusivo na punção, retirando-o no dia seguinte;

✓ Desprezar o material em local apropriado; retirar as luvas e higienizar as mãos;

✓ Encaminhar as amostras ao laboratório de análises clínicas, em até uma hora (para análise microbiológica ou citológica);

✓ Anotar, no prontuário, sobre a coleta de LCR, descrevendo intercorrências, volume e característica da amostra após a inspeção visual;

✓ Manter o RN em decúbito horizontal, por 24 horas, se recomendado pelo neurologista;

✓ Observar a presença de sangramento, no local da punção;

✓ Observar os sinais de dor, comunicar e medicar, conforme prescrição;

✓ Observar a presença do reflexo cutâneo-plantar e a movimentação de membros inferiores.

Os procedimentos para a coleta de material biológico em recém-nascidos devem ser protocolados e a equipe treinada, periodicamente, a fim de estabelecer os padrões mínimos exigidos para que as amostras avaliadas representem as reais condições clínicas do paciente.

Referências

1. Agência Nacional de Vigilância Sanitária - Anvisa. Manual de Microbiologia Clínica para o Controle de Infecção Relacionada à Assistência à Saúde. Módulo 4: Procedimentos Laboratoriais: da requisição do exame à análise microbiológica

e laudo final/Agência Nacional de Vigilância Sanitária. Brasília: Anvisa, 2013. 101p.: il.9 v.

2. Araújo BF, Zatti H. Neonatologia: guia de rotinas. Caxias do Sul: Educs; 2004.

3. Associação Paulista de Epidemiologia e Controle de Infecção Hospitalar (APECIH); Nicoletti C, Carrara D, Richtmann R, coords. Infecção associada ao uso de cateteres vasculares. 3ª ed. [revisada e ampliada]. São Paulo: APECIH; 2005.

4. Baron, EJ, Weinstein MP, Dunne Jr WM, Yagupsky P, Welsh DF, Wilson DM. Cumitech 1C, Blood Cultures IV. Coordinating Ed. E.J. Baron. ASM Press, 2005.

5. BD Diagnostics – Preanalytical Systems. Catálogo de produtos para coleta de sangue. [Acesso em 10 jul 2015]. Disponível em: http://www.bd.com/resource. aspx? IDX= 4627.

6. Centers for Disease Control and Prevention (EUA). Guidelines for the prevention of intravascular catheter-related infections. 2011. [acesso 10 jul 2015]. Disponível em: http://www.cdc.gov/hicpac/pdf/guidelines/bsi-guidelines-2011.pdf.

7. Clinical Laboratory Standards Institute – CLSI. Principles and Procedures for Blood Culture. Approved Guidelines. M47-A. Wayne, Pensylvania. 2007;27(17).

8. Comar SR, Machado NA, Dozza TG, Haas P. Análise citológica do líquido cefalorraquidiano. Estud Biol. 2009;31(73/74/75)93-102.

9. Dwivedi S, Bhalla R, Hoover DR, Weinstein MP. Intravenous catheter drawn blood culture does not reduce contamination rates in discarding the initial aliquot of blood. J. Clin. Microbiol. 2009; 47(9):2950-1.

10. Gardner SL, Carter BS. Merenstein e Gardner's Handbook of Neonatal Care. 7Th ed. USA: Mosby Elsevier; 2011.

11. Harada MJCS, Pedreira mLG. Terapia Intravenosa e Infusões. São Paulo: Yendis; 2011.

12. Hertzog DR, Waybill PN. Complications and controversies associated with peripherally inserted central catheters. J Infus Nurs. 2008;31(3):159-63.

13. Hockenberry MJ, Wilson D. Wong - Fundamentos de Enfermagem Pediátrica. 9ª ed. Rio de Janeiro: Elsevier, 2014; p 632-38.

14. Infusion Nurses Society (INS). Infusion nursing standards of practice. Journal of Infusion Nursing. 2011; 34(1S).

15. Kellog JA, Manzella JP, Bankert DA. Frequency of low-level bacteremia in children from birth to fifteen years of age. J. Clin. Microbiol. 2000; 38(18):2181-85.

16. Kyle T. Enfermagem Pediátrica. [Trad. Cosendey CH, Gomes IL.]. Rio de Janeiro: Guanabara Koogan; 2011. p. 309-33.

17. Martin LGR, Segre CAM. Manual Básico de Acessos Vasculares. São Paulo: Atheneu; 2010.

18. Ministério da Saúde (Brasil), Secretaria de Atenção à Saúde, Departamento de Ações Programáticas e Estratégicas. Atenção à saúde do recém-nascido: guia para os profissionais de saúde/Ministério da Saúde, Secretaria de Atenção à Saúde, Departamento de Ações Programáticas e Estratégicas. Brasília: Ministério da Saúde; 2011. 4 v.:il. [Série A. Normas e Manuais Técnicas].

19. Novaes HMD. Processo de desenvolvimento tecnológico em saúde: demanda e uso da tecnologia - o consumo hospitalar de São Paulo [relatório técnico final]. São Paulo: Departamento de Medicina Preventiva da Universidade de São Paulo; 1990.

20. Pettit J. Assessment of infants with peripherally inserted central catheters: Part.1 Detecting the most frequently occurring complications. Adv Neonatal Care. 2002;2(6):304-15.

21. Pettit J, Wyckoff MM. Peripherally inserted central catheters. Guideline for Practice. 2ª ed. National Association of Neonatal Nurses; 2007.

22. Racadio JM, et al. Pediatric peripherally inserted central catheters: complication rates related to catheter tip location. Pediatrics. 2001;107(2):1-4.

23. Rodrigues FPM, Magalhães M. Normas e Condutas em Neonatologia: Serviço de Neonatologia do Departamento de Pediatria da Santa Casa de São Paulo, Faculdade de Ciência Médicas da Santa Casa de São Paulo. Atheneu: São Paulo; 2008. p. 77-9.

24. Seehusen DA, Reeves MM, Fomin DA. Cerebrospinal fluid analysis. American Family Phisician. 2003; 68(6):1103-8.

25. Siqueira de Aquino I, Miyamoto Y; Secretaria da Saúde (São Paulo), Conjunto Hospitalar de Sorocaba. Procedimento operacional: coleta de hemocultura. 2008 [Acesso em 10 jul 2015]. Disponível em: http://www.saude.sp.gov.br/resources/chs/dir.tecnico-de-departamento/protocolo-médico/hemocultura_coleta.pdf.

26. Sociedade Brasileira de Patologia Clínica (SBPC)/Medicina Laboratorial. Recomendações. Coleta e preparo da amostra biológica. Barueri: Manole, 2014.

27. Souza ABG (org.). UTI Neonatal: cuidados ao recém-nascido de médio e alto risco. São Paulo: Atheneu. 2015; p.207-14; 477-79.

28. Souza ABG, Silva AM,Quadrado ERS. Coleta de exames no recém-nascido. In: Souza ABG. Enfermagem Neonatal: cuidado integral ao recém-nascido. 2ª ed. São Paulo: Atheneu, 2014; p.159-66.

29. Tamez RN. Enfermagem na UTI neonatal: Assistência ao Recém-nascido de Alto Risco. 5ª ed. Rio de Janeiro: Guanabara Koogan; 2013.

30. Whaley L, Wong D. Enfermagem pediátrica. 5ª ed. Rio de Janeiro: Guanabara Koogan; 1999.

Resolução Conanda N. 41

Ministério da Justiça
Conselho Nacional dos Direitos da Criança e do Adolescente
Resolução n. 41 de 13 de outubro de 1995

O Conselho Nacional dos Direitos da Criança e do Adolescente-Conanda, reunido em sua Vigésima Sétima Assembleia Ordinária e considerando o disposto no Art. 3° da Lei 8.242, de 12 de outubro de 1991, resolve:

I – Aprovar em sua íntegra o texto oriundo da Sociedade Brasileira de Pediatria, relativo aos Direitos da Criança e do Adolescente hospitalizados, cujo teor anexa-se ao presente ato.

II – Esta resolução entra em vigor na data de sua publicação.

NELSON DE AZEVEDO JOBIM - Ministro de Estado e Presidente do Conselho.

Anexo da Resolução n. 41 de 13 de outubro de 1995 (*DOU*, Seção 1, de 17.10.1995)

Direitos da Criança e do Adolescente

1. Direito à proteção, à vida e à saúde com absoluta prioridade e sem qualquer forma de discriminação.

2. Direito a ser hospitalizada quando for necessário para o seu tratamento, sem distinção de classe social, condição econômica, raça ou crença religiosa.

3. Direito a não ser ou permanecer hospitalizado desnecessariamente por qualquer razão alheia ao melhor tratamento de sua enfermidade.

4. Direito a ser acompanhado por sua mãe, pai ou responsável, durante todo o período de sua hospitalização, bem como receber visitas.

5. Direito a não ser separado de sua mãe ao nascer.

6. Direito a receber aleitamento materno sem restrições.

7. Direito a não sentir dor, quando existam meios para evitá-la.

8. Direito a ter conhecimento adequado de sua enfermidade, dos cuidados terapêuticos e diagnósticos a serem utilizados, do prognóstico, respeitando sua fase cognitiva, além de receber amparo psicológico quando se fizer necessário.

9. Direito a desfrutar de alguma forma de recreação, programas de educação para a saúde, acompanhamento do *curriculum* escolar, durante sua permanência hospitalar.

10. Direito a que seus pais ou responsáveis participem ativamente do seu diagnóstico, tratamento e prognóstico, recebendo informações sobre os procedimentos a que será submetido.

11. Direito a receber apoio espiritual e religioso, conforme a prática de sua família.

12. Direito de não ser objeto de ensaio clínico, provas diagnósticas e terapêuticas, sem o consentimento informado de seus pais ou responsáveis e o seu próprio, quando tiver discernimento para tal.

13. Direito a receber todos os recursos terapêuticos disponíveis para a sua cura, reabilitação e/ou prevenção secundária e terciária.

14. Direito à proteção contra qualquer forma de discriminação, negligência ou maus tratos.

15. Direito ao respeito a sua integridade física, psíquica e moral.

16. Direito à preservação de sua imagem, identidade, autonomia de valores, dos espaços e objetos pessoais.

17. Direito a não ser utilizado pelos meios de comunicação de massa, sem a expressa vontade de seus pais ou responsáveis ou a sua própria vontade, resguardando-se a ética.

18. Direito à confidencialidade dos seus dados clínicos, bem como direito de tomar conhecimento desses dados, arquivados na instituição pelo prazo estipulado em lei.

19. Direito a ter seus direitos constitucionais e os contidos no Estatuto da Criança e do Adolescente respeitados pelos hospitais integralmente.

20. Direito a ter uma morte digna, junto a seus familiares, quando esgotados todos os recursos terapêuticos disponíveis.

Casos Clínicos e Exercícios Práticos

Aspásia Basile Gesteira Souza

1 – Quanto aos fatores que interferem diretamente no crescimento de recém-nascidos e lactentes:
a) A herança genética é o fator mais importante;
b) A boa relação mãe-bebê garante um bom crescimento;
c) Os fatores ambientais interferem mais diretamente do que os genéticos;
d) A amamentação garante o crescimento adequado da criança.

2 – Recém-nascido com idade gestacional de 36 semanas e cinco dias, cujo peso, comprimento e perímetro cefálico se situam abaixo do escore Z -2 da curva de crescimento de referência é classificado como:
a) RNPT, AIG;
b) RNT, AIG;
c) RNT, PIG;
d) RNPT, PIG.

3 – Ao nascimento um RN apresenta apneia e, após ser seco, aquecido e aspirado as vias aéreas não houve melhora. A conduta adequada é:
a) Intubação traqueal;
b) Oferecer o oxigênio inalatório;
c) Aspirar novamente boca e narinas;
d) Iniciar a ventilação com balão e máscara.

4 – Para intubar um RN de 26 semanas e peso em torno de 500 g, separar a cânula traqueal com diâmetro interno de:

a) 2,5 mm, sem balonete, introduzida até a marca correspondente a 6-7 cm, ao nível do lábio superior;

b) 2,5 mm, sem balonete, introduzida até a marca correspondente a 7-8 cm;

c) 3,5 mm, sem balonete, introduzida até a marca correspondente a 6-7 cm;

d) 2,5 mm, com balonete, introduzida até a marca correspondente a 7-8 cm.

5 – Para manter a temperatura de recém-nascidos com prematuridade extrema e peso aproximado abaixo de 1.200 g, em sala de parto:

a) Desligar o ar condicionado, antes do nascimento e colocar touca;

b) Colocar o bebê sobre um colchão térmico, em berço com calor radiante;

c) Envolver o recém-nascido em um saco plástico poroso, sem secá-lo, e colocá-lo sob calor radiante, com touca;

d) Posicionar o recém-nascido sob berço de calor radiante, aspirar boca e narinas, secar, retirar os campos, e envolvê-lo em compressas.

6 – O procedimento mais efetivo na reanimação neonatal é:

a) Ventilação com pressão positiva;

b) Intubação traqueal;

c) Massagem cardíaca;

d) Administração de adrenalina.

7 – Na técnica de massagem cardíaca para a reanimação de RN:

a) Não é necessária uma superfície de apoio sob dorso do RN;

b) Completar 60 movimentos/min;

c) A técnica dos polegares é mais cansativa que a dos 2 dedos;

d) O local da massagem cardíaca é o terço superior do esterno.

8 – São sinais de boa pega:

a) RN abocanha toda a aréola inferior, bochechas cheias, lábio inferior evertido;

b) RN abocanha toda a aréola inferior, bochechas encovadas, lábio superior evertido;

c) RN abocanha toda a aréola superior, bochechas cheias, lábios evertidos;

d) RN abocanha todo o mamilo, bochechas cheias, lábio inferior evertido.

9 – Assinale as afirmações incorretas:

a) RN é a criança de zero a 29 dias de vida.

b) Vérnix caseoso é uma camada de gordura, restos de pele e pelugem que reveste a pele do feto.

c) O perímetro cefálico deve ser de 2 a 5 cm menor do que o perímetro torácico.

d) Os sinais de atresia de esôfago são: engasgamento, refluxo do leite, não progressão do cateter gástrico.

e) O manguito ideal para o RN deve possuir largura de 40% da circunferência do braço ou coxa, e comprimento de 80%.

f) Craniossinostose é a denominação do fechamento precoce das suturas cranianas e seu principal tipo é a escafocefalia.

g) O *nevus pigmentosus* desaparece ou regride bastante nos primeiros anos de vida.

h) A bossa serossanguinolenta se caracteriza por um edema bem definido e escuro no crânio, de instalação lenta.

i) Para identificar a fenda palatal, o examinador deve palpar o palato duro e inspecioná-lo com lanterna.

j) O cordão umbilical, sem alterações, possui uma artéria e duas veias.

k) A amamentação está indicada ao RN filho de mãe com sorologia+ para hepatite B, sem restrições.

l) Criptorquidia é a ausência de testículo na bolsa escrotal.

m) Fenilcetonúria é um erro inato do metabolismo (EIM), em que o RN não converte a fenilalanina em tirosina, acumulando seus metabólitos no sangue.

n) O EIM mais comum é o hipotireoidismo e seu tratamento consiste em repor o hormônio tiroidiano T4.

o) Glicemia abaixo de 40-45 mg/dl no primeiro dia de vida diagnóstica a hipoglicemia.

p) São características do RNPT extremo e moderado: magreza, pele fina e brilhante, cartilagem flexível em orelhas, plantas dos pés com sulcos superficiais, sucção fraca, apneia frequente, lanugo, hipotermia e risco de enterocolite necrosante, retinopatia e hemorragia cerebral.

q) Intestino, urina, pele e mecônio são estéreis no nascimento.

r) O reflexo do olho vermelho positivo descarta a catarata congênita.

s) A artéria umbilical leva sangue oxigenado da placenta para a veia cava inferior e, desta, para o átrio direito do coração do feto.

t) Níveis inadequados de prostaglandina E1 favorecem o fechamento do ducto arterial.

u) A comunicação entre os átrios não é fisiológica, no período fetal.

v) São urgências cirúrgicas no período neonatal: hérnia diafragmática, atresia de coanas, atresia de esôfago, hérnia inguinal e canal arterial em RNPT muito, muito baixo peso (<1.000 g).

10 – Calcule a dose dos medicamentos:

a) Prescrição: 12 mg de ampicilina, IV. Frasco com 500 mg, diluente ampola 5 mL.

b) Prescrição: 100.000UI de penicilina cristalina, IV, a cada 12 horas. Frasco-ampola com 5 milhões e diluente ampola de 10 mL. Diluir em 20 mL de SF 0,9% e infundir em 50 minutos.

c) Prescrição: 20 mg de vancomicina, IV a cada 12 horas. Frasco com 500 mg, diluente ampola de 5 mL. Diluir em 20 mL de SF 0,9% e infundir em 90 minutos.

11 – Com relação ao RN prematuro (RNPT) é incorreto afirmar:

a) RN antes de 32 semanas de IG apresenta desconforto respiratório por deficiência na produção de surfactante.

b) Devido ao centro termorregulador imaturo, não produz mecanismos para controlar a temperatura, mas consegue manter seu aquecimento pela camada isolante de gordura subcutânea.

c) A hemorragia intracraniana é uma das complicações mais graves, devido à fragilidade dos vasos e à deficiência dos fatores de coagulação.

d) É mais susceptível a infecções devido à resposta imunológica deficiente.

12 – São testes de triagem realizados no RN durante a primeira semana de vida:

a) Reflexo vermelho, amostra biológica, acuidade auditiva, saturação de O_2 pré e pós-ductal;

b) Reflexo do olho vermelho, do pezinho, da sucção, acuidade auditiva;

c) Saturação de O_2 pré e pós-ductal, da sucção, de Moro, do pezinho, da orelhinha;

d) Magnus-Kleijn, do coraçãozinho, do pezinho, sucção.

13 – Os reflexos neurológicos testados no RN, antes da alta, são:

a) Preensão palmar, preensão plantar, de Moro, sucção, de busca;

b) Retiniano, de busca, de Moro, do mergulhador;

c) Preensão palmar, da retina, de Moro, da descompressão brusca;

d) Sucção, de busca, da amamentação, de Moro, retiniano.

14 – Ao infundir medicamentos por via intravenosa, um cuidado fundamental é:

a) Confirmar se há interação entre as drogas e administrar uma por vez;

b) Separar o material necessário, e aspirar a dose prescrita;

c) Passar em plantão as intercorrências, e diluir em bureta;

d) Preparar a dose correta, e checar a prescrição.

15 – São medidas não farmacológicas para o controle da dor em RN com peso ≥ 2.500 g:

a) Administrar de 1-2 mL de solução de água com sacarose a 24% ou 25%, 2 minutos antes do procedimento; contenção com as mãos; sucção não nutritiva;

b) Administrar 2 gotas de dipirona sublingual, 2 minutos antes do procedimento; sucção não nutritiva; enrolamento suave;

c) Oferecer 2-4 mL de solução de água com sacarose 12%, 2 minutos antes do procedimento; sucção não nutritiva; enrolamento suave;

d) Administrar 1-2 gotas de glicose 25%, 2 minutos antes do procedimento; amamentação; posição canguru.

16 – Os dispositivos ideais para terapia intravenosa em recém-
-nascidos são:

a) Cateter sobre agulha n.ᵒˢ 23 e 25, e cateter flexível com asas n.ᵒ 24;

b) Cateter sobre agulha n.ᵒ 22, e cateter flexível com asas n.ᵒ 22 ou 24;

c) Cateter agulhado n.ᵒ 23 e 25, e cateter sobre agulha n.ᵒ 24;

d) Cateter sobre agulha n.ᵒˢ 23, e cateter sobre agulha n.ᵒ 20.

17 – A manutenção de acesso venoso periférico, de uso intermitente é realizada com:

a) Infusão de solução glicosada estéril 5%, 1-3 mL, a cada 8 horas;

b) Infusão de solução fisiológica estéril 0,9%, 1-3 mL, a cada 8 horas;

c) Infusão de solução heparinizada, 2 UI/ml, a cada 8 horas;

d) Infusão de solução heparinizada, 1-3 mL, a cada 8 horas.

18 – O curativo do coto umbilical deve ser realizado com:

a) Clorexidina 2%, três vezes ao dia;

b) Álcool 70%, no mínimo cinco vezes ao dia;

c) Álcool 70%, após o banho;

d) Clorexidina alcoólica 5%, três vezes ao dia.

19 – RN com 15 horas de vida, apresenta hiperbilirrubinemia (BST =
10 mg%), icterícia até o abdômen, em tratamento por fototerapia com
lâmpadas LED. Indique a resposta correta:

a) O RN apresenta icterícia patológica; zona I de Kramer;

b) O RN apresenta icterícia fisiológica; zona III de Kramer;

c) O RN apresenta icterícia patológica; zona II de Kramer;

d) O RN apresenta icterícia fisiológica; zona II de Kramer;

20 – Os pontos de referência sequenciais, para medir o comprimento do cateter gástrico inserido no RN são:

a) Lóbulo da orelha ou comissura labial e terço médio do processo
xifoide;

b) Lóbulo da orelha ou comissura labial e terço médio entre o
processo xifoide e o coto umbilical;

c) Comissura labial ou lóbulo da orelha e ponto médio entre o processo xifoide e o coto umbilical;
d) Comissura labial ou lóbulo da orelha e processo xifoide.

21 – Os procedimentos realizados, durante a 1ª hora após nascimentos incluem:
   a) Aplicar vacina BCG e vacina anti-hepatite B;
   b) Instilação ocular de nitrato de prata 1% e aplicar injeção intramuscular de vitamina K1;
   c) Aplicar vacina anti-hepatite B e instilação ocular de nitrato de prata 1%;
   d) Administrar injeção intramuscular de vitamina K1 e instilação ocular de nitrato de prata 10%.

22 – São doenças triadas pelo teste do pezinho oferecido pelo Sistema Único de Saúde:
   a) Hipotireoidismo, hemoglobinopatias, síndrome de Down, fenilcetonúria, fibrose cística; deficiência da biotinidade;
   b) Hipotireoidismo, anemia falciforme, fenilcetonúria, hidrocefalia, deficiência da biotinidase; hiperplasia adrenal;
   c) Hipotireoidismo, hemoglobinopatias, fenilcetonúria, deficiência da biotinidase, fibrose cística; hiperplasia adrenal;
   d) Hipotireoidismo, anemia falciforme, síndromes cromossômicas, fenilcetonúria, fibrose cística, deficiência de biotinidase.

Caso 1

Parto de gemelares em 10/10/2016. A data provável seria em 02/12/2016.

O gêmeo 1 é do sexo feminino, apresenta acrocianose, postura fletida, choro forte, FC = 130 bpm, reativo à manipulação, FR = 48 rpm. Peso = 2.000 g.

O gêmeo 2 é do sexo masculino, apresenta acrocianose, postura semifletida, choro fraco, FC = 145 bpm, reativo à manipulação, FR = 52 rpm. Peso = 1.850 g.

O resultado da avaliação de APGAR é:
Gêmeo 1 = _____ Gêmeo 2 = _____

A idade gestacional dos bebês é: _____

Quanto à classificação:

a) Gêmeo 1: RNPT moderado, baixo peso, AIG; Gêmeo 2: RNPT moderado, baixo peso, AIG.

b) Gêmeo 1: RNPT tardio, muito baixo peso, PIG; Gêmeo 2: RNPT tardio, muito baixo peso, PIG.

c) Gêmeo 1:RNPT moderado, baixo peso, PIG; Gêmeo 2: RNPT moderado, muito baixo peso, PIG.

d) Gêmeo 1: RNPT, peso normal, PIG; Gêmeo 2: RNPT, baixo peso, PIG.

Caso 2

RN a termo, pesando 2.800 g, submetido a fototerapia por lâmpada LED, por icterícia zona III de Kramer. Apresenta mecônio semilíquido e fontanela anterior abaixo do nível ósseo. São condutas do enfermeiro: _____

Respostas

1 – C

2 – D

3 – D

4 – A

5 – C

6 – A

7 – A

8 – A

9 – A, C, H, J, K, S, U

10 –

a) Substituir os valores utilizando a fórmula: dose prescrita / dose no estoque × diluição 12/500 × 5 = 0,12 mL. Aspirar em seringa de 1 mL.

Se a opção for rediluir a medicação: retirar 1 mL da solução já diluída (500 mg dissolvidos em 5 mL), que contém 100 mg, e acrescentar mais 9 mL de diluente, resultando em uma solução decimal em que cada mililitro corresponde a 10 mg. Como a prescrição é de 12 mg, aspirar 1,2 mL da solução decimal (volume mais seguro que 0,12 mL), em seringa de 3 mL.

b) Pó 5.000.000 UI ao ser diluído resulta em um volume de dois mililitros. Assim, injetar 8 mL de diluente, totalizando 10 mL, que contém 5.000.000 UI.

100.000/5.000.000 × 10 = 0,20 mL. Aspirar a dose em seringa de um ou 3 mL. Inserir 20 mL de SF 0,9% em bureta ou frasco com equipo de bomba infusora (preferível), acrescentar a dose prescrita (0,20 mL que correspondem a 100.000 UI) e infundir na velocidade de 24 mL/hora (24 microgotas por minuto).

c) 20/500 × 5 = 0,20 mL. Aspirar a dose em seringa de 1 ou 3 mL. Inserir 20 mL de SF 0,9% em bureta ou equipo de bomba infusora (preferível), acrescentar a dose prescrita (0,20 mL que correspondem a 20 mg) e infundir na velocidade de 13 mL/hora (13 microgotas por minuto).

11 – B

12 – A

13 – A

14 – A

15 – A

16 – B

17 – B

18 – B

19 – C

20 – C

21 – B

22 – C

Caso 1. APGAR 9 e 7; 32 semanas 3/7 dias; A

Caso 2. Estimular o aleitamento materno a curtos intervalos. Manter RN despido, com proteção ocular. Pesar 2x/dia. Checar a irradiância. Avaliar fontanela anterior. Controlar débito urinário por saco coletor ou peso de fralda por 24 horas.

Interações Medicamentosas entre Fármacos Intravenosos

Aspásia Basile Gesteira Souza • *Andreza de Souza Brito** • *Ellen Araújo**

Medicamentos intravenosos e respectivos nomes comerciais de uso habitual em Neonatologia

Aciclovir – Zovirax®, Virulax®
Amicacina – Novamin®
Aminofilina – Aminofilina®
Ampicilina – Amplacilina®, Binotal®
Anfotericina B – Fungizon®, Anphocil®
Cefepime – Maxcef®
Cefotaxima – Claforan®, Cefotax®
Ceftazidima – Fortaz®, Taziden®, Kefadim®
Ceftriaxona – Rocefin®, Trixin®, Ceftriax®
Clindamicina – Dalacin®
Dexametasona (Fosfato) – Decadron®
Dobutamina – Dobutrex®
Dopamina – Revivan®
Fenitoína – Hidantal®
Fenobarbital Sódico – Gardenal®
Fentanila – Fentanil®
Furosemida – Lasix®
Fluconazol – Zoltec®
Gentamicina – Garamicin®, Genta Plus®, Gentaxil®
Heparina – Liquemine®
Imipenem/Cilastatina – Tienam®
Metronidazol – Flagyl®
Midazolam – Dormonid®
Oxacilina – Staficilin-N®
Penicilina G – Benzetacil®
Ranitidina – Antak®
Vancomicina – Vancocina®

*Enfermeiras especialistas em Neonatologia Intensiva; colaboração na formatação dos dados.

Interações medicamentosas entre os fármacos intravenosos

	Aciclovir	Amicacina	Aminofilina	Ampicilina	Anfotericina B	Azitromicina	Benzilpenicilina potássica	Bicarbonato Ca	Cefazolina	Cefepime
Aminofilina		SF SG RL		■						■
Amicacina				■	■			■		■
Ampicilina	■	■					■			■
Anfotericina B	■									
Azitromicina	■					■				
Benzilpenicilina potássica				■		■			■	
Bic. Na				■				■		
Cefazolina										
Cefepime	■									
Cefotaxima				■			■			
Ceftazidima										
Ceftriaxona										
Cipro floxacino	■			■				■		
Clindamicina										
Dexametasona										
Diazepan	■						■	■		
Dobutamina	■						■			
Dopamina	■			■		■	■			
Fenitoína	■		S				S			
Fenobarbital										
Fentanila				SG			■			
Fluconazol					■					
Furosemide						■				

Cefotaxima	Ceftriaxona	Ciprofloxacino	Clindamicina	Dexametasona	Diazepan	Metilprednisolona	Midazolan	Morfina	Omeprazol	Oxacilina	Ranitidina	Tiopental	Vancomicina
													S
						S				S			
													S
											S		
							S						S
											S		
													S
											S		

Interações medicamentosas entre os fármacos intravenosos

	Aciclovir	Amicacina	Aminofilina	Ampicilina	Anfotericina B	Azitromicina	Benzilpenicilina potássica	Bicarbonato Ca	Cefazolina	Cefepime
Ganciclovir				■				■		
Gentamicina				SG S						
Gluconato Ca								■		
Heparina		S								
Hidrocortisona		■								
Insulina R		■	■							
Meperedina	■							■		
Meropenem conforme [ ]					■			■		
Metil prednisolona				S						
Midazolan	■									■
Morfina	■				■					
Naloxona				SG						
Oxacilina		SF		S				■		
Ranitidina				SG				■		
Tramadol	■									
Tiopental									S	
Vancomicina			S	SG			■ S			

Os quadrados em destaque indicam incompatibilidade entre os medicamentos.

Evitar a mistura dos fármacos na mesma seringa, no mesmo equipo ou na mesma via.

Sempre que possível administrar uma droga por vez e lavar a via com água para injeção ou solução fisiológica.

Contate o farmacêutico sempre que houver dúvida. Leia a bula.

SG = Soro Glicosado – incompatível.

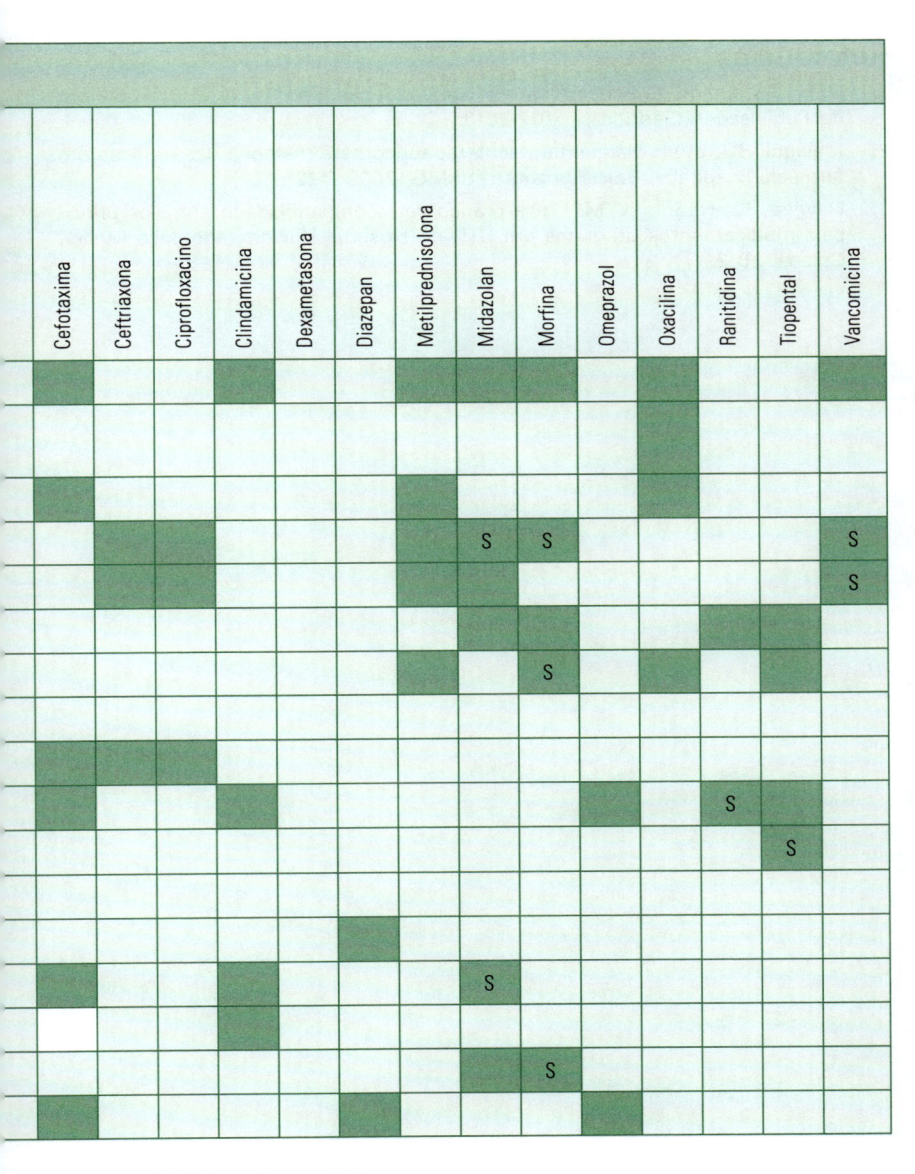

SF = Soro Fisiológico — incompatível.

RL = Ringer Lactato — incompatível.

S = Seringa — incompatibilidade se diluído ou presença de resíduo, na mesma seringa.

[ ] = Concentração da droga

Albumina humana é incompatível com midazolan e vancomicina.

Bicarbonato de sódio é incompatível com a maioria dos fármacos, na mesma via ou seringa.

Referências

1. DEF – Dicionário de Especialidades Farmacêuticas. São Paulo: EPUC – Editora de Publicações Científicas; 2012-2013.

2. Malagoli BG, et al. Manual farmacoterapêutico para melhoria das práticas em farmácia hospitalar. Belo Horizonte: UFMG; 2009. 422 p.

3. Oliveira HC, Negrão NYM. I guia prático de incompatibilidade entre os principais medicamentos utilizados em UTI do Hospital Universitário Júlio Muller. Cuiabá. 2012.

Ressuscitação Neonatal – Diretrizes 2015

Aspásia Basile Gesteira Souza

Em 15 de outubro de 2015, a *International Liaison Committee on Resuscitation* (ILCOR) divulgou as novas recomendações sobre o Suporte Básico de Vida (SBV) e Suporte Avançado de Vida (SAV) na ressuscitação cardiopulmonar (RCP) em pediatria e neonatologia (Figura 1). Essas diretrizes foram publicadas em periódicos internacionais - *Circulation, Resuscitation e Pediatrics* e servirão de guia para a construção dos documentos adaptados à realidade de cada país.

O SBV da nova Diretriz inclui:

✓ Confirmação da sequência C-A-B (compressões torácicas - vias aéreas - respiração) para o atendimento da RCP;

✓ Algoritmos administrados por um ou mais socorristas;

✓ Estabelecimento da profundidade das compressões torácicas limitadas a 4 cm em bebês com menos de 1 ano;

✓ Velocidade das compressões entre 100-120 bpm;

✓ Relação das compressões/ventilações por minuto.

Os tópicos abordados nas novas recomendações são: Clampeamento do cordão umbilical; Manutenção da temperatura corporal; Avaliação da frequência cardíaca; Ventilação: equipamento; Ventilação: modo de ventilar; Ventilação: uso de oxigênio; Conduta no RN com líquido meconial; Massagem cardíaca: técnica; Medicações: adrenalina; Reanimação prolongada: quando interromper.

A PCR neonatal ocorre por asfixia, na maioria das vezes. Por isso, a ventilação pulmonar continua a ser o foco das manobras iniciais.

A temperatura na sala de parto deve ser mantida entre 23-26° C, e os campos e o berço de calor radiante mantidos aquecidos.

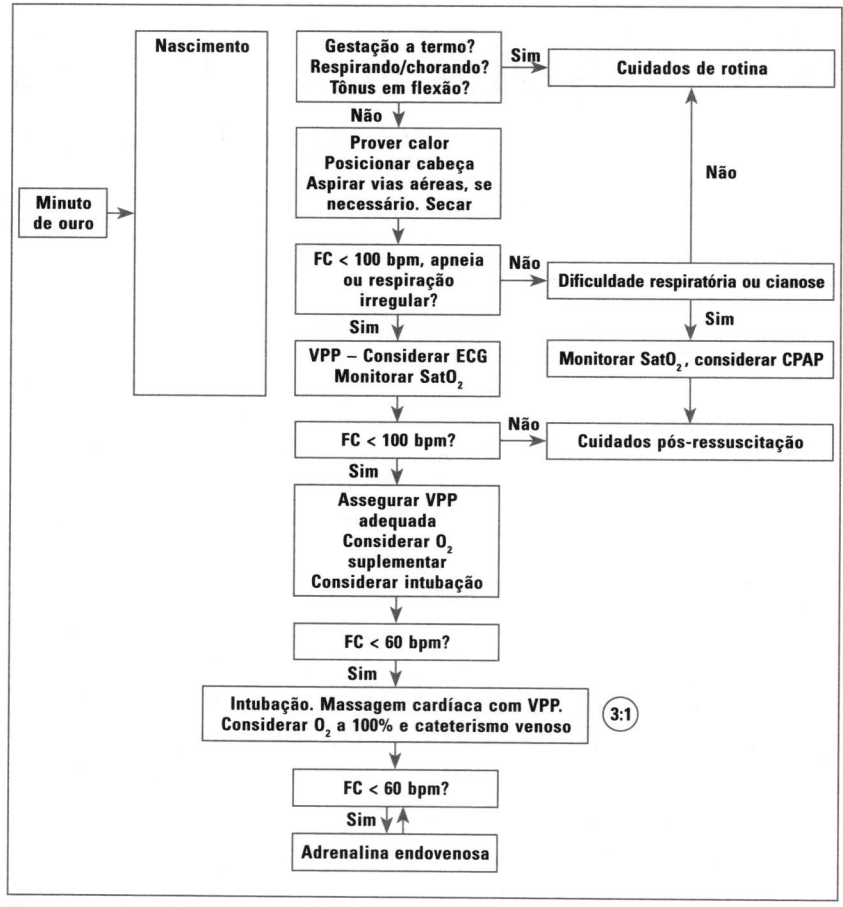

Figura 1 – *Sequência das manobras de reanimação.*

As perguntas para a avaliação do recém-nascido (RN) que constam no *Guideline* 2015 seguem a ordem: Gestação a termo (entre 37-41 semanas de idade gestacional - IG)? Tônus em flexão? Respirando ou chorando? Se as respostas forem negativas, as intervenções iniciais devem ser realizadas dentro de 60 segundos, considerados como o "Minuto de ouro - *The golden minute*", com o bebê em berço aquecido. O foco do atendimento é direcionado para: aquecer e manter a temperatura, posicionar a cabeça, avaliar a respiração, aspirar secreções na via aérea, se necessário, secar e estimular o RN.

O clampeamento imediato do cordão umbilical deve ser realizado em todo o neonato que necessite de reanimação, ou naqueles com menos de 34 semanas de IG. O clampeamento entre 30-60 segundos é recomendado para o RN prematuro com >34 semanas de idade gestacional e com boa vitalidade, e entre 1-3 minutos para RN a termo com boa vitalidade. A ordenha rotineira do cordão para RN extremamente prematuro é contraindicada, até o momento.

Para manter a temperatura do RN a termo seguir as etapas: secar, desprezar os campos úmidos e colocar touca. No RN prematuro colocá-lo dentro de um saco plástico poroso sem secar e proteger a perda de calor pela cabeça com uso de filme plástico e uma touca; nos prematuros com menos de 1.000 g utilizar colchão térmico.

A seguir avaliar a frequência cardíaca (FC), no pulso apical (contar a frequência em 6 segundos e multiplicar por 10), e a respiração e iniciar a ventilação, se for necessário, passo mais importante para o sucesso da ressuscitação do recém-nascido que não responder aos passos iniciais.

A temperatura axilar de recém-nascidos não asfixiados deve ser mantida entre 36,5 °C e 37,5 °C após o nascimento, desde a admissão até a estabilização, evitando hipotermia ou hipertermia. A temperatura é considerada como um fator preditivo para complicações e um indicador de qualidade da assistência prestada.

O RN é aquecido por meio de várias estratégias, como: aquecedores radiantes, capa plástica com capuz, colchão térmico, gases umedecidos aquecidos, e aumento da temperatura ambiente associado ao uso de capa e colchão térmico, ou, se os recursos forem limitados, utilizar sacos plásticos e o contato pele a pele.

Independentemente da coloração do líquido amniótico (meconial ou claro) iniciar a ventilação com pressão positiva (VPP), se o neonato apresentar tônus muscular diminuído, não estiver respirando ou se a frequência cardíaca for menor do que 100 batimentos/minuto, após os cuidados iniciais citados (manter em berço com calor radiante). A intubação de rotina para aspiração traqueal não é mais indicada, pois não há evidências suficientes que justifiquem essa recomendação, a menos que houver sinais de via aérea obstruída.

A ventilação pulmonar é o procedimento mais simples, importante e efetivo na reanimação do RN.

A avaliação da frequência cardíaca continua sendo fundamental e é o parâmetro que determinará a indicação e a eficácia da reanimação (> ou < 100 bpm). O uso de um eletrocardiograma (ECG) de três derivações, após iniciar a VPP é aconselhável, pois os profissionais podem não conseguir avaliar a frequência cardíaca, com precisão, por ausculta ou palpação, e a oximetria de pulso pode subestimar a frequência cardíaca, nos primeiros minutos de vida, o que levaria a intervenções desnecessárias. Fixar os eletrodos em braços e em coxa.

Monitorar a oximetria de pulso, mantendo o oxímetro na mão direita, para avaliar a oxigenação do recém-nascido, lembrando que nos primeiros 5 minutos a saturação está abaixo de 90%.

Em RN a termo a ventilação é iniciada com O_2 ambiente. No RN com menos de 35 semanas de idade gestacional (IG), a ressuscitação é realizada com O_2 entre 21% e 30%, acompanhando-se o nível de saturação pré-ductal. Não é recomendado iniciar a ressuscitação de recém-nascidos prematuros com alta taxa de oxigênio, como 60% a 65% ou mais. Essa recomendação reflete a tendência por não expô-los à administração de oxigênio adicional, pois não há estudos que demonstrem benefício quanto à sobrevivência, frente aos riscos de displasia broncopulmonar, hemorragia intraventricular ou retinopatia da prematuridade.

Para manter a ventilação pode-se optar pelo uso de máscara facial e bolsa inflável, inicialmente, com especial atenção à perfeita adaptação da máscara à face. Considerar o uso de uma máscara laríngea para RN com ≥ 34 semanas de IG como alternativa à intubação traqueal.

Recomenda-se o uso de ventilador mecânico manual em "T", se o nascimento ocorrer em local com infraestrutura.

Bebês prematuros com desconforto respiratório podem ser ventilados com pressão positiva contínua nas vias aéreas (CPAP), inicialmente, em vez de intubação e VPP.

A intubação é indicada quando a ventilação com máscara não for efetiva, houver necessidade de massagem cardíaca, suspeita de hérnia diafragmática.

A técnica de compressão torácica utilizando, preferencialmente, os dois polegares sobrepostos no terço inferior do esterno e com as mãos envolvendo o tórax, continuam as mesmas nas novas diretrizes: relação 3:1 (3 compressões para 1 ventilação) com o bebê intubado, totalizando mais de 90 compressões e 30 movimentos por minuto, com pressão suficiente para normalizar a FC.

A compressão deve ser suficiente para rebaixar o tórax em 4 cm. Considerar relações mais altas (por exemplo, 15:2), caso a parada tenha origem cardíaca. Usar oxigênio a 100% enquanto forem aplicadas as compressões torácicas, e reduzir gradativamente a sua concentração, logo que a frequência cardíaca se recuperar.

O socorrista que massageia o RN deve permanecer atrás do RN (Figura 2), facilitando a VPP e uma provável cateterização umbilical.

A administração de epinefrina (adrenalina) na diluição 1:10.000 (em uma seringa de 10 mL diluir uma ampola 1:1.000 com 9 mL de água para

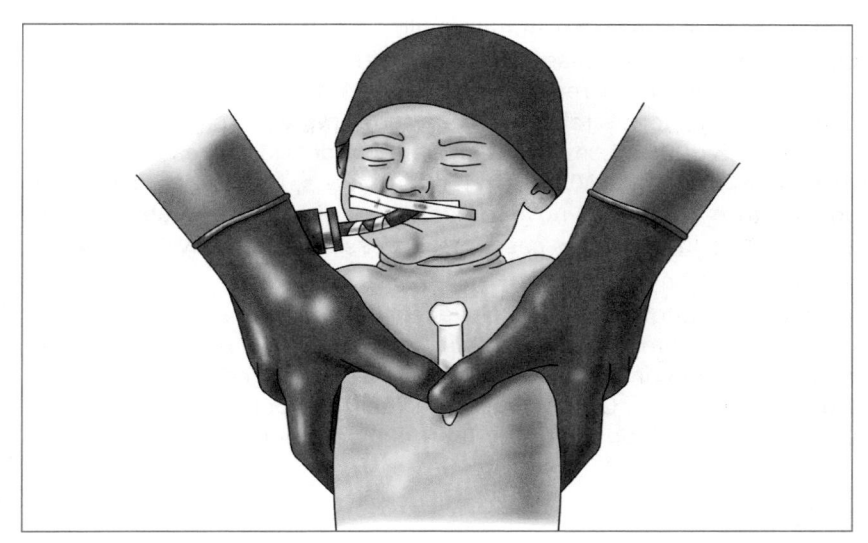

Figura 2 – *Posicionamento do socorrista para massagem cardíaca no recém-nascido.*

injeção) e de expansores de volume (solução fisiológica 0,9%, solução glicosada 5%, solução de Ringer, sangue a 10 mL/kg) é excepcional, se a ventilação e a massagem cardíaca forem efetivas, mas podem ser necessárias se a FC se mantiver < 60 bpm, após 30 segundos de ventilação com intubação e mais de um minuto de massagem cardíaca/ventilação e O_2 a 100%.

A epinefrina é infundida por via intravenosa, em doses que variam de 0,01-0,03 mg/kg/dose (0,1-0,3 mL/kg/dose) ou por via traqueal. É importante ressaltar a necessidade de lavar o cateter (com 0,5-1 mL, ou mais, de SF 0,9%) após cada medicamento introduzido, pois, após o corte do cordão, o vaso não possui fluxo.

A infusão pode ser feita por veia umbilical, cateterizada imediatamente pela equipe médica ou enfermeiro habilitado (inserção de 1-2 cm após o ânulo).

O controle direcionado de temperatura (hipotermia a 32 °C-34° C, por 48 h) para o RN com > 36 semanas, continua sendo recomendado nos casos de encefalopatia hipóxico-isquêmica moderada ou intensa.

A interrupção das manobras de ressuscitação pode ser considerada, se o escore de Apgar, aos 10 minutos, for igual a zero, uma vez que há altos índices de morbimortalidade, mas a decisão da equipe continua sendo individualizada, de acordo com o quadro clínico e prognóstico do bebê.

É importante ressaltar que a atualização das recomendações deliberadas em 2015 se baseia nas melhores evidências mundiais, mas deve ser adaptada à realidade regional. No Brasil, por exemplo, a ocorrência de mortes relacionadas à síndrome de aspiração meconial chegam a 5.209/ano, na primeira semana de vida, e estima-se que dois bebês com ≥ 2.500 g, sem malformações, morrem ao dia devido ao evento e, embora o novo *Guideline* não indique a intubação para aspiração traqueal nesses casos, talvez essa conduta deva ser revista, em nosso País.

A equipe que atende o RN necessita de constante reforço das condutas a serem adotadas. Assim, sugere-se que o treinamento de ressuscitação neonatal ocorra com mais frequência, do que o intervalo atual de dois anos. O atendimento é realizado pelo enfermeiro e por um técnico de enfermagem, junto à equipe médica.

Referências

1. Almeida MFB, Guinsburg R. Reanimação do recém-nascido em sala de parto. Diretrizes 2016 da Sociedade Brasileira de Pediatria. Jan/2016. [acesso em 10 fev 2016]. Disponível em: http://www.sbp.com.br/reanimacao/?page_id=1040

2. American Heart Association - AHA. Guideline CPR&ECG. 2015. Atualização das Diretrizes de Ressuscitação Cardiopulmonar (RCP) e Atendimento Cardiovascular de Emergência (ACE). [acesso 20 nov 2015]. Disponível em: https://eccguidelines.heart.org/wp-content/uploads/2015/10/2015-AHA-Guidelines--Highlights-Portuguese.pdf

3. Hazinski MF, Nolan JP, Aicken R, et al. 2015 International Consensus on Cardiopulmonary Resuscitation and Emergency Cardiovascular Care Science With Treatment Recommendations. Circulation. 2015;132(16)(Supp1). No prelo.

4. Perlman JM et al. Part 7: Neonatal resuscitation: 2015 International consensus on cardiopulmonary resuscitation and emergency cardiovascular care science with treatment recommendations. Circulation. 2015; 132 (16 Suppl 1):S204- 41.

5. Perlman JM et al. Part 7: Neonatal resuscitation: 2015 (reprint). Pediatrics. 2015; 136 (Suppl 2):S120-166.

6. Wyllie J et al. Part 7: Neonatal resuscitation 2015 International Consensus on Cardiopulmonary Resuscitation and Emergency Cardiovascular Care Science with Treatment Recommendations. Resuscitation. 2015; [acesso 25 nov 2015];95:e169-201. Disponível em: http://www.cprguidelines.eu/ assets/downloads/costr/S0300-9572(15)00366-4_main.pdf.

Índice Remissivo

C

T

IMPRESSÃO:

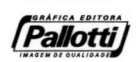

Santa Maria - RS - Fone/Fax: (55) 3220.4500
www.pallotti.com.br